AF591522

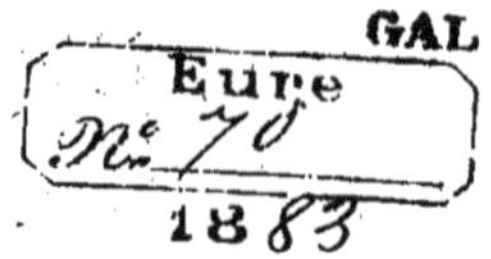

PHÉNOMÈNES

NERVEUX, INTELLECTUELS ET MORAUX,

LEUR TRANSMISSION PAR CONTAGION,

PAR

J. RAMBOSSON,

LAURÉAT DE L'INSTITUT DE FRANCE,
MEMBRE HONORAIRE DE L'ACADÉMIE ROYALE DE MÉDECINE DE ROME
OFFICIER DE L'INSTRUCTION PUBLIQUE, ETC.

Loi de la transmission et de la transformation du mouvement expressif : son application à la propagation du mouvement cérébral d'un cerveau à un autre. — A la propagation des affections et des phénomènes nerveux, tels que le rire, le bâillement, les tics divers, les affections épileptiformes ; etc. — A la propagation des maladies mentales. — A la déviation du sens commun. — Aux épidémies de suicide, d'homicide, en un mot à la multiplication de crimes identiques ou analogues. — A la fascination, à la terreur panique. — A l'influence de l'exemple bon ou mauvais. — A l'explication de tous les faits d'entraînement et d'imitation instinctive aussi bien chez l'homme que chez l'animal. — Au caractère essentiel du langage chez l'homme et chez l'animal. — A la compréhension spontanée du langage naturel et des beaux-arts. — A l'influence de la musique et des beaux-arts en général sur le physique et sur le moral; etc., etc.

PARIS,
LIBRAIRIE FIRMIN-DIDOT ET CIE,
IMPRIMEURS DE L'INSTITUT, RUE JACOB, 56.

1883.

PHÉNOMÈNES

NERVEUX, INTELLECTUELS ET MORAUX,

LEUR TRANSMISSION PAR CONTAGION.

TYPOGRAPHIE FIRMIN-DIDOT. — MESNIL (EURE).

PHÉNOMÈNES

NERVEUX, INTELLECTUELS ET MORAUX,

LEUR TRANSMISSION PAR CONTAGION,

PAR

J. RAMBOSSON,

LAURÉAT DE L'INSTITUT DE FRANCE,
MEMBRE HONORAIRE DE L'ACADÉMIE ROYALE DE MÉDECINE DE ROME
OFFICIER DE L'INSTRUCTION PUBLIQUE, ETC.

Loi de la transmission et de la transformation du mouvement expressif : son application à la propagation du mouvement cérébral d'un cerveau à un autre. — A la propagation des affections et des phénomènes nerveux, tels que le rire, le bâillement, les tics divers, les affections épileptiformes ; etc. — A la propagation des maladies mentales. — A la déviation du sens commun. — Aux épidémies de suicide, d'homicide, en un mot à la multiplication de crimes identiques ou analogues. — A la fascination, à la terreur panique. — A l'influence de l'exemple bon ou mauvais. — A l'explication de tous les faits d'entrainement et d'imitation instinctive aussi bien chez l'homme que chez l'animal. — Au caractère essentiel du langage chez l'homme et chez l'animal. — A la compréhension spontanée du langage naturel et des beaux-arts. — A l'influence de la musique et des beaux-arts en général sur le physique et sur le moral ; etc., etc.

PARIS,
LIBRAIRIE FIRMIN-DIDOT ET CIE,
IMPRIMEURS DE L'INSTITUT, RUE JACOB, 56.

1883.

UN MOT AU LECTEUR.

Les sciences se sont suffisamment développées, pour que ceux qui sont au courant de leur progrès soient naturellement portés à considérer simultanément, ou à comparer des faits et des lois qui appartiennent à des sciences diverses.

Les sciences arrivées à ce point, nous apparaissent avec une abondance de richesses inespérées : elles se fécondent réciproquement, et leur étude comparée donne naissance à des lois d'une généralité imprévue, renfermant dans leurs conséquences, non plus seulement l'explication des faits, mais la genèse de lois secondaires.

La *loi de la transmission et de la transformation du mouvement expressif*, qui fait l'objet de cet ouvrage, rentre dans cette catégorie de lois si fécondes.

Cette loi que nous avons été le premier à faire connaître, a reçu le suffrage des juges les plus compétents, des savants les plus autorisés. Nous le faisons voir dans le cours de cet ouvrage. C'est elle qui explique la *contagion des phénomènes nerveux intellectuels et moraux*, spécialement étudiés dans ces pages [1].

Elle fait voir comment *un mouvement cérébral peut se transmettre d'un cerveau à un autre sans se dénaturer;* c'est-à-dire en conservant la propriété de reproduire tous les phénomènes qui sont sous sa dépendance dans le cerveau où il a d'abord pris naissance. — De là, les conséquences si nombreuses qui en découlent, la solution inattendue de tant de problèmes de premier ordre jusqu'à ce jour abandonnés à l'hypothèse.

Bien que cette loi touche à ce qu'il y a de plus élevé dans les sciences, nous avons essayé de la

[1] Nous nous servons ici du mot *contagion*, parce qu'il est généralement admis; peut-être pourrait-on en trouver un plus juste. Cependant, dans la propagation des phénomènes qui nous occupent, il y a réellement contact par l'intermédiaire du milieu ambiant qui conduit l'expression des phénomènes, et qui les rend ainsi contagieux. Nous le verrons d'ailleurs.

mettre à la portée de toutes les intelligences cultivées. Nous ne pensons pas, en agissant ainsi, rabaisser les grandes choses; nous croyons, au contraire, élever les intelligences jusqu'à elles.

Le *chapitre premier* renferme, avec notre programme ou le plan de cet ouvrage, les notions préliminaires indispensables. C'est ce qui nous permet d'arrêter ici cette préface.

PHÉNOMÈNES

NERVEUX, INTELLECTUELS ET MORAUX,

LEUR TRANSMISSION PAR CONTAGION.

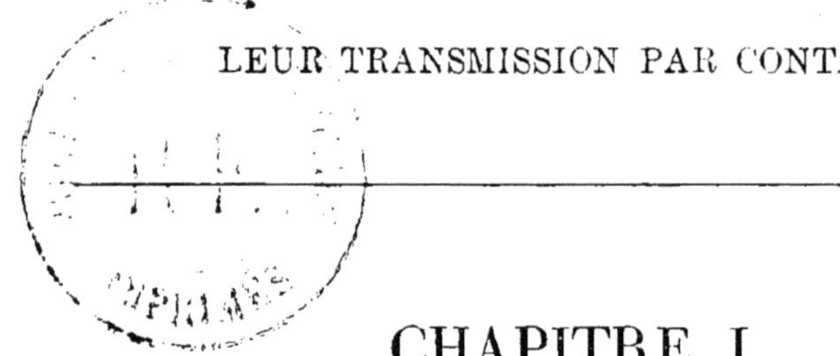

CHAPITRE I.

Exposé du sujet de cet ouvrage.

Loi de la transmission et de la transformation du mouvement expressif ; domaine qu'elle embrasse. — De la contagion en général. — Travaux faits dans ce courant d'idées. — Programme de cet ouvrage et raisons qui l'expliquent.

I.

Dans cet ouvrage, nous exposons la *loi de la transmission et de la transformation du mouvement expressif*.

Cette loi fait voir comment *un mouvement cérébral peut se transmettre à d'autres cerveaux, sans se dénaturer;* c'est-à-dire en conservant la propriété de reproduire tous les phénomènes qui sont sous sa dépendance.

Cette loi devient ainsi d'une fécondité imprévue, car elle explique la propagation à distance, la contagion de tous les phénomènes, de toutes les affections, de toutes les maladies qui ont un mouvement cérébral pour point de départ.

Elle démontre ainsi la propagation à distance des affections et des phénomènes nerveux : baillement, rire, tics divers, phénomènes épileptiformes, etc., etc.; elle démontre la contagion des affections mentales, des passions, de l'entraînement; en un mot, elle démontre la contagion morale quelle qu'elle soit : folie, suicide, crimes de toutes sortes, etc.

Un rapprochement se fait naturellement ici : il y a une contagion qui a pour cause les microbes, les animalcules, les miasmes d'espèce quelconque. L'importance de cette contagion, et le vaste domaine qu'elle comprend, ne sont plus à établir : les beaux travaux de savants éminents, et de l'illustre M. Pasteur en particulier, qui ont rapport à ce sujet, ne sont plus à discuter.

Mais cet autre genre de contagion dont nous venons de parler, quoique ayant une cause toute différente, n'est pas moins vaste, ni moins redoutable; la loi qui nous occupe l'explique parfaitement et ce n'est là qu'une faible partie de son importance.

Elle donne la solution d'un grand nombre de problèmes qui, jusqu'à ce jour, étaient regardés comme des questions irréductibles, indémontrables, et qui étaient relégués dans le domaine le plus abstrait de la philosophie : tels que le caractère essentiel du langage naturel chez l'homme et chez l'animal, et sa compréhension spontanée; la compréhension spontanée de la musique et de tous les beaux-arts; la nature et l'explication de leur influence sur le physique et sur le moral, etc., etc.

C'est évidemment la plus vaste des lois physiologiques, et même psychologiques, si on la considère au point de vue du nombre et de l'importance des phénomènes qui sont sous sa dépendance.

Cette loi ne repose sur aucune hypothèse, aucune supposition, mais sur l'examen rigoureux des faits. Elle se démontre comme un problème de mécanique, dans lequel tous les éléments essentiels sont connus, tout en mettant cependant parfaitement en relief la liberté morale.

II.

Depuis que nous avons publié le premier Mémoire qui contient cette loi, et les indications des nombreuses catégories de faits auxquels elle s'applique, bien des travaux ont été exécutés dans ce courant d'idées; on nous a souvent cité avec la plus grande loyauté; d'autrefois, sans doute par oubli, notre travail a été passé sous silence. C'est pour cela que nous tenons à donner ici quelques dates précises.

Après avoir formulé cette loi, nous en avons fait

l'objet de nombreuses lectures ou communications académiques; voici les principales :

A l'Académie des sciences : 1° Transmission et transformation du mouvement dans des milieux divers, 30 octobre 1876; ce mémoire contient la loi qui nous occupe et l'indication de ses principales applications; 2° Loi de propagation des affections et des phénomènes nerveux expressifs, 14 avril 1879; 3° Trois mémoires ayant rapport au même sujet pour le concours de médecine et de chirurgie. — Ces travaux ont obtenu une récompense de l'Académie des sciences, le 14 mars 1881.

A l'Académie des sciences morales et politiques : 1° Du langage au point de vue de la transmission et de la transformation du mouvement 1877; 2° Spécification des diverses influences de la musique, 1877; 3° Loi de la perfectibilité humaine, au point de vue du langage et des beaux-arts, 1879; 4° Du mouvement psychique et du mouvement expressif, 1879; De la parole et du langage parlé, 1880. — Tous ces mémoires qui ont rapport à la loi qui nous occupe ont été lus en séance académique, et insérés dans le *Recueil des travaux et séances de l'Académie.*

A l'Académie nationale de médecine : 1° Spécification des diverses influences de la musique; mémoire lu en séance le 31 octobre 1876; 2° Propagation à distance des affections et des phénomènes nerveux, également lu en séance le 8 juin 1880.

L'*Académie française* a décerné un de ses prix à

notre ouvrage les *Harmonies du son et l'histoire des intruments de musique*, dans lequel nous avons fait quelques applications de cette loi.

L'*Académie royale de médecine de Rome* a bien voulu également donner son suffrage à nos travaux, en nous faisant l'honneur de nous compter au nombre de ses membres honoraires.

Ajoutons que l'une des premières célébrités de l'Italie, le docteur César Vigna, fondateur et directeur du grand établissement d'aliénés de Saint-Clément, à Venise, l'un des plus renommés de l'Europe, a étudié cette loi d'une manière toute spéciale; il a apporté à l'appui d'une démonstration complète, l'expérience et les faits que lui a fournis sa longue carrière médicale, passée en grande partie dans un milieu des plus favorables à l'étude de ces importantes questions [1].

Dans plusieurs *Rapports officiels* à la direction de l'Intérieur du canton de Fribourg (1877-1879), M. le docteur Girard de Cailleux, ancien inspecteur général du service des aliénés de la Seine, et appelé en Suisse pour la création d'un établissement modèle (établissement de Marsens), en a indiqué également les fécondes applications.

Ainsi nos travaux divers sur cette loi et sur les

[1] Voir entre autres travaux consacrés à cette loi : *Intorno alle diverse influenze della musica sulfisico et sul morale;* Ricordi édit. Milano (brochure de 100 pages). — Un mémoire : *Il Contagio morale*, lu à l'Institut des sciences de Venise, 16 et 29 juin 1881. — Voir également les chapitres IX et X de cet ouvrage.

principales questions qui en découlent, ont donc reçu des suffrages imposants, et bien propres à nous encourager dans le travail qui nous occupe.

III.

On voit que cette loi et les faits qui sont sous sa dépendance intéressent non seulement les physiologistes, les psychologues, les médecins, elle intéresse aussi tous ceux qui s'occupent d'art, de près ou de loin, et même les gens du monde qui tiennent à se rendre compte des faits les plus importants de la vie.

Bien que cette loi soit d'une grande simplicité, comme elle touche à plusieurs sciences et qu'elle intéresse tous les esprits cultivés, nous ferons précéder son exposé des notions auxquelles elle se rapporte le plus directement : 1° d'un chapitre sur la transformation du mouvement en général et du mouvement expressif; 2° de deux chapitres sur l'anatomie et la physiologie du système nerveux; nous faisons connaître très succinctement l'état de la science sur ce point; 3° nous donnons également l'état de la science sur les agents impressionnels en général, et principalement sur les ondes lumineuses et les ondes sonores; 4° nous donnons de même l'état de la science sur les sens en activité.

Ensuite, nous entrons dans le vif du sujet en traitant des mouvements coordonnés, de la perception, de la loi qui nous occupe et de ses applications diverses.

Ce travail, comme on le voit, en dehors de ce qu'il a de neuf, touche à peu près à tout ce que les sciences nous présentent de plus élevé, de plus avancé.

Pour justifier notre entreprise, s'il était nécessaire après les démonstrations que nous donnons, nous rappellerions que, depuis plus de trente ans, nous suivons le progrès de toutes les sciences avec la plus scrupuleuse exactitude, et que nous n'avons pas laissé passer un seul fait important, sans l'apprécier et sans le consigner, soit dans nos ouvrages, soit dans les Revues dont nous étions chargés; notre vie tout entière a été consacrée à l'étude, et spécialement à celle de la physiologie et de la psychologie, qui rentrent spécialement dans cet ouvrage.

Sans ce concours de circonstances, il nous aurait été impossible d'arriver à cette loi, qui comprend sous sa dépendance tant de faits de classes si différentes.

CHAPITRE II.

De la transformation du mouvement.

Mouvement visible et mouvement invisible; leur transformation; les agents de la nature. — Principaux résultats obtenus; coup d'œil historique; mouvement purement mécanique et mouvement coordonné; importance de cette distinction.

I.

Un des plus magnifiques, des plus grandioses et des plus féconds problèmes que la science moderne est en voie de résoudre, c'est celui de la transformation du mouvement.

Toutes les sciences, dans leurs progrès, se donnent comme un rendez-vous commun vers cette solution; elle présente une question à l'ordre du jour d'une manière permanente; il y a peu d'investigations nouvelles qui ne s'y rapportent plus ou moins.

Quand l'esprit pénètre pour la première fois dans la solution de ce splendide problème, il éprouve réellement une des jouissances les plus élevées qui lui soient réservées.

De prime abord on est naturellement porté à attribuer une force indépendante à chaque phénomène, et à multiplier les forces à l'infini. Ce n'est qu'après avoir scruté la nature des mouvements divers que l'on est porté à soupçonner qu'ils pourraient bien avoir une origine commune, et posséder la propriété de se transformer les uns dans les autres.

L'analyse sagace, persévérante et comparée des diverses énergies qui produisent les phénomènes si variés qui se manifestent dans la nature, a conduit les savants à les regarder comme appartenant à une seule et même force, se manifestant diversement, suivant les circonstances.

On a d'abord été conduit à réduire tous les mouvements à un petit nombre de forces avant d'admettre une force unique pour tous; on les classait ainsi : chaleur, lumière, électricité, magnétisme, gravitation universelle, cohésion ou force qui unit entre eux les atomes d'un même élément; affinité, ou force qui unit les atomes de deux ou de plusieurs éléments.

Pendant longtemps le problème resta obscur et mal compris, mais des observations aussi précises que fécondes sont venues le simplifier et le mettre dans un jour nouveau. En sorte que pour la physique moderne, toutes les forces dont nous venons de parler ne sont à leur tour que des modes de mouvement. Une substance impondérable, impalpable, incoercible, répandue partout, nommée éther, occupe l'univers et détermine tous les phénomènes en agissant d'une façon purement mécanique.

II.

Nous sommes en relation avec des mouvements visibles, tels que le transport d'un projectile, la chute d'un corps, etc., et avec des mouvements invisibles ou atomiques et moléculaires qui se manifestent à nous par des phénomènes divers, tels que la lumière, la chaleur, l'électricité, le magnétisme, le son, etc.

Un marteau, par exemple, frappe une cloche ; après le choc, le mouvement du marteau s'est éteint, mais il ne s'est pas anéanti ; il a passé dans la cloche et s'est transformé en une quantité équivalente de mouvement vibratoire de ses molécules, lequel à son tour passe dans l'air, et la sensation du son que nous éprouvons n'est que l'effet d'une petite fraction de ce mouvement communiqué aux nerfs acoustiques.

On voit dans ce simple fait une série de transmissions et de transformations d'un mouvement visible en mouvements invisibles bien remarquables. « Quant à la nature du mouvement intime des corps, dit le P. Secchi, les atomes étant invisibles, il nous est complètement impossible de la déterminer par l'examen direct; mais l'ensemble des faits indique une agitation continuelle des parties élémentaires, se faisant tantôt suivant des courbes fermées, tantôt suivant des lignes indéfinies, comme il arrive dans un véritable mouvement de projection, et on peut établir, en thèse générale, que toutes les molécules des corps sont animées d'un double mouvement simultané de translation et de rotation [1]. »

Il suffit, pour l'ensemble de notre travail, de rapporter ici les principaux résultats obtenus dans le sujet qui nous occupe : tout mouvement visible peut se transformer en chaleur, en lumière, en électricité, en magnétisme, et ces quatre forces que l'on nomme à cause de leur vaste manifestation, les agents de la nature, peuvent à leur tour se transformer l'une dans l'autre.

La nature de ces agents qui sont partout, qui agissent partout, était restée si mystérieuse jusqu'à ces dernières années, que les physiciens, non plus que les philosophes, n'osaient se prononcer sur leur nature.

Dans cette incertitude et pour plus de facilité dans l'explication des phénomènes qu'ils présentent, on les considérait comme des fluides *impondérables* ou *impondérés* et *incoercibles*.

On a abandonné cette dénomination, maintenant que ces agents sont mieux étudiés. En physique, à cause de leur importance, on leur a donné le nom générique d'*agents de la nature*.

On les définit ainsi : l'*électricité* est l'agent qui donne à certains corps frottés la propriété d'attirer les petits corps environnants; le *calorique* est l'agent

[1] *Unité des forces physiques*, liv. III, chap. XV.

qui produit en nous la sensation de la chaleur; la *lumière* est l'agent qui produit en nous la sensation de la vision; le magnétisme (magnétisme minéral), est l'agent qui donne à certains corps naturellement et sans l'auxiliaire du frottement, la propriété d'attirer d'autres corps; l'électro-magnétisme est l'action réciproque de l'électricité et du magnétisme.

A l'heure qu'il est, la science arrive à démontrer que les différences encore récemment admises comme essentielles entre les diverses forces de la nature n'existent pas; que ces forces ont, au contraire, des liens étroits de parenté et de filiation; qu'elles peuvent s'engendrer l'une l'autre, naître les unes des autres; en un mot, que chaque force de la nature peut se transformer en toutes les autres; par conséquent qu'elles ne sont pas précisément des forces initiales, mais des mouvements qui se transmettent et se transforment.

Peu de question ont jeté autant d'étonnement dans l'esprit humain que la transformation de ces diverses forces; elles ont donné les conséquences les plus surprenantes, les plus grandioses et les plus fécondes.

III.

La chaleur produit de la force mécanique et la force mécanique produit de la chaleur. Là où la chaleur disparaît, le mouvement se produit, et réciproquement, lorsque le mouvement s'arrête, il y a développement de chaleur. Cette transformation s'opère avec une exactitude mathématique.

Pendant longtemps, on a cru que la chaleur était une matière, un fluide qui apparaissait dans une foule de circonstances et dont on ne pouvait se rendre compte. Humphry Davy, chimiste anglais, vit que deux morceaux de glace frottés l'un contre l'autre fondaient peu à peu, même quand on opérait dans une atmosphère au-dessous de zéro; il varia les expériences et établit scientifiquement ce fait important. Ces observations ont eu lieu vers le commencement du siècle.

A peu près à la même époque, le comte Rumford, Américain, frappé de l'énorme quantité de chaleur dégagée par le forage d'un canon à l'arsenal de Munich, où il dirigeait les travaux, arriva à démontrer avec plus ou moins d'exactitude et avec des appareils spéciaux, que la chaleur est une espèce de mouvement, que le mouvement visible ordinaire se transforme en un mouvement moléculaire ou atomique invisible que nous appelons la chaleur. Le principal appareil qu'il construisit pour ses expériences consistait en un cylindre creux en bronze dans lequel entrait un cylindre massif d'acier trempé; cet appareil était placé dans un récipient contenant de l'eau, un cheval faisait tourner le cylindre massif, la température de l'eau ne tardait pas à s'élever et même à entrer en complète ébullition. Il dit lui-même, en rapportant cette expérience : « Il serait difficile de décrire la surprise et la stupeur dont furent frappés les spectateurs en voyant une si grande quantité d'eau réchauffée et portée à l'ébullition sans feu, quoique, dans un tel résultat, il n'y eût rien d'extraordinaire. Je dois toutefois avouer qu'elle éveilla en moi une joie d'enfant si grande, que j'eusse certainement dû la cacher si j'avais eu l'ambition de passer pour un grave philosophe. »

Les expériences de Rumford sont regardées comme un point de départ important dans la théorie mécanique de la chaleur.

Vers 1839, Séguin démontra le premier qu'il y avait toujours perte de chaleur dans une machine, lorsqu'elle accomplissait un travail.

Mayer, médecin à Heilbronn, reconnut qu'il existe nécessairement une relation déterminée entre le travail exécuté dans la machine animale et la quantité de chaleur dégagée dans les combustions internes. C'est le premier savant, dit le P. Secchi, qui fut appelé à employer l'expression *d'équivalent mécanique de la chaleur*.

Mais c'est à Joule, de Manchester, que nous sommes redevables de la détermination de l'équivalent mécanique de la chaleur. Il conclut de ses expériences nombreuses et variées que la quantité de chaleur produite par le frottement, s'il nous était possible de la conserver et de la mesurer exactement, serait toujours proportionnelle à la quantité de travail dépensé. Joule commença ses recherches en 1844.

IV.

Ces belles théories expliquent les faits les plus grandioses de la nature comme les plus vulgaires. Citons un exemple. D'après les principes qui reposent sur ces expériences, la chaleur engendrée par un corps qui tombe, croît proportionnellement à la simple hauteur, et par conséquent, aussi proportionnellement au carré de la vitesse : il est clair, d'après cela, que si nous connaissions la vitesse et le poids d'un projectile, nous pourrions calculer sans peine la quantité de chaleur développée par l'extinction de sa force motrice. Ainsi, connaissant le poids de la terre comme nous le connaissons, et la vitesse avec laquelle elle se meut dans l'espace, un simple calcul nous donnerait la quantité exacte de la chaleur qui naîtrait, si la terre était arrêtée brusquement dans son orbite, le nombre de degrés, par exemple, que cette chaleur communiquerait à un globe d'eau d'un volume égal à celui de la terre.

Mayer et Helmholtz ont opéré ce calcul et ils ont trouvé que la quantité de chaleur engendrée par ce fait, suffirait non seulement pour fondre la terre entière, mais pour la réduire en grande partie en vapeur.

Ainsi, le seul arrêt brusque de la terre dans son orbite, amènerait les éléments à l'état de fusion par une chaleur ardente, à la suite de la transformation de son mouvement visible. Et si après extinction de ce mouvement, la terre, comme il arriverait nécessairement, allait tomber sur le soleil, la quantité de chaleur engendrée par ce nouveau choc, serait égale à la chaleur développée par la combustion de 5,600 globes de charbon solide, égaux en volume à la terre [1].

Ces calculs peuvent nous donner une idée des flots de lumière imprévue que peut jeter l'étude de la transformation des forces, sur des questions restées jusqu'à ce jour enveloppées de ténèbres, et dont l'étude directe serait impossible.

Pendant que Joule appliquait toute son attention principalement aux lois qui règlent la transformation de l'énergie mécanique en chaleur, Thomson, Rankine, Clausius s'occupaient plus spécialement du problème inverse, se rapportant à la transformation de la chaleur en énergie mécanique. Thomson, plus particulièrement, attaqua le problème avec vigueur; il observa que le travail se transforme en chaleur avec la plus grande facilité, mais qu'il n'est pas de méthode qui permette de transformer toute la chaleur en travail. Le phénomène n'est pas réciproque, et il en résulte que l'énergie mécanique de l'univers se change chaque jour de plus en plus en chaleur.

S'il y a dans tout mouvement une tendance à se

[1] Voir sur ce sujet *La Chaleur, mode de mouvement*, par John Tyndall, traduit par M. l'abbé Moigno, directeur du *Cosmos*.

changer en chaleur, il peut cependant, dans certains cas, se transformer en mouvement électrique; par exemple lorsqu'une substance conductrice se meut en présence d'un courant électrique ou d'un aimant. M. Grove, entre autres savants, a montré avec une rare sagacité et une vaste érudition, comment le mouvement visible, ainsi que la chaleur, la lumière, l'électricité, le magnétisme, l'affinité chimique et les autres modes de mouvement moins bien définis, peuvent tour à tour engendrer tous les autres.

V.

Les sciences les plus diverses ont pu faire de grandes et fécondes applications des principes de la transformation du mouvement. L'astronomie s'en est emparée pour ses calculs les plus grandioses.

Par exemple, la chaleur étant la forme de l'énergie en laquelle se transforme finalement tout mouvement terrestre visible, rectiligne, oscillatoire ou vibratoire, on a pu calculer la transformation de l'énergie visible de la rotation de la terre en chaleur. Notre connaissance des mouvements du soleil et de la lune est devenue si exacte, que les astronomes peuvent, non seulement prédire une éclipse, mais encore en appliquant leur calcul au passé, fixer les dates, et même les détails particuliers des anciennes éclipses historiques. Mais si, depuis ces temps reculés, la

Terre avait perdu un peu d'énergie rotative, il est évident que les circonstances calculées, ne concorderaient pas tout à fait avec celles qui ont été décrites par les historiens. Le résultat des études de ce genre, porte les astronomes à croire qu'il existe une légère diminution dans l'énergie rotative de notre planète [1].

L'opinion des savants les plus autorisés se résume ainsi : « Il y a, dans un sens strictement mécanique, conservation d'énergie, et, cependant, au point de vue de l'utilité et de l'intérêt des êtres vivants, l'énergie de l'univers est en voie de destruction. La chaleur universellement diffuse, constitue ce que nous pouvons appeler l'amas des matériaux de rebut de l'univers, et cet amas s'augmente d'année en année. A l'époque actuelle, il n'a pas encore une grande importance, mais, qui peut assurer qu'il n'arrivera pas un temps où nous aurons pratiquement conscience de son accroissement [2].

Nous devons dire, cependant, que si notre soleil, notre système planétaire, est en voie de refroidissement, il y a d'autres étoiles, d'autres soleils qui ont une température plus élevée que le nôtre, et même qui ne sont qu'en voie de formation [3].

[1] BALFOUR STEWAR, *la Conservation de l'énergie*, chap. IV.

[2] *Ibid.*, chap. V.

[3] Voir notre *Histoire des Astres* ou *Astronomie pour tous illustrée;* ouvrage adopté par la commission nommée près le Ministère de l'instruction publique, pour les bibliothèques des écoles normales,; libr. Firmin-Didot et Cie.

Évidemment, il y a, dans ce grand problème, beaucoup de facteurs qui peuvent passer inaperçus aux plus experts, mais ce que nous venons de dire est plus que suffisant pour le sujet que nous traitons.

On n'est d'ailleurs pas parfaitement d'accord sur la question de l'énergie solaire. Une nouvelle hypothèse, due à un savant éminent, M. Siemens, occupe beaucoup, à l'heure qu'il est, le monde savant; elle a été discutée à l'Académie des sciences dans plusieurs séances [1].

M. Siemens croit que l'espace contiendrait en quantité excessivement faible de la vapeur d'eau et de l'acide carbonique, mêlés à des gaz inertes; ces matériaux seraient décomposés et transformés en combustible sous l'action de la lumière solaire; puis le soleil les ramènerait à lui, les brûlerait, les renverrait dans l'espace, et son énergie lumineuse et calorifique s'entretiendrait ainsi par des courants naturels et permanents.

Cette théorie est vivement contestée et vivement appuyée par divers savants, mais quoi qu'il en soit, elle n'est pas opposée au principe de la transformation du mouvement, bien au contraire.

VI.

La force unique de laquelle dérive toutes les autres,

[1] Voir les *Comptes rendus de l'Académie des sciences* du 9 octobre 1882 au 8 janvier 1883.

résiderait dans les mouvements primitivement imprimés à l'éther, et que cette substance conserverait et communiquerait en vertu de l'inertie.

Voici comment s'exprimait sur ce point le célèbre directeur de l'Observatoire romain, le P. Secchi, dans son traité de l'*Unité des forces physiques*, ouvrage des plus complets et regardé comme classique pour le monde savant : « Il est rationnel d'admettre que le mouvement revêt, dans les parties élémentaires de la matière, la forme la plus générale sous laquelle il se présente dans une masse finie, c'est-à-dire celle d'un double mouvement de rotation et de translation. Par cette double qualité, il devient indestructible dans la masse, car la mécanique enseigne qu'en vertu de l'inertie, il se conserve indépendamment de toute action spéciale qui l'entretienne. L'énergie qui lui a été communiquée à l'origine par le premier moteur, se conserve en vertu du même principe qui assure la conservation de la matière [1].

Dans un remarquable travail communiqué à l'Académie des sciences, M. Ledieu, correspondant de l'Institut, fait observer que non seulement la supposition de l'état vibratoire de la matière est rationnelle, mais encore qu'elle est la conséquence forcée de tout ce qui constitue la science moderne dans ses principales branches : mécanique, physique, chimie, etc. Cette science admet que tous les phénomènes de

[1] P. Secchi, *Unité des forces physiques*, liv. IV.

la nature, en dehors des faits biologiques, ne relèvent, en définitive, que de deux éléments : la *matière* et la *force*. Ces deux éléments sont soumis à deux grandes lois fondamentales : l'une est l'*indestructibilité de la matière*, d'où il résulte que les corps ne sauraient jamais s'anéantir et peuvent seulement se transformer en d'autres corps. La seconde loi consiste dans le principe des *forces vives;* elle est en dynamique ce que la première loi est en chimie; elle établit que la force vive et le travail mécanique ne sauraient jamais disparaître et que ces quantités peuvent seulement se transformer. D'une inépuisable fécondité, elles donnent le secret des phénomènes dynamiques les plus complexes, résultant de la transformation mutuelle de forces vives et de travaux de différentes espèces au sein des systèmes matériels vibrants [1].

Bien que l'on regarde comme parfaitement démontré que les divers agents de la nature ont une fraternité commune, qu'ils sont naturellement convertibles l'un dans l'autre, nous ne connaissons encore que très peu de chose du mode précis de cette conversion. Nos idées sont très obscures quant à la nature du changement que le mouvement doit subir pour apparaître sous forme ou d'électricité, ou de chaleur, ou de lumière, etc.

Ainsi, d'après la science actuelle, une seule force qui pénètre, sature l'éther, produirait tous les phé-

[1] *Comptes rendus de l'Académie des sciences*, t. LXXXI, 2e semestre.

nomènes qui frappent nos sens; les divers phénomènes n'étant que des mouvements se transformant les uns dans les autres, produits par cette force soumise à des lois rigoureuses et mathématiques.

VII.

Ce magnifique problème de la transformation du mouvement, n'est considéré dans ce qui précède qu'au point de vue purement mécanique. Si nous considérons la transformation du mouvement au point de vue de sa coordination, il donnera des résultats au moins aussi féconds, et nous conduira à des solutions tout à fait inespérées.

Une remarque des plus importantes dans le sujet qui nous occupe, c'est que les phénomènes de la nature ne se présentent pas à nous par des mouvements purement mécaniques, mais par des mouvements coordonnés, c'est-à-dire, par des mouvements où il y a des proportions, de l'arrangement, de l'ordonnance, en un mot de la coordination.

C'est cette coordination qui les différencie les uns des autres; chaque phénomène a son mouvement coordonné propre; deux phénomènes différents ne peuvent se manifester par des mouvements coordonnés identiques.

Par exemple, les ondulations lumineuses viennent dessiner un cercle sur ma rétine et je vois un cercle;

si elles viennent y dessiner un carré, je vois un carré. Évidemment, la coordination de mouvement qui dessine un cercle sur ma rétine n'est pas la même que celle qui y dessine un carré.

De même pour le son : j'entends un cri de douleur et un cri de joie, la coordination des mouvements sonores qui exprime ces phénomènes varie pour chacun, autrement il n'y aurait qu'un même cri.

Tous les phénomènes de l'instinct chez l'animal, tous les phénomènes de l'instinct, de l'intelligence, du sentiment, de la volonté chez l'homme, se manifestent également par des mouvements coordonnés. Nous le verrons plus loin en détail.

Et bien, ces mouvements coordonnés qui expriment les divers phénomènes de la nature, les mouvements nerveux automatiques qui ont le cerveau pour siège, les mouvements qui manifestent les instincts, les pensées, les sentiments, etc., et qui sont par conséquent leur expression, *peuvent se transmettre à divers milieux, se propager à distance sans se dénaturer,* sans perdre leur coordination, et par conséquent, en repassant dans un même milieu, reproduire les mêmes phénomènes.

Il y a donc dans le mouvement expressif, quelque chose d'essentiel, qui ne se trouve pas dans le mouvement considéré au point de vue purement mécanique.

Ce quelque chose c'est la coordination, c'est-à-dire le nombre, la mesure, le mode, l'ordre dans le mouvement.

On ne doit donc pas confondre la transformation du mouvement expressif avec la transformation du mouvement au point de vue purement mécanique.

VIII.

Bien que la transformation du mouvement proprement dit soit loin d'être la transformation du mouvement expressif, il y a entre ces deux questions une relation que l'on ne saurait méconnaître. Car sans mouvement proprement dit, sans mouvement purement mécanique, il ne saurait y avoir de mouvement expressif; de même que, sans les matériaux qui entrent dans un édifice, l'édifice ne pourrait exister, bien que l'édifice soit autre chose que les matériaux. Ce qui constitue l'édifice, ce sont les matériaux coordonnés; de même, ce qui constitue le mouvement expressif, ce sont les mouvements coordonnés.

Chaque phénomène produit un mouvement coordonné propre, qui ne convient qu'à lui seul. C'est ce mouvement qui est son expression naturelle; c'est par ce mouvement qui se transmet et se transforme sans se dénaturer, qu'il est naturellement compréhensible à tous, sans étude, sans convention préalable, et qu'il devient contagieux pour tous quand il est susceptible de produire la contagion. Nous le verrons plus loin.

Dès que l'on dénature ce mouvement, ou qu'on lui en substitue un autre, la révélation du phénomène auquel il se rapporte ne se fait plus naturellement, sans étude, sans convention préalable.

De naturelle, l'expression devient conventionnelle, et il n'y a que les personnes au courant de la convention qui la comprennent, et qui soient susceptibles de subir son influence contagieuse, soit en bien, soit en mal; elle exige alors une étude préalable pour être comprise.

Ces notions ont été méconnues dans ce qu'elles ont d'essentiel; on n'en a pas tiré les enseignements qu'elles comportent. Elles sont cependant de la plus haute importance, car sans elles il est impossible d'établir scientifiquement le caractère spécifique du langage naturel, d'expliquer sa compréhension spontanée, ainsi que celle des beaux-arts, et leur influence sur le physique et sur le moral; la cause de la contagion nerveuse, intellectuelle et morale, etc. Il est même impossible, sans elles, d'établir complètement la théorie de la perception extérieure, et, en un mot, d'arriver à aucune des conséquences si fécondes de la loi de la transmission et de la transformation du mouvement expressif, dont elles sont un des facteurs principaux. C'est là la raison qui nous fait insister sur la nature du mouvement expressif.

La loi de la transmission et de la transformation

du mouvement expressif n'a pas été étudiée jusqu'ici, ni par conséquent ses applications. C'est un chapitre de la science complètement neuf et d'une fécondité imprévue, si l'on en juge par les problèmes si nombreux et si divers qu'il résout.

Notre dessein est d'en faire une étude méthodique, et d'en exposer les principales applications.

Comme cette transformation se fait en partie dans le système nerveux, plusieurs questions préliminaires demandent à être exposées, telles que nos connaissances actuelles sur le système nerveux et les mouvements qui lui sont propres; sur les agents impressionnels et les sens en activité. Nous allons continuer par cette exposition.

CHAPITRE III.

Le cerveau et le système nerveux.

Le cerveau comme siège principal de l'âme ou principe de vie; le cerveau comme centre du système nerveux; le système nerveux en général; localisations cérébrales; moelle épinière; diverses espèces de nerfs; leur classification; le grand sympathique ou système nerveux ganglionnaire; éléments nerveux [1].

I.

La physiologie est parvenue à nous démontrer avec certitude, et en ne laissant plus de place à l'hypothèse, que le principe de vie, ou l'âme, cette force qui connaît, qui aime, qui veut et qui a conscience d'elle-même, a son siège principal, son centre d'action dans le cerveau proprement dit.

Les physiologistes et les philosophes ne s'accordent pas tous sur la nature de l'âme, mais tous s'accordent sur ce point, et il est intéressant de voir comment on est parvenu à l'établir, soit scientifiquement, soit philosophiquement.

C'est dans le cerveau que l'âme reçoit les commu-

[1] En traitant cette partie, nous sommes heureux de saisir l'occasion de témoigner notre vive gratitude à M. Béclard, secrétaire perpétuel de l'Académie de médecine, doyen de la faculté, qui a été pour nous un maître éminent et dont les ouvrages classiques nous ont été des plus utiles.

nications des sens, c'est là qu'elle les interprète, qu'elle les juge, qu'elle délibère, qu'elle donne ses réponses, en agissant d'abord sur le cerveau, et par le cerveau sur les nerfs, et par les nerfs sur les muscles et sur toute l'organisation.

D'un autre côté, la physiologie nous démontre également, qu'il suffit d'interrompre la communication d'un sens avec le cerveau, pour que ce sens soit perdu, pour que ses communications ne parviennent plus à l'âme, et pour que l'âme, à son tour, ne puisse plus communiquer avec lui [1].

C'est récemment que ces principes ont été mis hors de toute discussion dans la science. Avant Gall et Flourens, les savants étaient loin de s'accorder sur ce point; il n'y a pas un organe essentiel qui n'ait été regardé à son tour comme étant le siège principal de l'âme; on la logeait tantôt autour du cœur, dans le cœur, dans le sang; tantôt dans le cerveau, dans l'estomac ou même dans le diaphragme, etc.

Gall est l'auteur d'un système de phrénologie justement délaissé et qui a été conduit jusqu'à l'absurde; cependant, nous lui devons d'autres travaux, travaux d'une haute importance quoique beaucoup moins connus. C'est le premier physiologiste moderne qui ait clairement vu que le cerveau est le siège principal de toutes nos facultés : « Je distingue essentiellement dans Gall, dit Flourens, l'auteur du système

[1] On peut voir sur ce sujet tous les travaux de nos physiologistes modernes qui font autorité.

absurde de *la phrénologie*, de l'observateur profond qui nous a ouvert, avec génie, l'étude de l'anatomie et de la physiologie du cerveau [1]. »

Cependant, si c'est Gall qui a commencé ces belles études, il est juste d'ajouter que c'est Flourens, principalement, qui les a achevées ; nous lui devons des expériences décisives sur ce sujet. Nous le verrons tout à l'heure.

II.

Cette doctrine, affirmant que le cerveau est le siège des facultés intellectuelles, n'est pourtant pas neuve ; elle était dans la science de temps immémorial, mais elle n'était pas professée d'une manière universelle et complète; ce n'est que dans ces derniers temps que la science nous l'a démontrée expérimentalement, rigoureusement.

Cependant, il est de toute justice de rappeler que cette doctrine a été parfaitement établie par nos grands philosophes, avant même qu'elle ait été démontrée par l'expérimentation, et sous ce rapport la question présente un haut intérêt philosophique.

L'observation philosophique avait suffi pour révéler à Bossuet le résultat général des principes établis

[1] FLOURENS, *De la Phrénologie et des études vraies sur le cerveau*, p. 144.

aujourd'hui par la science, bien que la physiologie les contestât alors.

On croirait que le passage suivant, que nous lui empruntons, est extrait d'un de nos ouvrages de physiologie les plus récents : « Ainsi, dit-il, l'empire si libre que j'exerce sur mes membres me fait voir que je tiens le cerveau en mon pouvoir, et que c'est là le siège principal de l'âme.

« Car, encore qu'elle soit unie à tous les membres, et qu'elle les doive tenir tous en sujétion, son empire s'exerce immédiatement sur la partie d'où dépendent tous les mouvements progressifs, c'est-à-dire sur le cerveau.

« En dominant cette partie où aboutissent les nerfs, elle se rend arbitre des mouvements, et tient en mains, pour ainsi dire, les rênes par où tout le corps est poussé ou retenu.

« Soit donc qu'elle ait le cerveau entier immédiatement sous sa puissance, soit qu'il y ait quelque maîtresse pièce par où elle contienne les autres parties, comme un pilote conduit tout le vaisseau par le gouvernail, il est certain que le cerveau est son siège principal et que c'est de là qu'elle préside à tous les mouvements du corps [1]. »

Même de nos jours, on ne pourrait parler sur ce sujet avec plus de précision.

Descartes dit également : « Ce n'est pas à propre-

[1] BOSSUET, *Connaissance de Dieu et de soi-même*, chap. III-XIV.

ment que l'âme est dans les membres qui servent d'organes aux sens extérieurs que l'âme sent, mais en tant qu'elle est dans le cerveau, où elle exerce cette faculté que l'on nomme le sens commun [1]. »

III.

Une observation attentive suffit, en effet, pour faire voir que le cerveau est exclusivement l'organe de toutes les facultés intellectuelles et de toutes les qualités morales; Flourens lui-même, à qui nous devons une si belle démonstration expérimentale du sujet qui nous occupe, admet cela : « Tout le monde, dit-il, sent en effet, et d'un sentiment absolu, intime, que le travail de l'esprit a lieu dans la tête ; que les idées, d'où naissent les passions et les affections, ont leur siège dans le cerveau ; qu'une trop grande ou trop longue contention d'esprit fatigue, surexcite, épuise cet organe, etc. [2]. »

Il n'en est pas moins curieux de voir que la philosophie avait deviné ce que la science expérimentale contestait alors, mais qu'elle a plus tard démontré. Leibnitz avait raison de dire : « Plût au ciel que l'on pût faire que les médecins philosophassent, ou que les philosophes médecinassent [3] ! »

[1] *OEuvres de Descartes*, t. V, p. 34.
[2] FLOURENS, *de la Phrénologie, etc.*, Gall, II.
[3] GERARDHT, *Lettre à l'Hôpital*, t. Ier, p. 312.

Il est bien certain que la simple observation psychologique suffit pour établir des notions que l'on range trop exclusivement dans le domaine de l'expérimentation, et qu'une observation bien faite peut devancer l'expérimentation, la contrôler et même la corriger, lorsque les conditions dans lesquelles elle a été opérée sont douteuses.

Si la psychologie éclaire la physiologie, il est impossible, d'un autre côté, d'étudier la psychologie d'une manière complète, sans le secours de la physiologie. La physiologie et la psychologie doivent marcher simultanément afin de se compléter l'une l'autre.

Quoi qu'il en soit, c'est un grand point que le siège principal de l'intelligence ait été déterminé expérimentalement; cette détermination rigoureuse a coupé court aux discussions interminables auxquelles cette question donnait lieu. On est vraiment étonné de voir combien les savants les plus éminents étaient peu d'accord sur ce sujet.

Ce sont les influences sympathiques des organes qui les induisaient en erreur.

Les pensées, les volitions, en un mot les actes des facultés intellectuelles, lorsqu'ils atteignent un certain degré, peuvent agir sur toute l'organisation, mais ils font sentir un contre-coup immédiat et plus spécial sur des organes particuliers : pour les uns, ce sera sur le cœur; pour d'autres, à la poitrine ou à l'estomac; pour d'autres encore, sur le foie, sur le diaphragme ou sur les entrailles, etc., suivant que ces parties sont plus ou moins faibles, sensibles ou maladives.

C'est cette influence de l'activité de l'âme sur des organes spéciaux qui avait conduit des physiologistes éminents à placer telle ou telle de ses facultés dans tel ou tel organe, et cela pour cette seule raison que, chez eux ou chez les personnes qu'ils observaient, tel organe était plus particulièrement sensible aux opérations de telle faculté.

On conçoit que, d'après cette théorie, le siège des facultés ne devait pas être le même pour toutes, ni pour tous.

On raisonnait comme Van Helmont, qui plaçait l'âme dans l'estomac; « parce que, disait-il, dès que l'on reçoit une mauvaise nouvelle on perd l'appétit [1]. »

Lucrèce avait précédé Van Helmont : « C'est lui (le jugement) qui commande au corps, sous le nom d'esprit et d'intelligence, disait-il; il habite au centre de la poitrine. C'est là, en effet, que palpite la crainte et la terreur, là que tressaille le plaisir : c'est donc là le siège de la sensibilité [2]. »

Cependant Hippocrate disait déjà : « Quant au diaphragme, c'est mal à propos qu'on l'a nommé le siège de la sagesse [3]. »

[1] *OEuvres de Van Helmont*, traduit par le Comte, p. 223.

[2] LUCRÈCE, liv. III.

[3] *De la Maladie sacrée ou épilepsie*, trad. de M. de Mercy, t. II, p. 132.

Il dit également à propos du cœur : « L'opinion de certains hommes est que le cœur est le siège de la tristesse et des soucis; toutefois, il n'en est pas ainsi [1]... Le cerveau est le centre de toutes les passions [2]... »

Nous pourrions citer d'autres passages non moins curieux de nos grands auteurs; mais nous devons nous hâter d'entrer plus avant dans notre sujet; d'ailleurs, grâce à la démonstration expérimentale que nous devons à la physiologie, des erreurs pareilles à celles que nous avons signalées ne sont plus possibles.

IV.

Le *cerveau*, et par conséquent l'âme dont il est le siège principal, est en relation avec le monde extérieur par les organes des sens, dont le système nerveux forme la partie essentielle (fig. 1).

Le cerveau est d'ailleurs le centre de tout le système nerveux, système qu'il est indispensable d'étudier, au moins sommairement, pour pouvoir se rendre compte de la transmission et de la transformation du mouvement expressif.

Le système nerveux en général, présente deux grandes divisions : Le système nerveux *cérébro-*

[1] HIPPOCRATE, *de la Maladie sacrée ou épilepsie*, t. II, p. 96.
[2] *Ibid.*, p. 99.

Fig. 1.

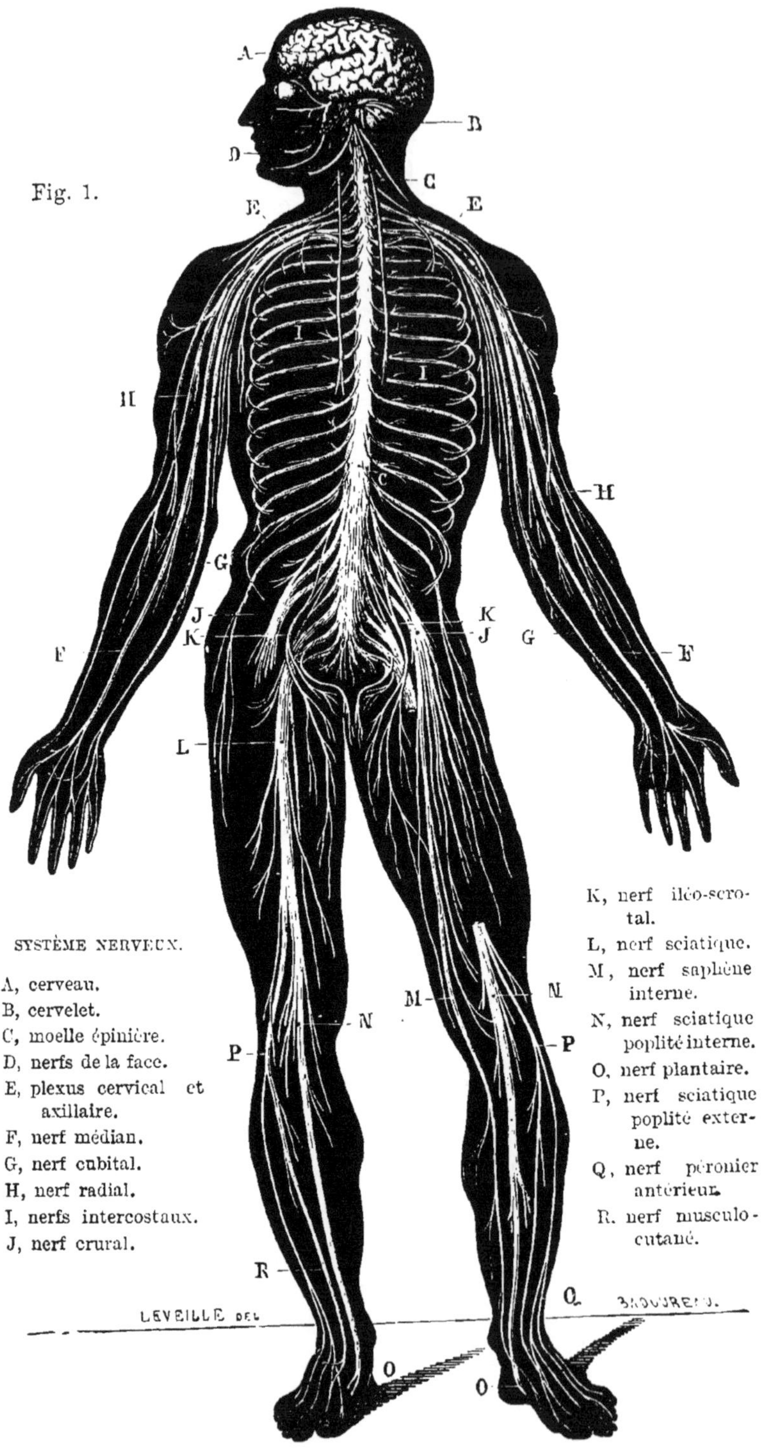

SYSTÈME NERVEUX.

A, cerveau.
B, cervelet.
C, moelle épinière.
D, nerfs de la face.
E, plexus cervical et axillaire.
F, nerf médian.
G, nerf cubital.
H, nerf radial.
I, nerfs intercostaux.
J, nerf crural.
K, nerf iléo-scrotal.
L, nerf sciatique.
M, nerf saphène interne.
N, nerf sciatique poplité interne.
O, nerf plantaire.
P, nerf sciatique poplité externe.
Q, nerf péronier antérieur.
R, nerf musculo-cutané.

spinal ou *encéphalo-rachidien*, qui appartient exclusivement à la vie animale ou de relation; le système nerveux *ganglionnaire* ou *grand sympathique*, qui préside aux fonctions de la vie de nutrition ou végétative.

Nous croyons devoir d'abord résumer très succinctement l'état actuel de la science sur ces deux points.

Le système nerveux cérébro-spinal présente trois parties principales :

1° Le *cerveau* ou *encéphale*;

2° La *moelle épinière*;

3° Les *nerfs proprement dits*.

LE CERVEAU OU ENCÉPHALE.

On appelle *cerveau*, en général, ou *encéphale* toute la masse cérébrale qui remplit la cavité du crâne.

La surface du cerveau présente des circonvolutions plus ou moins prononcées (fig. 2). Si l'on pratique des coupes dans cette masse, on voit qu'elle est composée de deux substances : l'une *grise* qui forme la *couche externe*, l'autre *blanche* qui forme la *couche interne* (fig. 3).

La physiologie regarde en général la matière grise comme étant le siège de la sensibilité, et la matière blanche celui de la motricité.

La masse cérébrale est un tissu nerveux, composé

non seulement par le concours de tous les nerfs qui se réunissent pour former la mœlle épinière, mais encore de tous les nerfs qui ont leur point de départ dans la tête et dans les parties environnantes, et qui sont appelés nerfs cérébraux ou craniens. Ainsi, on peut dire que le cerveau n'est qu'une agglomération de filets nerveux, disposés, coordonnés d'une certaine façon.

Fig. 2.

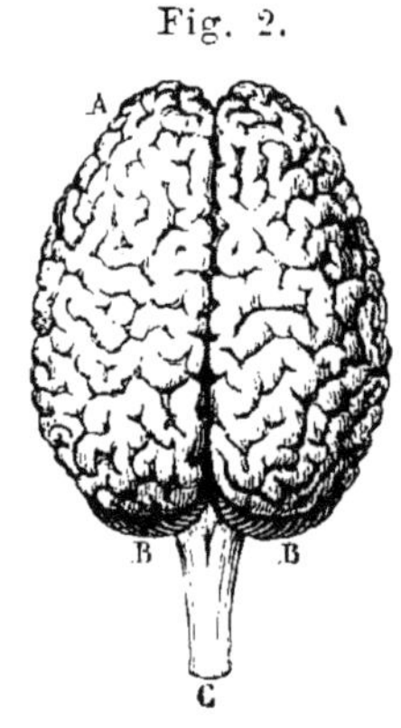

CERVEAU HUMAIN :

A, hémisphères cérébraux.
B, cervelet recouvert par les hémisphères.
C, bulbe.

La masse cérébrale est entourée de trois enveloppes qui jouent un rôle important : 1° la *dure-mère*, membrane fibreuse très résistante, tapisse les os du crâne et du canal rachidien ; 2° la *pie-mère*, composée de vaisseaux sanguins, elle est destinée à fournir du sang à toutes les parties dont se compose la pulpe cérébrale ; 3° l'*arachnoïde*, elle se trouve entre la dure-mère qui adhère aux os et la pie-mère qui adhère au cerveau ; elle est sans cesse lubréfiée par de la sérosité.

Ces enveloppes, qui sont aussi celles de la moelle épinière, ont reçu le nom de *méninges*.

C'est à Flourens principalement, que nous devons la détermination des fonctions du *cerveau* ou *encéphale*. Avant ses belles expériences, on croyait que toutes les parties de l'encéphale servaient aux mêmes fonctions[1].

Voici les principaux résultats dont il a doté la science du cerveau.

Flourens a été conduit par ses expériences à séparer le *cerveau en général* ou *l'encéphale*, en quatre parties principales : la *moelle allongée* ou *bulbe*, siège du principe premier moteur du mécanisme respiratoire ; les *tubercules bijumeaux*, siège du principe de la vision ; le *cervelet*, siège de la coordination des mouvements de locomotion ; et le *cerveau proprement dit*, c'est-à-dire les *lobes* ou *hémisphères cérébraux*, siège des perceptions et des volitions, en un mot de l'intelligence (fig. 3).

Rappelons d'abord que la *moelle allongée* est située au milieu de la base du crâne, entre le cerveau et le cervelet ; elle est le siège du principe premier moteur du mécanisme respiratoire. Ce mé-

[1] FLOURENS, *De la vie et de l'Intelligence*, 1re partie.

canisme ne dépend que du point de la moelle al-

Fig. 3.

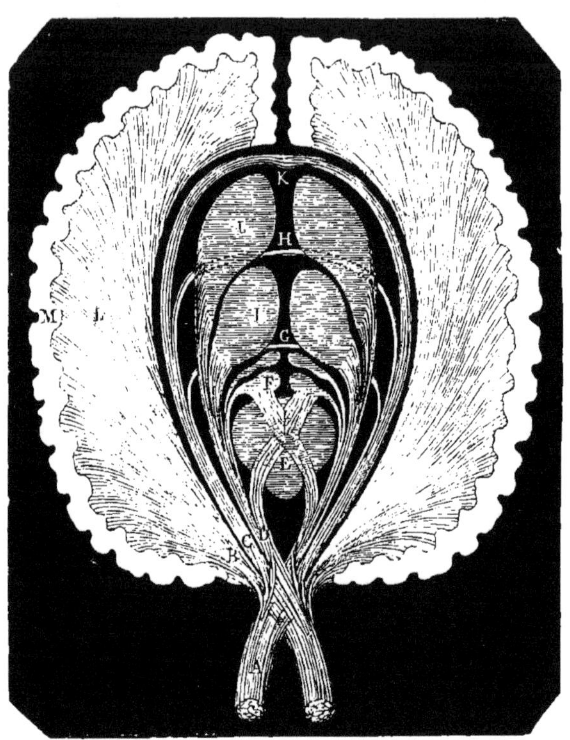

COUPE THÉORIQUE DU CERVEAU, MONTRANT LE DÉVELOPPEMENT DE LA MASSE ENCÉPHALIQUE :

A, cordon médullaire primitif se divisant en trois lames.
B, lame externe, formant les hémisphères.
C, lame moyenne, formant les commissures.
D, lame interne ou centrale.
E, cervelet.
F, tubercules quadrijumeaux.
G, commissure postérieure.
H, commissure antérieure.
I, corps striés ou lobes olfactifs.
J, couches optiques.
K, corps calleux, ou commissures externes.
L, substance blanche, ou médullaire.
M, substance grise, ou corticale.

longée appelé point ou nœud vital; il se trouve à l'endroit de la moelle allongée où les nerfs de la huitième paire prennent leur origine. C'est d'un point qui n'est pas plus gros qu'une tête d'épingle que dépend la vie.

Flourens a également mis en évidence que le nœud vital est double, c'est-à-dire formé de deux parties ou moitiés réunies sur la ligne médiane; elles peuvent se suppléer réciproquement. Pour que la vie cesse, il faut que les deux parties soient coupées et toutes les deux dans la même étendue. On peut percer de part en part la moelle allongée en passant entre les deux moitiés du nœud vital : si les deux moitiés ne sont pas lésées ou ne le sont que très peu, l'animal ne s'en ressent point.

Il est juste de rappeler avec Flourens, que Lorry, en 1748 et Le Gallois en 1812, avaient déjà fait d'importantes observations sur ce sujet.

Les *tubercules bijumeaux* sont l'origine des nerfs optiques. Si on enlève un tubercule, la vue est perdue de l'œil du côté opposé; la rétine et l'iris sont paralysés : la rétine n'est plus sensible, l'iris n'est plus mobile. On observe, de plus, que l'animal tourne sur lui-même du côté du tubercule enlevé.

Le *cervelet* est situé à la partie inférieure et postérieure du crâne; en général, il n'a guère que le quart du cerveau.

D'après Flourens, le cervelet est l'organe de la coordination des mouvements. Il préside à l'équilibration, à la régularisation des mouvements divers en un mouvement d'ensemble. Tout à l'heure, cependant, nous ferons une remarque restrictive sur ce point.

L'animal qui a perdu une partie de son cervelet ne peut plus se tenir debout avec aplomb, ni marcher, ni courir avec régularité. Si l'on enlève tout le cervelet, l'animal perd toute faculté de se tenir debout, de marcher, de courir, de voler régulièrement. Cependant, tous les mouvements partiels subsistent; ce qui est perdu, c'est la seule chose à laquelle préside le cervelet, c'est-à-dire l'équilibration, la coordination de tous les mouvements partiels en mouvements d'ensemble, réguliers, déterminés.

Nous devons dire ici que M. Bouillaud, de l'Institut, dans plusieurs mémoires, a fait voir que le rôle du cervelet ne s'étend pas sur tous les mouvements dits *coordonnés*, de la locomotion *en général*, comme l'enseignait Flourens, mais bien sur ceux nécessaires à la *marche,* à la *station* et à l'*équilibration* [1].

Il y a, en effet, un grand nombre de mouvements, dont la coordination ne se trouve pas sous la dépendance du cervelet, mais du cerveau; ceux, par exemple qui expriment les pensées, les sentiments, les volitions, tels que la parole : « Comme le cervelet,

[1] *Comptes rendus de l'Académie des sciences*, année 1881. 1er semestre.

dit-il, est le siège du principe coordinateur des mouvements de la *marche* et de divers exercices qui s'y rattachent, ainsi, le cerveau lui-même, sans préjudice de ses autres usages, est le siège des centres coordinateurs des mouvements nécessaires à l'exécution d'un grand nombre d'actes intellectuels et de l'acte de la parole en particulier [1]. »

Flourens étendait le siège de l'équilibration des mouvements aux canaux semi-circulaires de l'oreille, M. Bouillaud a également démontré par nombre d'observations et de faits, que l'influence directe des canaux semi-circulaires sur l'équilibration des mouvements n'existe pas; qu'ils n'ont, sous ce rapport, qu'une influence indirecte ou sympathique [2].

La partie qui nous intéresse le plus dans notre étude, c'est le *cerveau proprement dit*, ou les *hémisphères cérébraux*. Le cerveau proprement dit occupe la plus grande partie de la cavité du crâne et présente, dans sa partie supérieure, une scissure ou séparation profonde qui le partage en deux moitiés, nommées *hémisphères*, convexes en dehors et moulées sur le crâne; elles présentent à leur surface des *circonvolutions* ou *replis* séparés par des enfoncements, et se contournant en un grand nombre d'ondulations.

La cloison qui se trouve au fond du sillon ou scissure qui sépare les deux hémisphères et les

[1] *Comptes rendus de l'Académie des sciences*, année 1875, 2e semestre.

[2] *Ibid.*, année 1881, 1er semestre.

réunit, forme ce que l'on appelle le *corps calleux*,

Fig. 4.

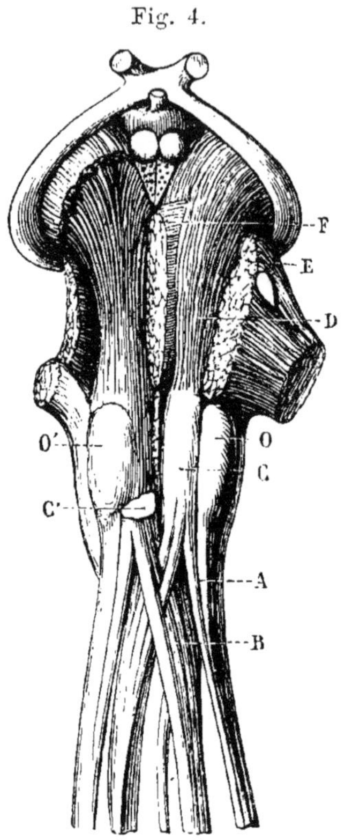

BULBE RACHIDIEN :

A, faisceau externe du cordon antérieur de la moelle.
B, faisceau interne s'entrecroisant avec celui du côté opposé.
C, éminence pyramidale antérieure gauche.
C', éminence pyramidale antérieure droite enlevée.
D, prolongement des pyramides formant les pédoncules cérébraux.
E, fibres annulaires du bulbe coupé.
F, fibres annulaires de la protubérance.
O O', éminences olivaires.

qui a joué un grand rôle en physiologie. Plusieurs

savants le regardaient comme étant le siège spécial de l'intelligence.

Faisons également remarquer qu'une éminence saillante, partie de l'encéphale assez petite, que l'on nomme *protubérance annulaire* (fig. 4), placée au-dessus et au-devant du commencement de la moelle épinière, embrasse à la manière d'un anneau, les pédoncules du cerveau proprement dit et ceux du cervelet. Cette protubérance sert de lien de communication entre ces parties importantes. C'est à cause de la disposition de ces quatre prolongements qui rappelle celle d'un pont renversé, que la *protubérance* a été appelée *pont de Varole*, du nom de Varoli qui l'a décrite l'un des premiers.

C'est le cerveau *proprement dit* (ou les *lobes cérébraux*) qui est le siège exclusif de l'intelligence. Écoutons Flourens en le résumant.

Si on enlève sur un animal un seul lobe, l'animal perd la vue du côté opposé ; mais l'intelligence subsiste, un seul lobe y suffit comme un seul lobe suffit à l'organe de la vision. Si on enlève à un animal les deux lobes cérébraux à la fois, il perd tous les sens : il ne voit, il n'entend plus ; il perd tous les instincts : il ne sait plus ni se défendre, ni s'abriter, ni fuir, ni manger ; il perd toute intelligence, toute perception, toute volition, toute action spontanée.

Il y a deux moyens de faire perdre la vision par l'encéphale : 1° par les tubercules, c'est la perte du sens de la sensation; 2° par les lobes, c'est la perte de la perception, de l'intelligence. *Penser n'est donc pas sentir*, ajoute Flourens.

Un seul lobe, dit-il, sufit à l'exercice complet de l'intelligence. Anatomiquement, un lobe n'est que la répétition de l'autre. Physiologiquement, les deux lobes ne font qu'un appareil : le grand appareil de l'intelligence [1].

Tels sont les résultats des belles et fécondes expériences de Flourens, expériences qui ont mis dans un si grand jour les propriétés de l'encéphale.

Cl. Bernard s'exprime ainsi : « N'oublions pas que c'est aux expériences de M. Flourens, que nous devons nos principales connaissances sur le siège de la conscience... [2]. »

M. H. Milne Edwards, dit de son côté : « Les conclusions que Flourens a tirées de ses recherches, relativement à la localisation de ses facultés (facultés mentales et instinctives), dans les lobes ou hémisphères cérébraux des mammifères supérieurs, sont en accord avec tout ce que nous savons d'ailleurs sur les fonctions de l'encéphale [3]. »

Nous devons maintenant indiquer les résultats nouveaux que l'on doit ajouter aux précédents.

Il est important de remarquer que l'action des hé-

[1] Flourens, *de la Phrénologie et des études vraies sur le cerveau.*
[2] Cl. Bernard, *Disc. à l'Académie française*, 27 mai 1867.
[3] H. Milne Edwards, *Leçons de Physiologie*, t. XIV, 1re part.

misphères cérébraux est croisée; c'est-à-dire que le lobe droit agit sur le côté gauche, et le lobe gauche sur le côté droit. Cependant, dans le cas d'hémiplégie, tous les muscles du côté paralysé, ne sont pas soustraits à l'empire de la volonté, car un seul lobe resté intact, peut, petit à petit, comme par une sorte de gymnastique, semblable à celle du droitier qui veut agir avec la main gauche, arriver à remplir les fonctions du côté malade. Ainsi, la paralysie peut lentement se dissiper et la volonté reprendre son action sur tous les organes.

Cette observation est importante, et féconde dans l'explication de nombreux phénomènes.

Dans une communication à l'Académie des sciences, sur les localisations cérébrales, M. le professeur Bouillaud rappelle d'abord que le corps de l'homme est double, que les deux moitiés dont il est composé : l'une droite, l'autre gauche, sont formées de parties semblables, de sorte que l'on a pu dire qu'il existe un homme droit et un homme gauche; que cette *dualité* de l'*homme physiologique*, constitue même un grand caractère différentiel entre lui et l'*homme psychologique* ou *moral*, qui est essentiellement *un*. Comme les autres organes de la vie animale, le cerveau est double : droit et gauche. Il ne pouvait en être autrement, ajoute-t-il, puisque le cerveau est précisément une sorte de centre où se rendent les nerfs des organes des sens qui sont doubles, et d'où sortent les nerfs des organes des mouvements, soumis à l'empire de l'intelligence et de la volonté qui sont également doubles. Cette dernière communication entre les côtés du corps et les deux côtés du cerveau, a lieu de telle manière que c'est le côté gauche du cerveau qui communique avec le côté droit du corps, et que c'est le côté droit du cerveau qui communique avec le côté gauche du corps; ce qui s'opère par l'entrecroisement des faisceaux antérieurs de la moelle allongée, dont le droit se rend dans l'hémisphère gauche du cerveau, et dont le gauche se rend dans l'hémisphère droit [1].

Il fait ensuite remarquer qu'il a été conduit à la fois par l'observation clinique et par l'expérimentation, à constater qu'il suffit d'un seul lobe pour présider aux mouvements nécessaires au langage articulé, et, règle générale, le lobe gauche en est chargé, mais le lobe droit n'en est pas moins apte à les régir. En sorte que les personnes qui ont perdu la parole par suite d'une affection au lobe gauche, peuvent la recouvrer à l'aide du lobe droit, mais en faisant comme une espèce d'apprentissage pour arriver à la prononciation régulière des mots, de même que le droitier devrait le faire pour arriver à se servir habilement de sa main gauche [2].

Cette importante observation peut se généraliser à tous les faits analogues qui dépendent des lobes cérébraux.

[1] Bouillaud, *Comptes rendus de l'Académie des sciences*, 1877.
[2] *Ibid.*

Les investigations de la science se dirigent actuellement avec ardeur sur les localisations cérébrales, partie de la physiologie qui intéresse tout particulièrement notre sujet.

Dans un récent et brillant rapport sur les localisations dans les maladies du cerveau, M. Vulpian, de l'Institut, après avoir fait remarquer que le problème est posé depuis longtemps, s'exprime ainsi : « C'est à M. Bouillaud que l'on doit la première localisation cérébrale incontestable. A l'aide de faits pathologiques très démonstratifs, il a fait voir que les lésions des lobes antérieurs du cerveau, déterminent des troubles du langage articulé, et il a été conduit ainsi à placer dans ces lobes l'organe législateur de la parole [1]. »

Il rappelle que cette localisation a pris plus tard un caractère plus précis encore, à la suite des recherches de Dax et de Broca, ce dernier a prouvé que dans l'immense majorité des cas, l'aphasie due à des altérations du cerveau proprement dit, doit être attribuée à des lésions de la troisième circonvolution frontale du côté gauche.

Dans ces derniers temps, les recherches sur l'écorce cérébrale ont pris une haute importance. MM. Fritsch et Hitzig en ont été les initiateurs, dit M. Vulpian, ils ont reconnu, en 1870, que l'excita-

[1] M. VULPIAN, de l'Institut, *Comptes rendus de l'Académie des sciences*, 1881, 1er sem.

tion électrique de certaine région de la substance grise corticale du cerveau proprement dit, provoque des mouvements dans des parties déterminées du corps, et que ces mouvements varient comme lieu, et même comme forme, suivant les points de ces régions qui sont excités. C'était là certainement un fait tout nouveau, en pleine contradiction avec les résultats expérimentaux obtenus par Lorry, Lecat, Flourens, Longet, et un grand nombre d'autres physiologistes [1].

La découverte de MM. Fritsch et Hitzig, fut bientôt confirmée par de nombreux expérimentateurs dans tous les pays, entre autres par Ferrier en France, qui a démontré après eux, qu'en portant l'excitation électrique dans telle ou telle région de l'écorce grise, on déterminait des réactions motrices sur tel ou tel groupe de muscles, isolément; que l'on pouvait ainsi, à volonté, faire mouvoir les yeux, la langue, le cou, etc.

Ces travaux mirent hors de doute un autre fait important, dit M. Vulpian, c'est que la destruction des régions cortico-cérébrales dont l'excitation provoque des mouvements dans des parties déterminées du corps, a pour conséquence une paralysie plus ou moins marquée de ces parties [2].

M. Vulpian fait ensuite remarquer que les ques-

[1] *Comptes rendus de l'Académie des sciences*, 1881, 1er sem.
[2] *Ibid.*

tions que l'on peut se faire sur les localisations dont on vient de parler sont assurément encore très litigieuses, mais que la clinique des maladies de l'encéphale a su cependant tirer des faits découverts, des données sûres et importantes : « C'est à M. Charcot, dit-il, que revient incontestablement l'honneur de ce nouveau progrès de la pathologie cérébrale[1]. »

M. H. Milne-Edwards apprécie ainsi les résultats obtenus sur les localisations cérébrales qui nous occupent : « Un ensemble de faits, sans être démonstratifs, rendent très probable que la région excitable de l'écorce grise de l'encéphale, se compose d'un nombre considérable de centres excito-moteurs spéciaux, incapables de produire la force excito-motrice, mais aptes à en régler l'emploi, et afin d'éviter les circonlocutions, on pourrait les appeler les *ordonnateurs*[2]. »

Flourens n'ayant aperçu aucune différence dans les effets produits par des ablations partielles, pratiquées sur diverses parties du cerveau proprement dit, il les considéra comme ayant partout les mêmes propriétés. Ces nouvelles études ne sont pas d'accord sur ce point avec les siennes, mais cela n'enlève rien à l'importance de ses autres travaux.

Voici maintenant une autre question, également

[1] *Comptes rendus de l'Académie des sciences*, 1881, 1er sem.

[2] H. MILNE-EDWARDS, *Leçons de physiologie*, t. XIII, 1re part., p. 255-256.

sur les localisations cérébrales, et qui regarde d'une manière plus spéciale la perception extérieure.

Divers auteurs, Hunter, entre autres, ont observé que les impressions sensorielles pouvaient être en totalité et successivement détruites, lorsque les deux couches optiques étaient mises hors de fonction, et que des catégories isolées d'impressions sensorielles, pouvaient être troublées, par suite d'une lésion locale de ces tissus.

Hunter rapporte la curieuse histoire d'une jeune femme, qui, dans l'espace de trois ans, perdit successivement, l'odorat, la vue, l'audition, la sensibilité, et qui s'éteignit peu à peu, demeurant étrangère à toutes les impressions extérieures. Lorsque l'on fit l'autopsie de son cerveau, l'on constata que les couches optiques seules, étaient envahies par un fongus hématode qui en avait progressivement détruit la substance.

M. Luys qui signale ce fait, et qui a dirigé ses investigations dans ce sens, ajoute : « Nous sommes donc autorisé à dire que les noyaux isolés des couches optiques, sont bien des départements indépendants pour chaque catégorie d'impressions sensorielles, et que la destruction de chacun d'eux peut amener la disparition ou l'altération de la fonction à laquelle chacun d'eux est essentiellement dévolu[1]. »

M. Luys professe que les couches optiques, par

[1] M. Luys, *le Cerveau*, p. 32.

leurs noyaux isolés et indépendants, servent de points de condensation à chaque ordre d'impressions sensorielles, qui trouvent, dans leur réseau de cellules, un lieu de passage et de transformation. Il les regarde comme les seules et uniques portes ouvertes par lesquelles passent toutes les incitations du dehors, et les seuls moyens de communication par lesquels le moi peut être en relation avec le monde extérieur.

Il admet donc qu'il y a dans les différentes régions de la substance corticale, des circonscriptions isolées, et affectées d'une façon indépendante, à la réception de telle ou telle catégorie d'impressions sensorielles [1].

Tel est le résumé des résultats acquis à la science sur le cerveau, et de ceux qui sont actuellement l'objet de ses investigations.

LA MOELLE ÉPINIÈRE.

La *moelle épinière* est la partie du système nerveux comprise dans le canal rachidien, c'est-à-dire dans la colonne vertébrale (fig. 1).

Elle commence à la protubérance annulaire ou pont de Varole qui se confond avec le cerveau, elle se termine au niveau de la première vertèbre lom-

[1] ID., *ibid.*, p. 32-33.

baire; elle n'occupe pas, par conséquent, toute la longueur de la colonne vertébrale.

La moelle épinière est solidement fixée dans le canal rachidien par des ligaments et par les méninges, membranes propres également à l'encéphale et dont nous avons parlé précédemment.

Comme le cerveau, elle est composée de deux

Fig. 5.

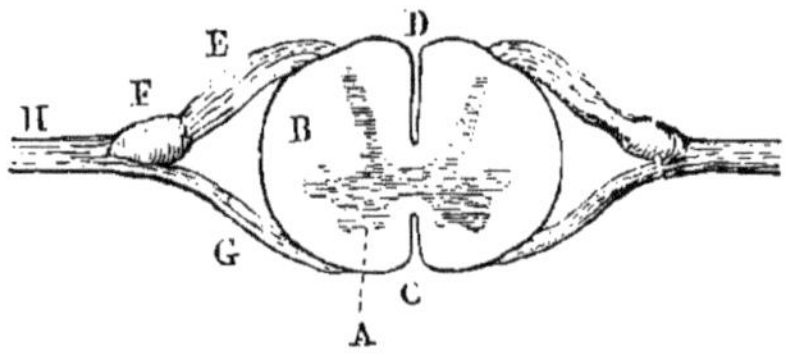

COUPE TRANSVERSALE DE LA MOELLE :

A, substance centrale grise.
B, substance corticale blanche.
C, sillon médian antérieur.
D, sillon médian postérieur.
E, racine postérieure.
F, renflement ganglionnaire.
G, racine antérieure.

substances, l'une *grise* et l'autre *blanche*, avec cette différence, que la substance grise est au centre, et la blanche à la surface (fig. 5). Pour le cerveau et le cervelet, c'est le contraire.

La moelle épinière a donc deux faces, deux couches qui donnent naissance à deux espèces de nerfs, comme nous le verrons tout à l'heure : à des nerfs de la sensibilité et à des nerfs du mouvement.

LES NERFS PROPREMENT DITS.

Classification des nerfs. — D'après leurs fonctions générales, les nerfs se divisent en deux grandes catégories : les *nerfs sensitifs* et les *nerfs moteurs*.

De tout temps on a reconnu que l'animal n'est sensible et fort que par les nerfs ; c'est-à-dire que les nerfs sont les organes de la sensibilité et du mouvement.

On a reconnu aussi de tout temps que la sensibilité peut être perdue dans une partie de l'organisation sans que le mouvement le soit, et de même que le mouvement peut cesser de se manifester sans que la sensibilité soit altérée.

Par conséquent, qu'il y a des nerfs sensitifs et des nerfs moteurs.

Mais on n'avait pas distingué les racines spéciales de ces nerfs. Ce n'est que dans le commencement de notre siècle, que Ch. Bell (en 1811), et Magendie (en 1822) ont fait cette importante découverte.

D'après l'ordre de leur distribution, on distingue les *nerfs cérébraux* et les nerfs *spinaux*, suivant qu'ils s'implantent soit à la moelle épinière soit au cerveau (fig. 1).

On compte douze paires de nerfs cérébraux; leurs noms indiquent en général leurs fonctions : 1re paire, les nerfs olfactifs; 2me les nerfs optiques; 3me les nerfs moteurs oculaires communs; 4me les pathétiques; 5me les trijumeaux ou trifaciaux; 6me les moteurs oculaires externes; 7me les nerfs faciaux; 8me les nerfs auditifs; 9me les nerfs glosso-pharyngiens; 10me les pneumo-gastriques; 11me les nerfs hypoglosses; 12me les nerfs spinaux; ces derniers naissent de la moelle épinière, au-dessous du trou occipital et remontent ensuite dans le crâne par ce même trou.

On compte de chaque côté de la moelle épinière, au-dessous du trou occipital, trente et une paires de nerfs y compris les spinaux dont nous venons de parler et qui pénètrent dans le cerveau par le trou occipital.

Ces paires de nerfs rachidiens se distinguent en cervicales, huit paires; en dorsales, douze paires; en lombaires, cinq paires; et en sacrées, six paires. — Ces nerfs mettent le cerveau en rapport avec toutes les parties des membres inférieurs, avec celles du tronc et des membres supérieurs.

En sortant du canal rachidien, les nerfs présentent deux faisceaux ou racines : l'une postérieure, sur laquelle on remarque une espèce de nodosité d'une teinte rougeâtre, à laquelle on donne le nom de ganglion; l'autre antérieure, ne possédant pas ces nodosités ou ganglions. Les fibrilles qui composent la racine postérieure rapportent au cerveau les impressions du dehors; celles qui composent la racine antérieure transmettent la volonté : de là, la dénomination de *racine sensitive* et de *racine motrice* (fig. 5).

Quand on pince les racines postérieures, l'animal

éprouve de la douleur, et quand elles sont coupées, les parties où elles se rendent ont perdu toute sensibilité, mais continuent à se mouvoir. Ces racines ne sont donc que sensibles.

Quand on pince les racines antérieures, pas de douleur, mais mouvement; et quand on les a coupées, les parties où elles se rendent ont perdu toute faculté de se mouvoir, mais elles conservent la sensibilité. Ces racines ne sont donc que motrices.

Il y a donc pour chaque nerf prenant naissance dans la moelle épinière, deux racines, l'une postérieure pour la sensibilité, l'autre antérieure pour le mouvement.

Les fibres nerveuses de ces deux racines s'unissent, se tissent ensemble, pour ne former qu'un seul nerf qui devient par conséquent tout à la fois sensitif et moteur.

La moelle épinière nous présente donc d'une manière bien évidente et bien régulière la réunion de deux catégories de nerfs : les nerfs de la sensibilité et ceux du mouvement.

Les nerfs cérébraux se divisent également en nerfs sensitifs et en nerfs moteurs : les uns servent d'organes exclusifs à la sensibilité, les autres à la motricité.

Leur origine est également distincte, quoique d'une manière moins régulière et moins évidente que dans les nerfs spinaux : le nerf trijumeau, ou de la cinquième paire, possède comme les nerfs spinaux deux racines; l'une de ces racines préside au mouvement de la mâchoire inférieure, tandis que l'autre est un nerf sensitif.

D'autres nerfs craniens sont, au contraire, uniquement moteurs, tel que le nerf facial qui préside au mouvement de la face, région dont la sensibilité dépend du nerf trijumeau. Le grand hypoglosse est également insensible à son origine, et ne devient sensible que par l'adjonction de filaments provenant du plexus cervical formé par les nerfs rachidiens du cou, et par la branche linguale du trijumeau.

Les nerfs de la troisième, de la quatrième et de la sixième paire qui se rendent aux muscles de l'œil, sont également des nerfs moteurs; ils ont chacun une seule racine motrice, mais, pendant leur trajet, ils reçoivent des filets du trijumeau qui leur communiquent des propriétés sensitives. Il en est de même du nerf spinal qui pénètre dans le cerveau par le trou occipital, il ne devient sensible que par l'adjonction de filaments provenant des nerfs cervicaux adjacents.

On distingue également les nerfs de sensibilité particulière, tel que le nerf *optique*, qui n'est sensible qu'aux impressions lumineuses; le nerf *acoustique*, qui n'est sensible qu'aux impressions sonores; le nerf *olfactif*, qui n'est sensible qu'aux impressions odorantes; les nerfs *gustatifs*, qui ne sont sensibles qu'aux impressions du goût, peut-être aussi à celles du tact. Puis, les nerfs de *sensibilité générale*, sensibles aux impressions propres au toucher, au froid, au chaud, aux blessures, etc.

Les nerfs de sensibilité spéciale sont ce que l'on nomme vulgairement insensibles; ainsi, on peut couper, brûler les nerfs optiques, acoustiques, olfactifs, sans qu'aucune douleur ne se produise.

On le voit, les nerfs des sens ont une fonction commune, celle de conduire le mouvement impressionnel au cerveau.

On voit également qu'il y a unité dans le principe de la vie organique : « Sous le rapport de leur *principe de vie*, dit Flourens, les nerfs et la moelle épinière sont subordonnés à l'encéphale; les nerfs, la moelle épinière et l'encéphale sont subordonnés à la moelle allongée, ou, plus exactement, au point vital et central placé dans la moelle allongée [1]. »

C'est à ce point, ajoute-t-il, qu'il faut que toutes les autres parties du système nerveux tiennent, pour que leurs fonctions s'exercent. L'unité du système nerveux est prouvé par l'*unité* même du point d'où dépend la vie.

V.

Le *grand sympathique* ou *système nerveux ganglionnaire*.

Ce système est nommé *grand sympathique*, à

[1] FLOURENS, *Psychologie comparée*, VIe part.

cause des relations qu'il établit dans tous les organes. Il présente un double cordon nerveux ou chaîne de ganglions qui s'étendent de chaque côté de la colonne vertébrale, d'une extrémité à l'autre, c'est-à-dire de la base du crâne au sommet du sacrum.

Ces centres nerveux, que l'on peut considérer comme des espèces de petits cerveaux automatiques, reçoivent l'influx nerveux et le renvoient aux parties qui sont sous leur dépendance.

Les nerfs du grand sympathique sont fins, très déliés, extrêmement nombreux et dirigés en tous sens; ils forment des plexus autour des organes de la vie de nutrition, et présentent des points de jonction et des croisements de toutes sortes, établissant des relations sympathiques dans tous les organes.

Certains organes ne reçoivent des nerfs que du cerveau; d'autres que du système ganglionnaire; d'autres encore reçoivent des nerfs de l'un et de l'autre système.

Cette distinction est importante puisque les organes qui ne reçoivent des nerfs que du système ganglionnaire peuvent être affectés sans que le moi en soit prévenu. Il en est autrement des autres.

D'après le docteur Auzoux, qui a fait une étude toute spéciale de cette distribution des nerfs, on peut diviser les organes en trois séries : 1° Les organes soumis à l'influence du système ganglionnaire ou du grand sympathique : le cœur, les vésicules pulmonaires, la partie moyenne du tube intestinal, le foie, la vésicule biliaire, la rate, le pancréas, le rein, etc.; 2° Les organes mixtes : le larynx, le pharynx, l'œsophage, l'estomac, le rectum, la vessie; 3° Les organes soumis à l'influence du cerveau : tous les muscles du tronc et des membres [1].

Bien que le grand sympathique possède une action propre, indépendante de la volonté, il est cependant relié avec l'axe cérébro-spinal; il communique, au niveau des trous de conjugaison, avec le tronc des nerfs rachidiens, au moyen de filets d'union qui se détachent de ceux-ci et de l'une et de l'autre racine, par une foule d'anastomoses nerveuses. Ses relations ne sont pas moins intimes avec l'encéphale.

D'ailleurs dans la distinction des organes que nous exposons, nous n'entendons nullement faire une distinction d'être et de substance, rien ne s'opposant à ce que ces organes reçoivent l'influence d'une seule et même force. — Il est évident qu'une seule et même force peut agir diversement par des organes divers; on le constate tous les jours.

VI.

Éléments nerveux. — Un nerf est composé de fibres

[1] AUZOUX, *Leçons d'anatomie et de physiologie.* L'éminent et ingénieux inventeur de l'*anatomie clastique*, qui rend de si grands services aux études anatomiques et physiologiques, a été l'un de nos maitres les plus

qui se réunissent pour former des cordons nerveux et des troncs.

Les fibres sensibles et les fibres motrices sont mêlées entre elles de manière que l'œil ne peut les distinguer; elles forment ainsi unies un nerf mixte, c'est-à-dire à la fois sensible et moteur.

Les unes servent à la transmission centripète des impressions sensitives, c'est-à-dire à la conductibilité des impressions au cerveau; les autres à la transmission centrifuge, c'est-à-dire à la transmission des incitations motrices à la périphérie, à l'extérieur.

La physiologie et l'anatomie sont impuissantes à distinguer dans le tronc d'un de ces nerfs mixtes, dont nous venons de parler, les fibres élémentaires sensitives des fibres élémentaires motrices. Mais ces fibres, qui sont entremêlées d'une manière inextricable dans le nerf mixte, sont séparées entre elles à leurs racines, avant leur point de jonction.

Chacune des fibres dont se compose un nerf, examinée au microscope, paraît composée de trois couches : 1° Au centre, on trouve une matière molle, pulpeuse, grisâtre, que l'on appelle le *filament central*, ou le *cylindraxe*. C'est la partie essentielle de la fibrille; il a été découvert par Remak, en 1838. — 2° A l'extérieur, une gaîne membraneuse, résistante

sympathiques; nous nous souviendrons toujours de son affectueuse bienveillance. Les figures que nous donnons ici font partie de sa belle collection. Nous les devons à l'obligeance de M. le docteur Montaudon, son gendre et son digne successeur.

que l'on nomme *névrilène*. — 3° Entre le névrilène et le cylindraxe, une couche assez semblable à la pulpe cérébrale que l'on nomme *moelle nerveuse* ou *miéline*; elle sert à isoler le cylindraxe.

On distingue donc de l'extérieur à l'intérieur de la fibre nerveuse : l'enveloppe ou *névrilène*, la *miéline* et le *cylindraxe*.

La partie essentielle de la fibre nerveuse est le cylindraxe; les deux autres parties qui servent à la protéger et à faire l'office d'isolateur en s'opposant à la diffusion latérale de la force nerveuse, peuvent disparaître plus ou moins, et même complètement, comme cela a lieu dans la moelle épinière où ces fibres nerveuses plongent : le névrilène disparaît, la matière grise se sépare de la matière blanche.

On appelle *ganglions* des espèces de petits nœuds, de forme, de volume et de consistance variables qui se trouvent sur le trajet des nerfs ou des vaisseaux lymphatiques, etc.; ils résultent d'un entrelacement des filets nerveux unis entre eux par du tissu cellulaire.

Les cellules nerveuses sont les éléments caractéristiques des parties centrales du système; elles existent dans la substance grise de l'axe cérébro-spinal, dans les ganglions des nerfs céphalo-rachidiens et dans les ganglions du grand-sympathique. D'après Longet, elles se composent : 1° d'*une enveloppe*, dont la présence est démontrable pour les unes (cellules des ganglions), et douteuse pour les autres (cellules de l'axe cérébro-spinal); 2° d'un contenu finement granuleux où se trouve un *noyau* pourvu d'un nucléole, et parfois de deux ou trois [1].

Les cellules donnent naissance au tube nerveux, et l'on pense que le nucléole est le point de départ du cylindraxe; c'est à une certaine distance de la cellule qu'on le voit se couvrir de miéline [2].

Ainsi les études anatomiques et physiologiques les plus récentes démontrent, à l'aide de forts grossissements, que la cellule nerveuse, que l'on considérait comme une unité irréductible, devient elle-même divisible en éléments secondaires; le reticulum qui réunit entre elles toutes les cellules nerveuses de l'écorce cérébrale est d'une délicatesse telle, qu'à un grossissement de 286 diamètres, les fibres qui le constituent ont l'apparence d'un cheveu. Cependant « les cellules de la substance corticale ont été parfaitement décrites par Malpighi, dès l'année 1687, et, chose étrange, laissées dans l'oubli par la plupart des anatomistes intermédiaires. Ce n'est qu'à notre époque qu'elles ont été particulièrement mises en lumière [3]. »

Relativement à l'emploi du mot cellule, M. H. Milne Edwards fait une observation que nous devons rapporter : « Aujourd'hui, dit-il, la plupart des physiologistes substituent au mot *organite* le mot *cellule*,

[1] Longet, *Traité de physiologie*, t. III, Système nerveux.

[2] *Ibid.*

[3] Luys, *le Cerveau*, 1re part.

mais cette dernière expression est mauvaise, car elle implique l'idée d'une cavité circonscrite par des pa-

Fig. 6.

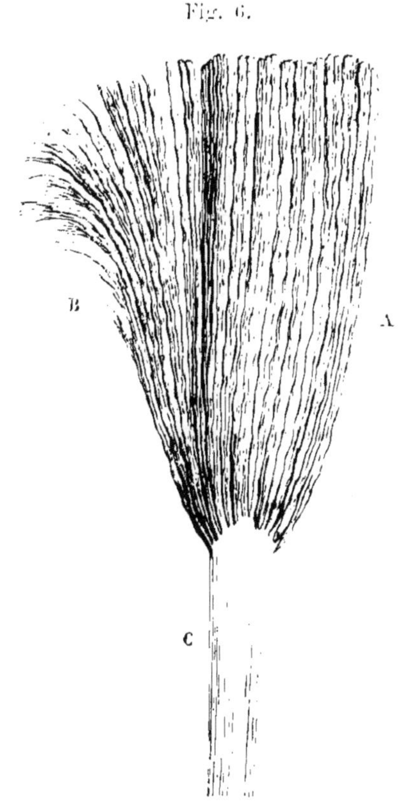

ORGANISATION MUSCULAIRE :

A, faisceau.
B, fibres musculaires.
C, tendon.

rois, et, dans un grand nombre de cas, les organites en question sont des glumérules ou agrégats de matière vivante n'offrant ni cavité centrale, ni membrane délimitante [1]. »

Les nerfs agissent directement sur les *muscles*, organes fibreux qui, sous l'influence du système nerveux, sont susceptibles de se dilater, de se contracter, de s'étendre, de se raccourcir, etc., et de se prêter ainsi au fonctionnement de la vie (fig. 6).

Une partie des fibres qui les composent sont lisses, les autres sont striées en travers et comme articulées, ce qui facilite leur action sur les os et les organes divers avec lesquels ils sont en relation.

Les nerfs remplissent donc le rôle de conducteur de la force *excito-motrice*, développée soit dans les ganglions des animaux invertébrés, soit dans l'axe cérébro-spinal des vertébrés.

[1] H. MILNE EDWARDS, *Leçons de physiologie*, t. XIV, 1re part.

CHAPITRE IV.

Activité propre du système nerveux.

Névrilité; sensibilité; motricité; innervation; nature du mouvement nerveux; influence des idées régnantes de la physique sur la physiologie. — Comment s'exécutent les mouvements nerveux; mouvement centripète et centrifuge; cellules excito-motrices; conditions pour que les impressions soient perçues par le moi; nature de la volonté; mouvement réflexe, automatique, volontaire, conscient, inconscient. — Siège des mouvements volontaires et des mouvements automatiques. — Vitesse des courants nerveux. — Transmission des excitations dans les nerfs de la sensibilité.

I.

L'élément vivant du nerf est désigné par l'expression de *névrite*. Chaque névrite semble être le siège d'un développement de force électrique. On appelle *névrilité* la force déployée par le système nerveux en général; *sensibilité* la force par laquelle il reçoit et transmet l'impression; et *motricité* la faculté de déterminer l'action musculaire. On donne également le nom *d'innervation* à la décharge spontanée des névrites.

On a constaté que les muscles et les nerfs, à l'état

vivant, sont le siège de courants électriques qui leur appartiennent en propre; ces courants sont développés par les réactions chimiques auxquelles les manifestations de toute force nerveuse sont liées, mais la plupart des phénomènes déterminés par la force nerveuse ne sauraient être expliqués par l'intervention de ce courant. Les observateurs sont loin d'ailleurs de s'accorder entre eux sur beaucoup de points, d'une haute importance, pour la théorie des actions nerveuses.

Le mouvement nerveux ne paraît pas uniforme; peut-être a-t-il divers modes, comme la lumière, la chaleur, le magnétisme, l'électricité, etc., suivant la nature des phénomènes.

Nous croyons que M. H. Milne Edwards résume l'opinion généralement admise lorsqu'il dit que dans l'état actuel de nos connaissances, les conjectures que l'on se hasarde à former au sujet de la nature de l'action nerveuse ne peuvent être que très vagues. Cependant il lui paraît présumable que la force déployée par le nerf consiste comme la lumière, la chaleur, l'électricité, en un mouvement moléculaire dont seraient animées les particules constituantes de la substance nerveuse. Cette opinion est loin d'être nouvelle, mais elle a subi successivement diverses modifications : « Ce seraient ces mouvements d'une nature particulière, qui, se communiquant de proche en proche à ces molécules, constitueraient ce que l'on appelle communément un courant nerveux, et ils seraient jusqu'à un certain point comparables aux vibrations sonores qui se propagent dans les corps élastiques, ou mieux encore aux ondulations de la substance hypothétique appelée éther par les physiciens, et considérée par ceux-ci comme étant la cause des phénomènes lumineux; ou bien encore aux mouvements d'une vitesse encore plus grande, et d'un autre caractère, dont paraissent dépendre les phénomènes électriques [1]. »

M. Marey, de l'Institut, dans son savant ouvrage sur la *Machine animale*, fait également remarquer que nous ne savons rien de précis sur ce mouvement : « Lorsque l'on excite un nerf par un agent électrique, dit-il, ce n'est pas l'électricité employée qui chemine jusqu'au muscle qui réagit. La secousse se produit également bien lorsque l'on se met à l'abri de toute propagation de l'électricité le long du nerf; elle se montre également quand on emploie des excitants d'une tout autre nature : le pincement ou la pression par exemple. Ainsi, l'excitant employé ne fait que provoquer dans le nerf le transport de l'agent qui est propre à cet organe. Cet agent nerveux n'est-il lui-même que de l'électricité? Malgré les beaux travaux des physiologistes allemands, et en particuliers de ceux de M. du Bois Reymond, la science n'est pas encore fixée sur ce sujet [2]. »

Nous pensons que ces mouvements peuvent varier

[1] H. MILNE EDWARDS, *Leçons de physiol.*, t. XIII, 1re part.

[2] J. MAREY, de l'Institut, *la Machine animale*, liv. Ier, chap. V.

de mode, suivant la nature des impressions et des organes qu'ils parcourent, de même que le mode de mouvement varie dans les agents physiques. On sait d'ailleurs que les nerfs sensoriels ne sont excitables que par certains mouvements déterminés, spéciaux, et qu'ils restent indifférents aux autres stimulants.

Le passage suivant vient à l'appui de cette manière de voir : « Les forces mécaniques, physiques ou chimiques aptes à mettre en jeu les propriétés physiologiques des nerfs, paraissent consister en mouvements vibratoires susceptibles de se transformer les uns dans les autres; les changements dans l'état moléculaire du tissu vivant, excités par elles, paraissent consister aussi en mouvements vibratoires imprimés à ces molécules [1]. »

Quoi qu'il en soit de la nature de ce mouvement, ce qui est certain, c'est que ce mouvement existe, car on ne peut aller d'un point à un autre que par le mouvement, et les impressions sensorielles ne peuvent se manifester de la périphérie au cerveau que par le mouvement; cela suffit, croyons-nous, pour que nous puissions nous rendre compte d'une manière satisfaisante du principe *de la transmission et de la transformation du mouvement expressif.*

II.

Bien que la science laisse encore beaucoup à dé-

[1] H. Milne Edwards, *Leçons de physiologie*, t. XIII, 1re part.

sirer, les idées étaient bien autrement obscures, jusqu'à ces derniers temps, sur le mode d'action des agents impressionnels extérieurs, et sur celui du système nerveux.

Nous le faisions remarquer de la manière suivante dans deux mémoires que nous avons eu l'honneur de lire, l'un à l'Académie des sciences [1], l'autre à l'Académie des sciences morales et politiques [2] :

Il y a quelques années, il aurait été impossible, il me semble, de formuler ce principe d'une manière complète. Les sciences n'étaient pas assez avancées pour cela. Ainsi, par exemple, la théorie de l'ondulation pour la lumière n'était pas suffisamment établie, et la théorie de l'émission avait encore de nombreux adhérents : des hommes aussi célèbres que Laplace et Malus, morts, l'un en 1812, l'autre en 1827, et Biot et Brewster, qui furent nos contemporains, professaient encore la théorie de l'émission qui est aujourd'hui complètement abandonnée, la théorie de l'ondulation étant établie scientifiquement. On n'était guère plus avancé pour la cause réelle de plusieurs autres faits qui rentrent dans notre sujet, et avant que la théorie de la transformation des forces qui est également récente fût admise dans

[1] *Académie des sciences*, séance du 14 avril 1879, *loi de propagation des affections et des phénomènes nerveux*.

[2] Mémoire inséré dans le *Recueil des travaux et séances de l'Académie des sciences morales et politiques*, numéro de janvier 1880 (*Du mouvement psychique et du mouvement expressif*).

les sciences physiques, les savants n'osaient trop s'aventurer dans la voie suivie aujourd'hui.

Les sciences physiologiques laissaient également beaucoup à désirer sous ce rapport; le siège principal des facultés instinctives et intellectuelles n'était pas suffisamment déterminé, non plus que le rôle simultané des mouvements cérébraux qui accompagnent les manifestations de ces facultés.

Mais aujourd'hui, toutes ces données de la science sont suffisamment élaborées pour nous permettre, avec toute la rigueur de la plus sévère logique, la généralisation qui nous a permis de formuler la loi de transmission et de transformation du mouvement expressif dans des milieux divers; loi dont nous nous proposons de développer les conséquences.

Les idées régnantes en physique ont toujours exercé beaucoup d'influence sur les physiologistes, fait remarquer M. H. Milne Edwards : « Ainsi, de ce que les physiciens matérialisaient par la pensée la cause des effets dus à la lumière ou à la chaleur, et en attribuaient la propagation à la progression d'un fluide impondérable qui émanerait d'un corps éclairant ou d'un corps chaud et s'avancerait au loin dans l'espace, beaucoup de physiologistes se représentaient la puissance nerveuse comme étant un fluide subtil comparable à une de ces vapeurs, désignées par les chimistes sous le nom d'esprit, qui se dégagerait du cerveau ou de quelque autre foyer analogue, et coulerait dans des tubes constitués par les nerfs.

Ils appelaient cet agent *fluide nerveux* ou *esprits animaux*. Mais depuis que la théorie de l'émission a fait place à la théorie de l'oscillation, on s'est aperçu de l'incompatibilité de l'hypothèse d'un fluide nerveux avec divers faits biologiques, et on a dû chercher une autre représentation idéale de la cause des phénomènes vitaux de cet ordre [1]. »

Ainsi, les anciens physiologistes aussi bien que les philosophes, et Descartes lui-même, désignaient, par l'expression *d'esprits animaux*, la force déployée par le système nerveux; les savants modernes lui ont substitué celle de *force nerveuse*, *d'agent nerveux*, de *vibrations nerveuses, de névrilité*, etc.

III.

Lorsque nos organes sont impressionnés par un agent quelconque, si l'impression est suffisamment forte, on la perçoit.

Pour aller de la périphérie au cerveau, il faut qu'un mouvement se produise au point de l'impression, et soit conduit au cerveau par des fibres nerveuses, *car on ne peut aller d'un point à un autre que par le mouvement*.

Jusqu'à quel point du cerveau ce mouvement est-

[1] *Leçons de physiol.*, t. XIII, 1re part.

il conduit, à quel point du cerveau produit-il la perception et la sensation, c'est-à-dire se révèle-t-il au moi?

La science n'a pu encore déterminer ce point. Mais on sait que c'est dans et par le cerveau que nous percevons et sentons, nous l'avons établi précédemment. Si ce point était nettement déterminé, la science serait plus satisfaite, il est vrai, mais cela n'apporterait pas de lumière nouvelle importante sur la perception, la sensation, etc., ainsi que sur la loi par laquelle s'opèrent ces phénomènes, et que l'on peut, croyons-nous, établir dès maintenant d'une manière rigoureuse.

Lorsque la sensation et la perception ont lieu, un mouvement de retour se produit qui va du cerveau à l'extérieur et se manifeste sur notre physionomie, dans nos regards, dans nos gestes, dans notre attitude, etc.

Ainsi, dans le fait qui nous occupe, il y a : 1° Un courant nerveux qui va de la périphérie, de la partie impressionnée au cerveau. C'est le *mouvement centripète*. 2° Les fibres nerveuses qui conduisent le mouvement centripète correspondent avec des cellules qui ont la propriété de faire changer ce mouvement de direction, et de *centripète* le rendre *centrifuge*, et même de le renforcer. Ces cellules sont appelées *excito-motrices*.

Ce mouvement centrifuge est donc déterminé ici d'une manière automatique, car il se produit naturellement, et aussi bien chez les animaux que chez l'homme.

Cependant, l'homme peut, *par sa volonté*, arrêter, ou renfoncer, ou neutraliser plus ou moins ce mouvement centrifuge, et l'empêcher ainsi, au moins en partie, de parcourir sa route jusqu'à la périphérie, et, par conséquent, empêcher plus ou moins ce que l'on appelle *l'expression* de paraître sur sa physionomie, dans ses gestes, son attitude, sa voix, etc.

On voit par conséquent que, dans le système nerveux, il peut se manifester des forces et des mouvements divers, dont il importe de se rendre compte.

Le passage suivant vient à l'appui de ce que nous venons de dire : « Les impressions sensitives ou ébranlements nerveux centripètes dont résultent les sensations doivent donc arriver à l'encéphale pour être perçues par le moi, et la force excito-motrice qui, en conséquence d'une sensation, détermine la mise en jeu de l'un quelconque des foyers d'innervation excito-motrice, doit avoir sa source dans cette partie céphalique; or, les faits prouvent qu'il en est ainsi [1]. »

Le même physiologiste caractérise ainsi la fonction des cellules excito-motrices : «... La cellule excito-motrice paraît être un producteur de puissance nerveuse et intervenir ici, non pas d'une manière pas-

[1] H. Milne Edwards, *Leçons de physiologie*, t. XIII, p. 162.

sive, comme le ferait un réflecteur, mais activement, en accélérant son travail physiologique sur l'influence stimulante de l'ébranlement sensitif[1]. »

IV.

La volonté est une puissance qui se manifeste par le système nerveux; elle peut mettre en jeu et diriger les mouvements, elle peut disposer de la force qui se trouve dans l'organisation, mais elle n'en crée pas.

Elle peut, disons-nous, disposer de la force nerveuse emmagasinée dans l'organisation, et, dans son ardeur, épuiser les centres nerveux jusqu'à extinction; mais elle ne peut, par elle-même, reproduire cette force. En d'autres termes, la volonté ne crée pas le mouvement, mais elle peut le mettre en jeu et le diriger. Une observation attentive sur soi rend ce fait évident.

La volonté n'est pas un phénomène automatique; elle a l'initiative de ses actes; elle peut même plus ou moins résister aux mouvements automatiques qui tendent à l'entraîner; elle peut plus ou moins les neutraliser ou les développer; elle peut même plus ou moins résister aux mouvements cen-

[1] H. MILNE-EDWARDS, *Leçons de physiologie*, t. XIII, p. 127.

tripètes qui produisent la sensation et la perception, ou les développer.

Nous nous rappelons que M. le baron Larrey, fils, de l'Institut, en félicitant le docteur Jolly de son beau travail sur *la volonté considérée comme puissance morale et comme moyen thérapeutique*, lu à l'Académie de médecine, prit la liberté de lui signaler comme complément de cette étude, quelques recherches à faire sur l'influence d'une volonté forte et soutenue, pour diminuer et presque annihiler la douleur dans les opérations chirurgicales [1].

Personne n'a été mieux à même d'étudier ce sujet que le célèbre académicien, autorisé par sa longue expérience des hôpitaux, et son opinion sur ce point nous paraît une preuve décisive à l'appui de nos idées.

Ces idées sont en parfait accord avec ce que nous enseignent les maîtres les plus éminents en physiologie : «... Notre volonté est une cause première d'action, non un phénomène automatique, une conséquence nécessaire d'une impression nerveuse venant de l'extérieur, ou d'une partie de notre organisme autre que celle où la volition s'exerce [2]. »

« Il y a d'ailleurs des cas dans lesquels nous voyons la force excito-motrice développée par les impressions sensitives, et tendant à déterminer par voie reflexe des mouvements automatiques, être en opposition avec les mouvements de la volonté, et

[1] Séance de l'Académie nationale de médecine du 28 septembre 1875.

[2] H. MILNE EDWARDS, *Leçons de physiologie*, t. XIII, 1re part.

une sorte de lutte s'établir entre ces deux puissances vitales [1]. »

Ces cas se rencontrent en effet à chaque instant. L'éternument, par exemple, est un mouvement involontaire automatique, analogue aux mouvements réflexes inconscients. Lorsque l'excitation de laquelle il dépend est intense, la volonté est impuissante à le retenir, mais lorsque l'excitation est moins forte, on peut souvent, par un acte de la volonté, l'empêcher de se produire; la lutte qui s'établit entre ces puissances contraires est évidente; il en est de même pour le baillement, etc.

Lorsqu'un membre est atteint par une affection douloureuse subite, telle qu'une brûlure, une piqûre, etc., il se contracte et se retire brusquement, par une impulsion irréfléchie, instinctive; par un mouvement réflexe automatique. Cependant, si l'on subit avec réflexion une opération douloureuse, le même mouvement réflexe automatique tendra à se produire, mais on pourra, par la force de la volonté, le retenir, le neutraliser plus ou moins, si ce n'est complètement.

Il y a donc là une lutte évidente entre le mouvement automatique et le mouvement volontaire. Cela nous fait bien voir que notre volonté est une cause première d'action, et non un phénomène automatique, ou une conséquence nécessaire d'une impres-

[1] H. Milne-Edwards, *Leçons de physiologie*, t. XIII.

sion nerveuse venant de l'extérieur, ou d'une partie de notre organisme autre que celui qui est l'organe même de notre volonté [1].

On doit cependant remarquer que les *actes volontaires* peuvent devenir automatiques. On répète, par exemple, plusieurs fois volontairement un certain mouvement, l'habitude se forme, et l'on finit par répéter ce mouvement sans y penser, sans le concours de la volonté, *automatiquement.*

Les actes excito-moteurs volitionnels, peuvent donc se changer en actes automatiques. Il est également à remarquer que, dans une foule de circonstances, des mouvements identiques peuvent être produits volontairement ou automatiquement, et même d'une manière tantôt consciente et tantôt inconsciente, tels que le mouvement respiratoire, le baillement, etc.

IV.

Le siège exclusif des mouvements volontaires se trouve dans le cerveau proprement dit; il est également le siège d'un grand nombre de mouvements automatiques, mais pas de tous. Les centres nerveux, et la moelle épinière principalement, peuvent leur

[1] Nous avons fait voir comment l'homme est libre et jusqu'à quel point il peut l'être, dans notre ouvrage : *la Loi absolue du devoir au point de vue de la science comparée,* couronné par l'Académie nationale au nom de la Société de statistique universelle en 1875; librairie Firmin-Didot et Cie.

donner naissance, et l'on peut souvent observer que ces derniers mouvements automatiques sont coordonnés pour atteindre un but : «... La moelle épinière est un agent apte à transformer, pour ainsi dire, les actions nerveuses sensitives en action excito-motrices, sans l'intervention d'aucune autre puissance nerveuse [1]. »

«... En effet, non seulement certains foyers d'activité nerveuse exercent sur leurs associés plus d'influence que ne le font d'autres foyers de même grosseur, mais déterminent, dans les effets résultant de leur travail, une coordination telle que les mouvements provoqués de la sorte, au lieu d'être isolés et désordonnés, comme le sont la plupart des mouvements réflexes, sont combinés entre eux de manière à produire un résultat spécial qui semble être prévu, et qui est en rapport avec les besoins physiologiques de l'être animé; des mouvements, en un mot, qui ont un caractère intentionnel, et qui ressemblent beaucoup à ceux qu'une volonté intelligente pourrait faire exécuter en vue de l'obtention de ce même résultat [2]. »

Il est également à remarquer que l'on peut exciter ou calmer les centres nerveux par des substances mêlées au sang, et en circulation dans l'organisme. La strichnine, par exemple, exalte à un haut degré l'excitabilité de la moelle épinière; les anesthésiques,

[1] H. MILNE EDWARDS, *Leçons de physiologie*, t. XIII. p. 121.
[2] *Ibid.*, p. 140.

au contraire, diminuent ou suspendent son action [1].

Le système nerveux est le siège du principe incitateur des mouvements volontaires et involontaires, des facultés sensorielles et intellectuelles, et préside à toutes les fonctions de l'économie.

Cependant, tous les êtres animés ne sont pas pourvus d'un système nerveux; les animaux les plus simples, et qui établissent en quelque sorte la transition entre le règne végétal et le règne animal, n'offrent aucun indice d'éléments nerveux et musculaires. Les physiologistes ont été amenés à supposer que dans la matière homogène (protoplasma), qui constitue ces animaux, se trouvent confusément associée la matière nerveuse et la substance musculaire que l'on voit dans des êtres plus élevés en organisation, se dissocier pour former des éléments anatomiques distincts. Mais on a pu justement avancer que les animaux sont d'autant plus parfaits que leur système nerveux est plus développé [2].

La localisation des perceptions et des facultés excito-motrices, se fait d'une manière d'autant plus distincte, que l'on s'élève davantage dans l'échelle

[1] Nous avons fait de nombreuses expériences relatives à l'influence des aliments sur le système nerveux; les principaux résultats auxquels nous sommes arrivés sont résumés dans un Mémoire communiqué à l'Académie des sciences et inséré dans les comptes rendus de l'année 1867, 1er semestre. Nous les avons développés dans notre ouvrage : *les Lois de la vie et l'Art de prolonger ses jours*, couronné par l'Institut de France, 2e édit.; librairie Firmin-Didot et Cie.

[2] *Voir* LONGET, t. III, p. 78.

des animaux : « Chez les animaux les plus inférieurs, tels que certains vers, tous les centres nerveux ou ganglions paraissent être doués des mêmes propriétés physiologiques, car chacun d'eux, étant séparé accidentellement de ses associés, peut continuer à exercer toutes les fonctions remplies par l'ensemble du système [1]. »

Et ailleurs le même physiologiste s'exprime ainsi : « Chez les animaux les plus inférieurs, les facultés mentales, pour ainsi dire rudimentaires, peuvent s'exercer au moyen d'une partie quelconque de l'organisation; chez les êtres moins imparfaits, elles deviennent la propriété des foyers nerveux qui d'ailleurs restent à peu près similaires entre eux, et qui sont constitués par les ganglions disposés d'anneaux en anneaux, ainsi que cela se voit chez les lombrics et les noïs [2]. »

Ainsi, chez les animaux inférieurs, les facultés instinctives ne sont pas toujours dépendantes d'un organe déterminé ; elles ne paraissent pas liées nécessairement à un organe exclusif.

VI.

La vitesse avec laquelle se propagent les excitations dans les nerfs a donné lieu à d'importantes études;

[1] H. MILNE EDWARDS, *Leçons de physiologie*, t. XIII, 1re partie.
[2] *Ibid.*, 2e partie.

mais ces études, à cause des difficultés très grandes qu'elles présentent, laissent beaucoup à désirer.

Par une excellente et ingénieuse méthode, M. Helmholtz est cependant arrivé à de beaux résultats. Il a trouvé que la vitesse du courant nerveux était de 27 mètres environ par seconde.

M. Chauveau, plus récemment, par la méthode graphique, et en s'inspirant des procédés employés par M. Helmholtz, a également fait des expériences suivies et variées, conduites avec les soins les plus minutieux; les résultats obtenus dépassent ceux que l'on connaissait jusqu'à ce jour.

Voici les principaux communiqués à l'Académie des sciences [1].

Dans des expériences comparatives, la vitesse moyenne de propagation des excitations nerveuses a été de vingt et un mètres par seconde, sur des grenouilles dont la vigueur laissait peut-être à désirer. M. Chauveau a de plus constaté, chez des mammifères, que la conductibilité est moindre dans la partie terminale du nerf, par conséquent, *que les excitations cheminent d'autant moins vite qu'elles se rapprochent davantage de la terminaison du nerf*, ou, en d'autres termes, que *l'activité de la conductibilité décroît de l'origine à la terminaison du nerf.*

Dans les expériences faites sur les animaux morts, cette loi paraît renversée, ce qui peut expliquer les

[1] *Comptes rendus de l'Académie des sciences*, 1878, 2e semestre.

résultats contradictoires des recherches faites sur les nerfs de la grenouille.

Pour comparer la vitesse des excitations nerveuses chez différents sujets, M. Chauveau a surtout expérimenté sur la portion moyenne des nerfs, qui est également celle, d'après ce que nous venons de dire, dans laquelle la transmission se fait avec une vitesse moyenne. Il a pu constater ainsi que la vitesse de propagation est sensiblement la même sur les animaux placés dans les mêmes conditions physiologiques. Cette vitesse est de 65 mètres environ par seconde; c'est-à-dire trois fois plus considérable que dans les nerfs moteurs de la grenouille.

Sur les sujets énergiques de races distinguées, en bon état de santé, elle est toujours plus grande que sur les sujets communs, mous et débiles, surtout s'ils ont été soumis à une anesthésie trop prolongée. Cette vitesse peut arriver à dépasser 75 mètres chez les uns, et descendre au-dessous de 40 mètres chez les autres.

M. Chauveau donne également le détail des expériences qui l'ont conduit à la loi suivante : « Dans les nerfs moteurs des muscles involontaires, à faisceaux rouges et striés, la vitesse de transmission des excitations centrifuges est environ huit fois moindre que dans les nerfs des muscles de structure identique, qui appartiennent au système musculaire soumis à la volonté [1]. »

[1] *Comptes rendus de l'Académie des sciences*, 1878, 2e semestre.

Quand on étudie simultanément les phénomènes psychiques et les phénomènes physiologiques, ces données prennent une nouvelle importance [1].

Suivant M. Helmholtz, la communication du mouvement nerveux aux muscles ne se fait pas instantanément ; par conséquent, tout le temps qui s'écoule entre l'excitation et le mouvement n'est pas occupé par le transport de l'agent nerveux, mais le muscle, quand il a reçu l'ordre apporté par le nerf, reste un instant avant d'agir, c'est ce que M. Helmholtz appelle *temps perdu*.

M. Marey, de l'Institut, ajoute avec raison un grand prix à cette observation ; il croit qu'elle peut expliquer la plupart des variations que l'on attribue généralement à la vitesse de l'agent nerveux [2].

Il rappelle qu'il a été observé depuis longtemps, sur des muscles encore vivants, qu'il se forme au point que l'on excite des saillies ou nodosités qui courent ensuite, d'un mouvement plus ou moins rapide, tout le long du muscle comme une onde à la surface de l'eau ; il ajoute : « Quand l'onde apparaît

[1] Voir sur ce sujet notre ouvrage : *les Lois de la vie et l'Art de prolonger ses jours*, couronné par l'Institut de France, 1re partie ; librairie Firmin-Didot et Cie.

[2] M. Marey, de l'Institut, *La Machine animale*, chap. v. — Ce savant, qui a étudié avec tant de sagacité les mouvements des divers organes, a établi un myographe qui porte son nom, avec lequel on peut opérer sur un muscle sans le détacher de l'animal, ce qui permet de laisser l'organe dans les conditions normales de sa fonction. L'importance de cet instrument pour ce genre d'observation est évidente.

dans le muscle, elle constitue une cause de raccourcissement, pendant toute la durée du transport le raccourcissement persiste, et quand, arrivant au bout de la fibre musculaire, l'onde s'évanouit, le raccourcissement disparaît avec elle [1]. » Et un peu plus loin : «... Lorsque la volonté commande une contraction musculaire, le nerf provoque dans le muscle une série de secousses assez rapprochées les unes des autres, pour que la première n'ait pas le temps de s'accomplir avant qu'une autre ne commence. De sorte que ces mouvements élémentaires s'ajoutent et se fusionnent pour produire la contraction [2]. »

VII.

Un grand nombre d'observateurs, s'occupent de l'intéressante question qui a rapport au temps qu'il faut à une impression, pour qu'elle soit perçue ou sentie.

En général, on donne le nom de *temps physiologique*, ou de *temps de réaction* au temps qui s'écoule entre le moment où se produit l'impression ou l'excitation sensitive, et le moment où la personne en expérience indique, par un signal, qu'elle a perçu la sensation.

[1] M. Marey, *La Machine animale*, liv. Ier, chap. v.

[2] *Ibid.*

M. Vulpian, de l'Institut, a communiqué à l'Académie des sciences, au nom de M. Aug. Charpentier, une étude précise sur la durée de la perception lumineuse. L'auteur a cherché, après différents expérimentateurs, à déterminer le temps qui s'écoule entre l'apparition d'une lumière devant l'œil, et la production d'un signal fait par le sujet dès qu'il a perçu la lumière. Il appelle ce temps, pour abréger, « durée de la perception lumineuse ».

Il a mis en œuvre, pour ses expériences, les appareils les plus perfectionnés de la science.

Voici quelques-uns des principaux résultats qu'il a obtenus : Pour une même personne, et dans les mêmes conditions, la durée de la perception varie du simple au double, sans régularité apparente. Mais si dans une expérience on prend la moyenne d'un assez grand nombre de déterminations successives, une dizaine, par exemple, on trouve une durée constante pendant tout le temps de l'expérience. Il a constaté pour lui, dans la vision directe, une durée de treize centièmes de seconde à la lumière du jour.

Le temps de réaction, c'est-à-dire le temps qu'il faut pour percevoir et signaler la lumière, a varié suivant les personnes, de 9 à 15 centièmes de seconde. Il est sensiblement le même, pour l'œil droit et pour l'œil gauche, lorsqu'ils sont sains. Il est sensiblement augmenté par une occupation cérébrale imposée au sujet pendant l'expérience. Ainsi, quand le sujet parle, quand il écoute attentivement une lecture ou un discours, tout en s'occupant de l'expérience, il lui faut, pour réagir, 4 ou 6 centièmes de seconde de plus qu'auparavant. Le temps de réaction est également toujours plus considérable dans la vision indirecte que dans la vision directe; il est d'autant plus considérable que le point de la rétine frappé par la lumière est plus éloigné du centre. Cela ne peut tenir à une différence de sensibilité, la rétine, d'après ses expériences et celles de M. Landolt, étant partout à peu près également sensible à la lumière [1].

On a également constaté que la vitesse d'impression sensorielle peut varier suivant les circonstances de froid, de chaud, etc., et même suivant le tempérament des individus : par exemple, lorsque plusieurs astronomes notent le passage précis d'un astre au méridien, ils ne s'accordent presque jamais parfaitement, il se trouve une différence indiquée sous les expressions de *coefficient individuel*, *d'équation personnelle*, etc.

Des expériences rigoureuses sur la durée de la persistance de la sensation tactile ont de même été reprises récemment et conduites avec soin.

La notion de la persistance de la sensation lumineuse résulte de l'effet optique produit par la rotation rapide d'un charbon incandescent. Le cercle lumineux décrit par ce charbon paraît complètement

[1] *Comptes rendus de l'Académie des sciences*, 1882, 2e semestre.

fermé lorsque le mouvement est assez rapide pour arriver à dix tours par seconde; on en conclut que la sensation lumineuse ne s'évanouit qu'un dixième de seconde après la disparition complète de la cause qui l'a produite. Ce chiffre n'a d'ailleurs rien d'absolu; avec d'autres sources lumineuses et par diverses méthodes, on a trouvé des durées variables entre un quinzième et un vingtième de seconde dans les expériences de Lissajous, et même d'un trentième dans celles de Foucault.

M. L. Lalanne s'est demandé s'il n'était pas possible de déterminer la durée de la sensation tactile par un procédé du même genre que l'expérience du charbon ardent. Supposons, dit-il, qu'on imprime à un corps flexible, dont le contact ne soit pas de nature à blesser l'épiderme, un mouvement de rotation rapide autour du bras ou de la jambe tenus immobiles. Si le retour du corps frottant à chacun des points de contact s'opère dans un intervalle de temps suffisamment court et tout au plus égal à la durée de l'impression produite, on pourrait penser que, par analogie avec ce qui se passe pour l'œil dans l'expérience du cercle lumineux complètement fermé, on éprouverait sur toute l'étendue du trajet soumis au frottement une sensation continue, analogue à celle que produirait la pression d'un bracelet ou d'un anneau. M. Ch. Martin et Aug. Le Pileur ont accepté de faire les expériences de concert avec M. L. Lalanne.

En voici les résultats : 1° la continuité ne s'est jamais manifestée pour moins de dix tours par seconde : la durée de la sensation tactile observée n'a donc pas surpassé un dixième de seconde, et dans un certain nombre d'expériences elle a été moindre; 2° la moindre durée observée a été de 1/24 à 1/25 de seconde; 3° ce minimum de durée varie avec les individus et suivant les parties du corps.

Une *équation personnelle*, analogue à celle dont les astronomes sont obligés de tenir compte, a donné une quantité variable entre 1/10e et 1/14e de seconde pour la persistance de la sensation, suivant les observateurs, le contact ayant lieu sur la face dorsale de la deuxième articulation de l'index. Sur la partie externe du bras, entre le deltoïde et l'articulation du coude, la durée était pour l'un des observateurs un peu plus de 1/13e de seconde, tandis que pour un autre elle descendait presque à 1/22e. Il est à remarquer d'ailleurs que les équations personnelles se sont presque toujours manifestées dans le même sens; la sensibilité tactile conduisait les trois observateurs à apprécier différemment, mais, en général, dans le même ordre, le nombre de tours nécessaires pour produire la continuité de la sensation. L'inégalité de sensibilité chez un même sujet, inégalité dont la mesure pourrait être désignée sous le nom d'*équation locale*, paraît ressortir aussi du tableau des expériences dressé par les expérimentateurs. Chez l'un d'eux, la durée de la sensation a varié de 1/14 de seconde sur le bord radial de l'avant-bras, à 1/22 de seconde sur la partie externe du bras entre le deltoïde et l'articulation du coude.

Ces résultats obtenus à l'aide d'une méthode sévère ont été présentés à l'Académie des sciences par M. H. Milne-Edvards, de l'Institut [1].

M. Beaunis a publié le résultat d'expériences faites dans le laboratoire de la faculté de médecine de Nancy, sur le temps de réaction de la faculté olfactive, pendant les mois de décembre 1882 et de janvier 1883. Une chose digne de remarque, c'est que le temps de réaction varie suivant les substances impressionnelles. Ce temps est de 37 centièmes de seconde pour l'ammoniaque, de 46 pour l'acide acétique, de 50 pour le camphre, de 52 pour l'assa fœtida, de 54 pour le sulfure ammonique, de 59 pour le sulfure de carbone, de 60 pour la valériane, de 63 pour la menthe, de 67 pour l'acide phénique. Pour le musc, il lui a été impossible de préciser nettement le moment de la perception olfactive. M. Buccola, de Turin, a également fait de son côté des expériences qui s'accordent avec celles de M. Beaunis [2].

Rappelons que Mach, qui a également étudié ces questions, a donné pour la vitesse des impressions visuelles 0,047; pour la vitesse des impressions auditives, 0,016; et pour celle du tact au doigt, 0,029.

[1] *Comptes rendus de l'Académie des sciences*, 1876, 1er semestre.

[2] *Ibid.*, 1882, 1er semestre.

Les sensations auditives, d'après la proportion de ces nombres, seraient ainsi les plus rapides [1].

V.

Pour compléter cette étude sur les fonctions générales des nerfs, nous exposerons très succinctement les résultats obtenus par M. P. Bert, sur la transmission des excitations dans les nerfs de sensibilité.

« Les physiologistes, dit-il, sont loin d'être d'accord aujourd'hui, sur la question de savoir si les nerfs auxquels leurs fonctions spéciales ont fait donner le nom de *nerfs du mouvement* et de *sensibilité*, sont identiques ou différents dans leur propriété intime; c'est-à-dire si un nerf de sensibilité pourrait conduire des excitations ayant pour résultat un mouvement, et réciproquement.

On ne sait même pas si une excitation portée sur le milieu du trajet d'un nerf, se propage à la fois dans les deux directions centrifuge et centripète. . .

« Si l'on pince en un point de son parcours un nerf de sensibilité, la douleur éprouvée indique bien nettement que l'excitation s'est propagée dans la direction centripète, mais nous ne savons rien sur la propagation centrifuge, par cette raison bien simple qu'à l'extrémité terminale du nerf ne se trouve point

[1] *Annales médico-psychologiques*, t. II, année 1869.

d'appareil percepteur. Mais si nous parvenons à mettre cette extrémité en rapport avec le centre percepteur, c'est-à-dire avec le cerveau, nous verrons bien s'il y a sensation, ce qui impliquera la propagation centrifuge [1]. »

M. P. Bert, mettant en œuvre les connaissances acquises sur la greffe animale, a institué des expériences qui lui ont donné d'importants résultats.

« En résumé, dit-il, l'expérience que je viens de rapporter démontre que l'excitation portée en un point quelconque du trajet d'un nerf de sensibilité, se propage à la fois dans les deux directions centrifuge et centripète. Il en est sans doute de même pour un nerf de mouvement. Il devient par conséquent extrêmement probable, comme l'enseignait M. Vulpian, que les nerfs sont de simples conducteurs, qui ne se différencient que par leur fonctionnement, lequel dépend des appareils qui se trouvent à leurs deux extrémites : cellules nerveuses motrices et fibres musculaires pour les nerfs de mouvement, cellules nerveuses réceptrices, et terminaison impressionnable pour les nerfs de sensibilité [2]. »

Toutes les études de ce genre prennent une nouvelle importance maintenant que l'on parvient à démontrer que, en définitive, l'organisation dans sa fonction la plus générale, dans ses relations avec l'âme et ses facultés, n'est qu'un transmetteur et un

[1] *Comptes rendus de l'Académie des sciences*, 1877, 1er semestre.

[2] *Ibid.*, 1877.

transformateur du mouvement. Chaque organe peut avoir une fonction spéciale, mais l'organisation tout entière, considérée sous le rapport de ses relations intimes avec le jeu, l'action des facultés de l'âme, n'est qu'un transmetteur et un transformateur de mouvement [1].

On arrive facilement, en suivant cet ordre d'idée, à se convaincre que l'âme n'est pas un simple mouvement produit ou transformé, mais une force initiale, qui peut, par sa propre et libre initiative, diriger le mouvement, et développer, féconder, ou neutraliser plus ou moins celui qui vient l'impressionner, et bien des objections que le matérialisme faisait au spiritualisme disparaissent naturellement.

[1] Nous croyons l'avoir démontré, dans un Mémoire lu à l'Académie des sciences morales et politiques (Institut de France), et inséré dans le Recueil des travaux de cette Académie, liv. de janvier 1880 : *Du mouvement psychique et du mouvement expressif*.

CHAPITRE V.

Les agents impressionnels en général.

Le son; sa nature; les vibrations sonores. — Principales qualités du son. — L'intensité du son. — Le ton. — Le timbre. — La lumière; hypothèse de l'émission; hypothèse des ondulations; nature de la lumière; analogies frappantes entre le son et la lumière; principales lois de la lumière.

I.

Nous appelons *agents impressionnels*, les agents qui, en affectant le système nerveux, produisent un mouvement centripète.

Ces agents jouent un grand rôle dans la sensation et dans la perception. Pour que nous puissions sentir et percevoir, il faut que les nerfs des sens, ou ceux que l'on appelle de sensibilité générale, soient impressionnés, qu'ils conduisent cette impression au cerveau, et qu'elle parvienne jusqu'au *sensorium*, c'est-à-dire au lieu du cerveau où elle influe sur l'âme, sur le principe de vie, et se révèle à lui.

Les principaux et les plus importants de ces agents, sont les *ondes lumineuses* et les *ondes sonores*. Nous allons les étudier d'une manière spéciale quoique succincte. Pour les autres agents impressionnels, il nous suffira de les mentionner, en parlant des sens en activité.

Nous ferons connaître les résultats obtenus par la science, et les dernières investigations auxquelles ils ont donné lieu. Nous commencerons par les ondes sonores; leur étude permet de mieux saisir les lois de la lumière, par analogie.

II.

Le son. — Le *son* naît de mouvements imprimés par la percussion, ou de tout autre manière, aux molécules des corps.

Les molécules des corps, dérangées momentanément de leur position d'équilibre, y reviennent en exécutant, de part et d'autre de cette position, des mouvements rapides que l'on désigne sous le nom de vibrations, et qui donnent naissance au son.

Il est facile de constater ces vibrations, par des procédés simples que l'on trouve dans tous les traités d'acoustique.

Une chose remarquable, c'est que, dans leurs expressions diverses, les vibrations sonores sont coordonnées d'une manière spéciale pour chaque phénomène. Nous reviendrons sur ce point important, mais constatons d'abord que Chladni a eu la pensée de rendre visibles ces vibrations, en versant du sable à la surface du corps vibrant et en l'attaquant avec un archet; il a obtenu ainsi de très beaux dessins. Il est étonnant de voir, aussitôt que les vibrations ont lieu, non seulement la soudaineté de la formation des lignes, mais aussi leur netteté. On se sert habituellement pour ces expériences de plaques de verre ou de métal fixées par leur centre.

Depuis, on est arrivé à surprendre les figures que dessinent les vibrations sonores, par divers autres procédés que la spécialité de ce travail ne nous permet pas de rapporter ici [1].

Ainsi, les vibrations des ondes sonores forment, dans leur *coordination, des dessins symétriques* que l'on peut rendre visibles : ces dessins qui s'unissent, s'entrecroisent, sont agréables à l'œil, mais ils produisent un tout autre effet lorsque les mouvements qui les constituent viennent frapper l'oreille; alors ils donnent naissance à de ravissantes mélodies, à de suaves accords, etc.

Ainsi les ondes sonores ne présentent pas seulement de simples vibrations, mais des *vibrations coordonnées;* l'empreinte que l'on peut en prendre permet de constater que cette coordination ne se dénature pas dans leur propagation. C'est un point important à constater dans le sujet qui nous occupe, nous le verrons plus loin.

[1] Voir notre ouvrage *les Harmonies du son et l'histoire des principaux instruments de musique*, couronné par l'Institut de France; librairie Firmin-Didot et Cie.

Le son emploie, pour se propager, un temps sensible dont la durée est proportionnelle à la distance qu'il a à franchir.

La détermination de la vitesse de propagation du son a été faite pour la première fois, en 1738, par l'Académie des sciences de Paris, elle fut renouvelée les 21 et 22 juin 1822 par une commission du Bureau des longitudes de France, qui exécuta alors une série d'expériences devenues célèbres. On trouva que le son parcourt dans l'air environ 340 mètres par seconde. Cette vitesse peut varier de quelques mètres, suivant la température.

Dans les mêmes circonstances, tous les sons forts ou faibles, graves ou aigus, ont la même vitesse. Il suffit pour s'en convaincre de remarquer que, dans un concert, les musiciens qui jouent de divers instruments, font partir tous les sons de leurs notes à des intervalles égaux, et que ceux qui les entendent, de près comme de loin, reçoivent ces sons exactement avec les mêmes intervalles.

Cependant de nouvelles et importantes études ont été faites sur ce point; en voici un résumé succinct. Dans une note savante et dont les données sortent du cercle ordinaire des notions reçues, M. E. Allard dit que, lorsque l'on cherche à établir, pour les portées sonores, une formule analogue à celle qui donne les portées lumineuses, on en est réduit à supposer l'intensité du son proportionnelle à la quantité de travail dépensé pour le produire.

Il a déduit d'un grand nombre d'expériences faites avec six instruments moyens : une petite cloche, une grosse cloche, un cornet à air comprimé, un sifflet à vapeur, une trompette à vibrateur, une trompette à sirène, des chiffres qui conduisent à une conséquence très importante : c'est que l'intensité du son décroît dans l'air, beaucoup plus rapidement que ne l'indique la loi du carré des distances.

« Il est donc nécessaire d'admettre, dit-il, une seconde cause d'affaiblissement du son ; on ne peut la trouver que dans l'action même de l'air qui, lorsqu'il n'est pas homogène, réfléchit et disperse une partie des mouvements vibratoires de l'onde [1].

Il ajoute que les expériences ont fait connaître qu'un même son peut avoir, en dehors de l'influence du vent, des portées très différentes, variant, par exemple, de 2 milles à 15 ou 20 milles marins ; et qu'il suffit, pour expliquer ces faits, de supposer le coefficient de transparence acoustique variable entre certaines limites. Il dit également que l'influence de la hauteur du son est facile à déterminer. Si, par exemple, on fait produire, par la trompette à sirène, des sons correspondant à 300 ; 375 ; 450 ; 600 vibrations, lesquelles forment un accord parfait, on trouve que les portées sont 9 kilm. 78 ; 9 kilm. 55 ; 9 kilm. 36 et 9 kilm. 06, lorsque la quantité de travail employé à produire ces différents sons est exactement la même.

[1] *Comptes rendus de l'Académie des sciences*, 1882, 2e semestre.

Les différences de portées dans l'étendue d'une octave seraient ainsi peu sensibles.

En terminant sa note, M. Allard indique les conséquences auxquelles on serait conduit, en appliquant aux portées des lumières diversement colorées les mêmes considérations qu'aux portées des sons de différentes hauteurs. Il donne une formule qui explique ce fait généralement admis, que la portée va en diminuant du rouge au violet, ou que la transparence de l'atmosphère décroît avec la longueur d'un de ses rayons lumineux colorés.

Il y a là en effet une analogie curieuse entre les les ondes sonores et les ondes lumineuses. Ainsi, la couleur est à la lumière ce que le degré d'acuité est au son : le degré d'acuité d'une note ne dépend que du nombre d'ondes sonores qui frappent l'oreille en une seconde, et la couleur de la lumière du nombre d'ondes lumineuses qui frappent l'œil en une seconde. Plus loin nous faisons ressortir quelques-unes de ces analogies.

Lorsque plusieurs systèmes d'ondes émanant de centres distincts se propagent dans l'eau ou dans l'air, le mouvement de chaque molécule est la somme des mouvements qui lui sont communiqués : « L'air, dit M. Tyndall, partage avec l'eau cette propriété de recevoir et de transmettre des multitudes d'impulsions, qui assurent à toutes les ondes sonores, quelque nombreuses qu'elles soient, leur droit à l'espace et au mouvement. Une même masse d'air est apte à recevoir dans son sein et à propager à la fois le son de mille instruments de musique. Quand nous essayons de nous représenter les mouvements de l'air, de rendre présente à l'esprit cette lutte acharnée des impulsions directes et répercutées, l'imagination se replie sur elle-même, effrayée de son audace. Néanmoins, au milieu de cette complexité désespérante, la loi énoncée tient bon; chaque molécule d'air est animée d'un mouvement résultant égal à la somme algébrique des mouvements qu'elle a reçus. Et le plus étonnant de tout cela, c'est que l'oreille humaine, quoiqu'elle ne reçoive l'action que d'un cylindre d'air du diamètre d'un tuyau de plume, puisse découvrir les composantes de ce mouvement, et par un acte d'attention suffisante, arriver à isoler chacun des sons de cet imbroglio aérien[1]. »

L'air n'est pas le seul véhicule du son, car non seulement les autres gaz jouissent de la même propriété, mais les solides et les liquides la possèdent même à un degré plus remarquable.

La conductibilité des différents corps pour le son présente des applications faciles et intéressantes. On peut, par des tiges dissimulées, conduisant exceptionnellement le son, faire entendre dans des salles où il ne se trouve aucun exécutant, des concerts qui paraissent tout à fait mystérieux, que l'on dirait exécutés par des puissances invisibles, ou prendre nais-

[1] John Tyndall, *le Son*, 8e leçon.

sance spontanément dans l'espace. M. Wheatstone a fait plusieurs expériences de ce genre qu'il est facile de répéter.

Mais toutes ces expériences sont maintenant bien distancées.

Car, dans ces derniers temps, on est arrivé à soumettre les ondes sonores aux lois de l'électricité et de la lumière, par l'*électrophone* et le *photophone*, et à amplifier les sons par le microphone, comme par le microscope on amplifie les objets. Mais nous sortirions de notre sujet, croyons-nous, en nous étendant sur la nature de ces belles inventions [1].

Pour que les sons *soient perçus*, il faut que les vibrations des corps sonores soient transmises à l'organe de l'ouie par l'intermédiaire d'une substance pondérable en contact avec cet organe. — Dans le vide règne un silence absolu que rien ne peut troubler. Dans les régions éthérées, au-dessus de notre atmosphère, les explosions les plus formidables ne produiraient aucun bruit.

Il est facile de le prouver.

Que l'on place sous le récipient d'une machine pneumatique un timbre d'horlogerie muni d'une détente, et qu'on fasse le vide. — Lorsqu'on lâchera la détente, on verra le marteau frapper à coups répétés sur le timbre, mais on n'entendra aucun bruit. Laisse-t-on ensuite rentrer l'air? On percevra un son

[1] Voir notre ouvrage *les Harmonies du son*, etc.

qui, d'abord très faible, augmentera de force à mesure que l'air du récipient augmentera de densité, et qui finira par se faire entendre aussi plein qu'au dehors, dès que l'air du récipient aura atteint la densité de l'air extérieur.

Cette expérience prouve non seulement que le son n'est pas transmissible dans le vide, mais aussi qu'il est d'autant plus faible que la densité de l'air est moindre. Ceci est vrai non seulement de l'air, mais de tous les autres gaz.

III.

On distingue dans le son trois qualités principales : 1° *L'intensité*, ou la force avec laquelle il vient frapper l'oreille; cette qualité dépend de l'amplitude des vibrations.

2° Le *ton*, ou le degré de gravité ou d'acuité du son; cette qualité dépend du nombre des vibrations dans un temps donné, et non de leur amplitude.

3° Le *timbre*, ou la voix propre de chaque instrument, de chaque corps sonore; cette qualité est produite par le cortège des sons harmoniques qui s'unit au son fondamental.

Voici quelques détails sur chacune de ces qualités principales.

1° *L'intensité*. — Le son ne perd rien de sa vitesse

première en s'éloignant du corps qui l'a produit; mais il n'en est pas de même de son intensité : il s'affaiblit rapidement en s'éloignant du centre d'ébranlement, et finit, à une certaine distance, par être inappréciable.

La force avec laquelle il vient frapper l'oreille ne dépend point de sa vitesse, mais du degré de compression des ondes sonores qui nous l'apportent. A mesure que ce degré de compression se communique de proche en proche aux différentes couches d'air, il diminue progressivement, et d'autant plus que les ondes sonores mises en ébranlement augmentent sans cesse de diamètre.

On énonce cette loi en disant que l'*intensité du son est en raison inverse du carré de la distance*.

Mais l'affaiblissement du son, en raison inverse du carré de la distance, n'a plus lieu lorsque l'onde sonore se propage dans des conditions qui ne permettent pas sa diffusion en tous sens. Ainsi, le vent peut ajouter ou ôter à l'intensité du son, comme il ajoute à sa vitesse, suivant qu'il souffle dans la même direction ou dans une direction contraire à celle de la propagation des ondes sonores. De là vient qu'il nous arrive tantôt d'entendre, tantôt de ne pas entendre, à la même distance, un son produit par la même cause, tels que les tintements d'une cloche, le bruit du canon ou le roulement du tambour.

Si on prévient l'écartement des ondes sonores, soit au moyen de tuyaux allongés, soit de tout autre manière, la force des vibrations n'ayant point à agir sur des couches d'air de plus en plus étendues, se conserve presque sans s'affaiblir. Le son peut alors se transmettre à de très grandes distances sans rien perdre sensiblement de son intensité. C'est sur ce principe que reposent le porte-voix, le cornet acoustique, etc.

On doit également remarquer que l'intensité du son dépend de la densité du milieu dans lequel il prend naissance, et non de celui au sein duquel il est entendu : par exemple, un coup de canon tiré dans la plaine, sera entendu avec la même force, toutes choses étant égales d'ailleurs, à une même distance en ligne droite sur la montagne ou dans la vallée. Ainsi, que le son parcoure un air de plus en plus raréfié ou de plus en plus dense, cela n'influe pas sur la force avec laquelle il sera entendu [1].

2° Le *ton*. — Le *ton* est la qualité du son considéré par rapport à son degré de gravité ou d'acuité. — Les sons graves ou aigus dépendent du plus ou moins de rapidité des vibrations. A mesure que le nombre des vibrations augmente dans le même temps, les sons deviennent de plus en plus aigus.

Le *ton* et l'*intensité* du son doivent être nettement distingués : l'*intensité* dépend de l'*amplitude* des vibrations; le *ton* dépend de leur *nombre* dans un temps donné, ou de la rapidité avec laquelle elles

[1] On peut voir, sur ce curieux phénomène : J. TYNDALL, *Leçons sur le son*.

s'exécutent. L'affaiblissement graduel de l'intensité du son n'entraîne donc pas nécessairement son abaissement, car, quoique l'amplitude change, le nombre des vibrations peut rester le même.

Le *ton* du son dépend de la rapidité ou du nombre des vibrations dans un temps donné ; il s'ensuit que lorsque deux notes émises par des corps sonores quelconques ont le même ton, leurs périodes de vibrations sont les mêmes; si, par exemple, une corde vibrante rend la même note qu'un diapason, c'est que les deux corps vibrent avec la même vitesse. Il en serait de même de tous les instruments qui donneraient le même ton ; si une voix humaine rendait la même note, c'est que les cordes vocales vibreraient également avec la même vitesse.

3° Le *timbre*. — Le timbre est la voix propre de chaque instrument, de chaque corps ; il permet de distinguer avec facilité l'un de l'autre des sons ayant le *même ton* et la même *intensité*.

La science n'est parvenue que récemment à donner une explication vraiment scientifique du timbre. Dans la production d'un son quelconque, partout et toujours il y a coexistence de vibrations diverses ; des notes plus élevées se mêlent aux notes fondamentales, et c'est ce mélange qui détermine ce que l'on appelle le timbre. En d'autres termes, c'est l'addition des sons harmoniques à un même son fondamental qui produit le timbre.

Si les sons fondamentaux des divers instruments,

y compris la voix humaine, étaient isolés, sans mélange aucun de sons harmoniques, nous ne pourrions plus les distinguer les uns des autres.

Tout corps qui résonne devient le centre de plusieurs systèmes d'ondes sonores indépendantes, à chacune desquelles correspond une note. Ainsi, on doit considérer tout son, en général, comme accompagné d'un cortège, d'un chœur de notes supérieures plus ou moins affaiblies ; l'oreille reçoit une impression totale où domine nécessairement l'effet de la tonique.

Il y a donc coexistence de plusieurs ordres de vibrations : des notes plus élevées se mêlent aux notes fondamentales, et c'est ce mélange qui détermine ce que l'on appelle le *timbre*. C'est l'addition des *sons harmoniques* à un même son fondamental qui produit cette qualité.

C'est surtout chez l'homme que le timbre présente une étude aussi intéressante que curieuse : toutes les émotions se retrouvent dans le timbre; il est tendre, sévère, ému, sombre, gai, etc.; on y sent la colère, la pitié, la joie, la douleur : c'est un voile transparent qui nous laisse apercevoir les divers états de l'âme.

Rameau avait déjà très bien observé les harmoniques dans la voix de l'homme; ce grand artiste avait remarqué que le son fondamental est escorté de deux notes aiguës : la quinte de l'octave et la tierce majeure de la double octave, et c'est à lui que l'on doit les expressions de *son fondamental* et de *son harmonique*.

Mais la connaissance des harmoniques est restée stérile tant qu'on ne les a pris que pour des échos fugaces, irréguliers; en sorte que jusqu'à ces derniers temps, on ne connaissait pas précisément les circonstances qui donnent naissance à la qualité du son désignée sous le nom de timbre. M. Helmholtz, savant éminent, en a fait une étude spéciale, par des procédés ingénieux et les a mis en pleine lumière. C'est à lui, malgré les premières observations de Rameau, que l'on en attribue la découverte.

Cependant, M. Résal, de l'Institut, a réclamé récemment cette priorité pour Monge : « Cette découverte, dit-il, est consignée dans un ouvrage peu connu et intitulé : *Théorie acoustico-musicale*, par A. Suremain-Missery, 1793; Firmin-Didot, éditeur. » Cet ouvrage lui a été indiqué par M. Pierre Laffitte, comme contenant les idées de Monge sur ce sujet [1].

Mais, pour nous, il est évident que cela ne diminue en rien le mérite de M. Helmholtz, qui a fait des études si personnelles, si ingénieuses et si fécondes sur ce sujet [2].

[1] *Comptes rendus de l'Académie des sciences*, 1874.

[2] Pour plus de développement sur le son, nous prenons la liberté de renvoyer à notre ouvrage *les Harmonies du son et l'histoire des instruments de musique*. Nous ne donnons ici que les notions les plus indispensables.

IV.

La lumière. — La *lumière* est l'agent qui produit en nous la sensation de la vision.

Deux hypothèses très différentes ont été émises à son sujet : celle de l'*émission*, à laquelle le nom de Newton a donné pendant longtemps une grande autorité, et celle des *ondulations* dont Descartes est l'auteur.

L'*hypothèse de l'émission* suppose qu'un corps lumineux lance dans toutes les directions une substance matérielle extrêmement ténue, dont la subtilité s'oppose à ce que l'on puisse constater son poids et son impénétrabilité; elle traverse certains corps sans perdre sa vitesse, mais elle peut être arrêtée par d'autres.

Cette substance venant à rencontrer l'organe de la vue, une partie pénètre dans l'intérieur, atteint le fond de l'œil, et produit la sensation de la vision.

Dans l'*hypothèse des ondulations*, on ne suppose pas qu'il y ait transport d'un agent matériel à de grandes distances, mais on admet que les vibrations des corps lumineux sont communiquées aux atomes d'un fluide éthéré répandu partout.

Ces vibrations se propagent à travers le fluide, arrivent à l'organe de la vue qui les transmet aux nerfs optiques.

La nature et la transmission de la lumière sont donc analogues à la nature et à la transmission du son.

Les expériences les plus récentes des savants, les études sur les interférences entre autres, ont rallié tous les esprits à l'hypothèse des ondulations.

Cependant la théorie de l'émission réussit d'abord si bien que des hommes aussi célèbres que Laplace et Malus, morts, l'un en 1812, l'autre en 1827, que Biot et Brewster, qui furent de notre temps, l'adoptèrent. Mais elle fut définitivement renversée par les travaux de Thomas Young et d'Augustin Fresnel, célèbre ingénieur français. Ces deux savants éminents, en même temps qu'ils invoquaient des classes entières de faits inexplicables par la théorie de l'émission, réussirent à établir le parallélisme le plus complet entre les phénomènes de l'optique et ceux de l'acoustique. On lira avec plaisir sur ce sujet le beau travail sur la lumière de M. Tyndall.

Les physiciens et les philosophes peuvent se faire des idées particulières de l'éther, mais toujours est-il que tous sont obligés d'admettre un milieu ambiant conducteur des vibrations; sur ce point ils sont d'accord.

Ainsi, tous les savants ne sont pas d'accord sur la nature de l'éther, mais tous s'accordent sur la réalité de son existence. Nous devions d'abord constater ce point.

Bien que l'on n'ait jamais aperçu les longueurs des

ondes de la lumière, on a pu les déterminer exactement par leurs effets; cette détermination peut se faire de diverses manières, et lorsque l'on vient à comparer les longueurs obtenues par des voies différentes, on trouve qu'il existe entre elles la plus rigoureuse harmonie. Ce concert d'évidence est un des points les mieux établis de la théorie ondulatoire de la lumière[1].

On sait que la lumière blanche du soleil, qui traverse le prisme, se décompose en sept rayons différemment colorés dans l'ordre suivant : *rouge, orangé, jaune, vert, bleu, indigo, violet.* On peut dire que les couleurs sont pour l'œil ce que les sons sont pour l'oreille.

De fécondes analogies se trouvent entre le son et la lumière ; nous croyons devoir signaler les principales, elles s'éclairent les unes les autres.

Une chose bien remarquable, c'est par la science comparée, qui nous paraît malheureusement par trop abandonnée maintenant, surtout en France, où l'on s'enferme presque exclusivement dans la spécialité, que Thomas Young est arrivé aux magnifiques résultats que nous lui devons en optique : il s'était d'abord familiarisé avec tous les phénomènes ondulatoires sonores, tous les phénomènes de l'acoustique ; les connaissances qu'il avait dans ce domaine lui *firent découvrir par analogie* les lois de l'optique, et

[1] Voir sur ce sujet JOHN TYNDALL, *la Lumière*.

lui permirent de placer sur des bases inébranlables la théorie ondulatoire de la lumière.

Mettons en regard quelques-unes de ces frappantes analogies : pour le son, la vitesse dépend du rapport de l'élasticité à la densité des corps qui le transmettent; plus l'élasticité est grande, plus grande est la vitesse, et plus la densité est grande, moins grande est la vitesse.

Pour expliquer l'énorme vitesse de propagation de la lumière (75,000 lieues par seconde), on admet que la substance qui la transmet a une élasticité extrême et une extrême ténuité.

Dans le son, les particules de l'air oscillent dans le sens suivant lequel le son est transmis, dans la lumière les particules de l'éther oscillent perpendiculairement à la direction suivant laquelle la lumière se propage; en un mot, les vibrations du son sont *longitudinales*, celles de la lumière *transversales* : « Quelle que soit, d'ailleurs, la raison que l'on donne du mouvement transversal de l'onde lumineuse, le fait est en lui-même certain. Il a été mis en pleine évidence par le phénomène de la polarisation [1]. »

L'intensité de la lumière est due aussi à des causes analogues à celles qui produisent l'intensité du son.

Les diverses couleurs sont produites par les longueurs des ondes lumineuses; les longueurs d'ondes diminuent graduellement du rouge au violet, la longueur d'une onde lumineuse de rouge moyen est de

[1] ÉMILE SAIGEY, *la Physique moderne*, chap. II.

620 millioniémes de millimètre; celle d'une onde violet moyen de 423 millioniémes. La couleur est à la lumière, avons-nous dit, ce que le degré d'acuité est au son; le degré d'acuité d'une note ne dépend que du nombre d'ondes sonores qui frappent l'oreille en une seconde et la couleur de la lumière du nombre d'ondes lumineuses qui frappent l'œil en une seconde.

La sensation du rouge moyen, par exemple, est produite lorsque 514 trillions de chocs sont reçus par le nerf optique en une seconde; pour celle du violet moyen, il en faut 752 trillions. La vitesse de la lumière étant de 298,000 kilomètres par seconde, si l'on divise ce nombre par chaque longueur d'ondulation, on obtiendra le nombre de vibrations produit par seconde. C'est ainsi que l'on trouve que le rouge moyen donne 514,000,000,000,000 de vibrations par seconde; le violet moyen donne 752,000,000,000,000 dans le même temps. Toutes ces ondes, avec leur prodigieuse vitesse, entrent dans l'œil en une seconde et viennent impressionner la rétine.

On peut voir dans les traités spéciaux d'optique modernes, comment on arrive à ces merveilleux résultats.

Voici une autre analogie qui n'est pas sans intérêt : une corde tendue donnant une certaine note, résonne lorsqu'on produit cette note ; si l'on chante, par exemple, devant un piano ouvert, les cordes dont les notes sont à l'unisson de la voix seront mises en vibrations sonores; si l'accord n'existe pas entre la note et la corde, il n'y a pas de résonnance, quelque forte que soit la voix qui produit cette note; on voit quelquefois des carreaux de vitres se briser dans les églises, sous l'influence de certains sons d'orgue, à cause de la coïncidence de leurs périodes de vibrations. Ainsi, une note faible, par la coïncidence de ses périodes de vibrations avec celle d'un corps sonore, peut produire des effets qu'une note forte serait impuissante à donner.

Ce phénomène bien connu du son peut nous aider à comprendre comment le nerf optique se conduit à l'égard de la lumière. L'épanouissement de ce nerf et le cerveau dans lequel aboutissent ses fibres se trouvent comme à l'unisson d'une certaine série de vibrations, et restent insensibles à toutes les vibrations qui sont en dehors de cette série, quelque intenses qu'elles puissent être. En employant les puissants rayons ultra-rouges du soleil ou de la lumière électrique, on peut démontrer que des ondes éthérées qui ont plusieurs millions de fois l'énergie mécanique des ondes produites par une simple bougie, peuvent frapper la rétine sans faire éprouver de sensation d'aucune sorte. Lorsque deux notes ou sons musicaux sont séparés par l'intervalle d'une octave, la note la plus élevée vibre deux fois aussi vite que la note la plus basse; or, on a évalué à 620 millionièmes de millimètre la longueur d'onde du rouge moyen, et à 423 millionièmes de millimètre celle de l'onde du violet moyen; mais les ondes du violet *extrême* ont à peu près la moitié de la longueur de celles de l'extrême rouge ; l'*échelle optique* est donc bien moins étendue que l'*échelle acoustique*, puisque l'étendue des sons perceptibles à l'oreille embrasse près de onze octaves, et que les ondes lumineuses perceptibles à l'œil n'en comprennent qu'une demie.

Les sciences se sont suffisamment développées pour que ceux qui sont au courant de leurs progrès soient naturellement portés à considérer simultanément, ou à comparer des faits et des lois qui appartiennent à des sciences diverses, et à saisir leur analogie.

C'est à la science comparée, croyons-nous qu'appartient principalement l'avenir des connaissances humaines. Évidemment tous ne peuvent pas suivre ce progrès comparé des sciences; mais il serait bien regrettable de décourager ou de neutraliser les forces de ceux qui ont cette austère ambition. Cependant, des esprits éminents sont contraires à ces tendances fécondes, et à leurs yeux il suffit d'avoir fait quelques excursions en dehors d'une spécialité pour déchoir du rang des vrais savants. C'est étrange! Espérons que bientôt ils seront obligés de convenir de leur erreur, et qu'ils seront à même de comprendre que l'avenir du vrai progrès, sera constitué par les intelligences qui arriveront à comparer les résultats généraux des sciences; avenir qu'ils compromettent et retardent par leur attitude. On oublie trop que, dans tous les siècles, les grands penseurs qui ont forcé les générations à penser d'après eux, étaient des hommes universels : Aristote, Descartes, Leibnitz, etc., pour ne citer que les principaux.

Précédemment nous avons fait remarquer que le photophone soumet les ondes sonores aux lois de propagation de la lumière, et que le microphone amplifie les sons comme le microscope amplifie les objets. Bien plus, les interférences qui jouent un si grand rôle dans l'étude de la lumière, en jouent un non moins considérable dans celle du son, il serait facile de le faire voir. Que d'analogies, que de lois communes également, entre la lumière, la chaleur, le magnétisme, l'électricité, etc. Mais nous devons nous arrêter. Il nous suffit d'exposer sur ce point les principales notions acceptées par la science, en indiquant ce qui, selon nous, doit spécialement la féconder dans l'avenir, c'est-à-dire la comparaison des lois ou la science comparée.

Nous ne pouvons cependant nous exempter de résumer ici les principales lois de la lumière :

1° Dans un milieu homogène, la lumière se propage en ligne droite.

2° Les intensités de la lumière sont en raison inverse du carré des distances.

3° Dans les réflexions de la lumière, l'angle de réflexion est égal à l'angle d'incidence.

4° Les milieux les plus denses sont les plus réfringents.

5° Lorsqu'un rayon lumineux passe d'un milieu moins dense dans un milieu plus dense, comme de l'air dans l'eau, il se brise en se rapprochant de la normale, au point d'incidence; mais si le milieu parcouru est plus réfringent que celui qu'il va parcourir, le rayon se brise en s'écartant de la normale.

6° Plus l'obliquité des rayons incidents à la surface de séparation est grande, plus aussi la déviation est forte.

7° Si le rayon incident rencontre la surface de séparation dans une direction perpendiculaire à cette surface, la réfraction de ce rayon sera nulle.

8° Le diamètre de l'image vue au microscope est au diamètre de l'objet sensible, comme la distance de la vision distincte est à la distance focale principale.

Ces lois bien comprises préviennent un grand nombre d'erreurs dans l'interprétation des perceptions. Mais la nature de ce travail nous autorise, croyons-nous, à renvoyer aux traités d'optique pour leurs démonstrations et pour les explications qu'elles peuvent exiger [1].

[1] Pour plus de développement sur la lumière, voir également notre ouvrage : *Histoire des Astres illustrée, ou Astronomie pour tous*, ouvrage adopté par la commission officielle près le ministère de l'Instruction publique, pour les bibliothèques des écoles normales, etc., librairie de Firmin-Didot et Cie.

CHAPITRE VI.

Les sens en activité.

Appareil de l'audition; ses principales parties; oreille externe; oreille interne; oreille moyenne; le clavier nerveux; battements; pureté d'un intervalle; durée relative des diverses impressions sonores; limite de la perception des sons; éducation de l'oreille. *Appareil de la vision;* ses diverses parties; nerfs optiques; rétine; iris; cristallin, etc.; myopie; presbytisme; daltonisme; diverses sensibilités visuelles; éducation de l'œil. Les *organes du sens de l'odorat;* leurs fonctions; perspicacité que peuvent acquérir les sens. Les *organes du sens du goût;* leurs fonctions; modifications qui peuvent s'opérer dans ce sens par l'âge et les maladies. Les *organes du sens du toucher;* leurs fonctions; différences étonnantes que peut présenter ce sens chez les personnes malades ou en santé. Le *sens vital ou sens interne;* ses organes et leurs fonctions. *Altérations que peuvent subir les organes des sens*, sans cesser de fonctionner.

Nous commençons par le *sens de l'ouïe*, parce que, comme nous l'avons fait remarquer, les lois des ondes sonores, agent impressionnel de ce sens, ont conduit, par analogie, à découvrir les lois de la lumière, elles permettent également de les saisir plus facilement[1].

[1] Pour plus de développement dans ce qui a rapport au son et à l'ouïe, voir notre ouvrage les *Harmonies du son et l'histoire des instruments de musique*. — Nous devons également à l'obligeance du docteur Auzoux, l'un de nos maîtres éminents, les figures expliquées dans ce chapitre.

I.

Les *organes du sens de l'ouïe*, c'est-à-dire de l'appareil de l'audition, ou l'oreille proprement dite, se compose de trois parties principales : 1° l'*oreille externe*; 2° l'*oreille interne*; 3° l'*oreille moyenne* (fig. 7, 8, 9).

1° *L'oreille externe* comprend le pavillon de l'oreille, c'est-à-dire toute la partie placée en dehors de la tête, et le conduit auditif qui dirige les ondes sonores sur la membrane du tympan, membrane dure, résistante et tendue à la manière d'une peau de tambour; elle sépare l'oreille externe de l'oreille moyenne.

On appelle *pavillon*, toute la partie placée en dehors de la tête, et conduit auditif externe, l'ouverture qui donne passage aux ondes sonores. Le pavillon présente, selon les sujets, de nombreuses variétés dans sa forme et dans ses dimensions. On remarque des saillies et des enfoncements disposés de manière à former des courbes, propres à diriger les ondes sonores vers le conduit auditif. Ces saillies et ses renfoncements ont reçu les noms de *conque*, de *tragus*, d'*hélix*, de *lobule*, etc.

De petits muscles placés sur le pavillon augmentent ou diminuent ces saillies et ces enfoncements; d'autres muscles plus volumineux, allant du crâne au pavillon, dirigent par leur contraction, cette espèce de cornet acoustique en haut, en bas, en arrière, dans tous les sens. Chez la plupart des hommes, l'action de ces muscles est peu sensible, mais dans les mammifères ils sont doués d'une force de contraction très puissante, et font exécuter au pavillon des mouvements très étendus.

2° *L'oreille interne* ou *labyrinthe* se compose de conduits ou canaux de très petits calibres différemment contournés sur eux-mêmes, logés dans une masse osseuse très dure, appelée *rocher*, qui est une dépendance de l'os temporal. Trois de ces canaux sont disposés en demi-cercle, on les appelle *canaux demi-circulaires*; un autre roulé en spirale est appelé *limaçon*; tous ces canaux s'ouvrent dans une ampoule appelée *vestibule*, dont ils semblent n'être qu'une dépendance (fig. 8).

Le *vestibule* présente une ouverture appelée *fenêtre ovale*, qui met le labyrinthe en rapport avec les impressions du dehors, ou *ondes sonores*, et une autre ouverture, appelée *conduit auditif interne*, par laquelle passent les nerfs qui mettent l'oreille en rapport avec le cerveau. Le fond de ce conduit est fermé par une lame mince percée d'ouvertures microscopiques, par lesquelles passent les filets nerveux.

Le *limaçon*, ainsi désigné à cause de sa forme, est tout simplement un tube plus long que les canaux *demi-circulaires*, dont une extrémité se confond avec le vestibule, et par conséquent avec la *fenêtre ovale*, et dont l'autre extrémité se termine par une ouverture appelée *fenêtre ronde*, qui met le labyrinthe en

Fig. 7.

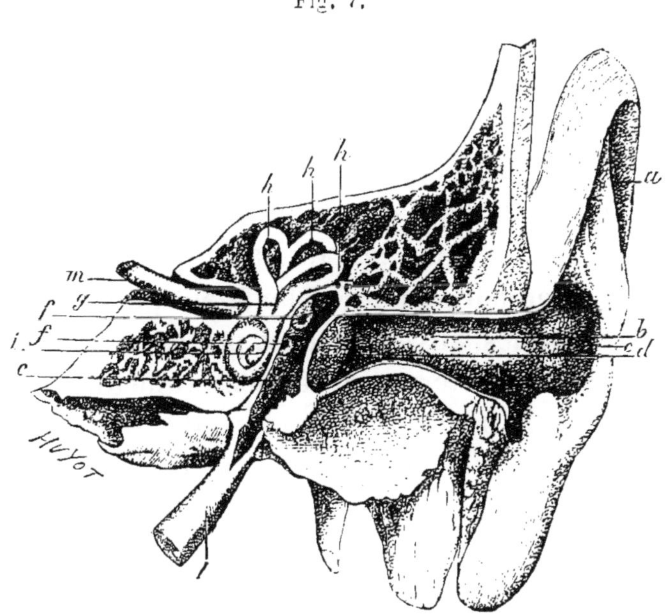

APPAREIL DE L'AUDITION.

a, pavillon de l'oreille ; *b*, conduit auditif externe ; *c*, conque de l'oreille ; *d*, membrane du tympan ;
e, caisse du tympan ; *f*, *f*, fenêtres ronde et ovale faisant communiquer la caisse du tympan avec le vestibule ;
g, vestibule ; *h*, *h*, *h*, canaux semi-circulaires ; *i*, limaçon ; *l*, trompe d'Eustache ; *m*, nerf acoustique.

rapport avec l'oreille moyenne. On voit que ce tube est replié sur lui-même, de manière que ces deux extrémités se trouvent très rapprochées.

La cavité du labyrinthe est remplie d'un liquide

assez semblable à de l'eau, appelé liquide de *Cotugno*. Pour empêcher ce liquide de s'écouler, la *fenêtre ovale* et la *fenêtre ronde* sont fermées par une pellicule très mince, assez résistante pour s'opposer à son écoulement et assez flexible pour recevoir les vibrations produites par les ondes sonores et les transmettre.

Pour les animaux qui vivent habituellement dans l'eau, comme les poissons, l'appareil de l'audition se borne au labyrinthe ; les membranes sont à nu à la surface de la tête. Pour les animaux qui vivent dans l'air, une détonation trop violente eût pu rompre ces fines membranes, aussi sont-elles protégées au fond du conduit auditif externe par la membrane du tympan.

3° *L'oreille moyenne* ou *caisse du tympan*, est l'espace compris entre la membrane du tympan et le labyrinthe. Cette caisse est remplie d'air, qui lui est fourni par un conduit en forme d'entonnoir dont l'extrémité la plus large s'ouvre dans les fosses nasales. Ce conduit, toujours ouvert, a reçu le nom de trompe d'Eustache (fig. 7).

Quatre petits osselets désignés sous le nom de *marteau*, d'*enclume*, d'*os lenticulaires* et d'*étrier*, à cause de leur forme, articulés les uns avec les autres, établissent une communication entre la membrane du tympan et la fenêtre ovale. Le mouvement communiqué au tympan par les ondes sonores est transmis à la fenêtre ovale et au liquide de Cotugno par cette chaîne osseuse.

Un gros cordon nerveux, appelé *nerf acoustique*

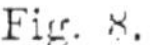

Fig. 8.

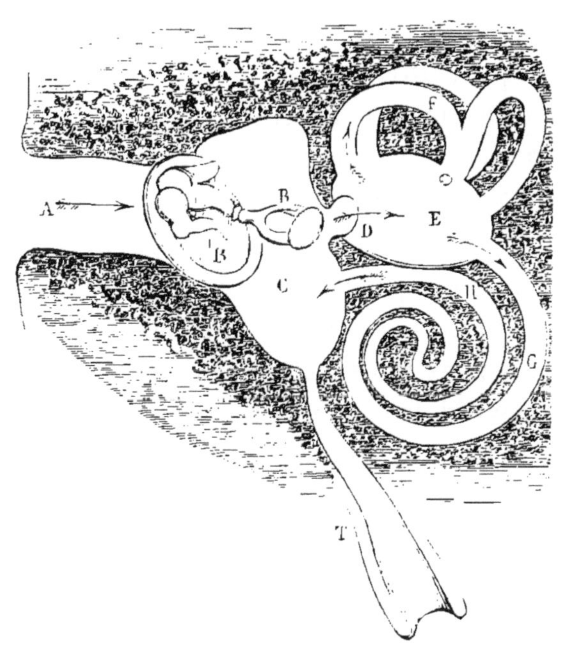

APPAREIL DE L'AUDITION, RAMPE DU LIMAÇON ISOLÉE POUR EN MONTRER LES DISPOSITIONS.

A, conduit auditif externe fermé par la membrane du tympan ;
B, B, chaîne des osselets tenant par une de ses extrémités à la membrane du tympan, par l'autre à la fenêtre ovale ;
C, oreille moyenne ou caisse du tympan ;
D, fenêtre ovale sur laquelle repose l'étrier ;
E, vestibule ;
F, canaux demi-circulaires ;
G, H, tube formant le limaçon, s'ouvrant par l'extrémité (G) dans le vestibule, par l'extrémité (H) dans la caisse du tympan ;
T, trompe d'Eustache.

ou *auditif*, met l'oreille interne en rapport avec le cerveau. — Dans le liquide qui remplit le labyrinthe on voit flotter des milliers de fibrilles nerveuses dont les filets se dirigent vers le conduit auditif interne, par lequel ils sortent. En se réunissant, tous ces filets forment des faisceaux dont l'ensemble constitue le nerf acoustique, qui, après un court trajet vient se fondre avec la masse cérébrale.

Un éminent physicien s'exprime ainsi, en parlant de l'admirable clavier nerveux qui nous occupe : « Il est enfin, dans le labyrinthe, un organe merveilleux découvert par le marquis de Corti, qui, suivant toute apparence, constitue un instrument de musique, avec ses trois mille cordes tendues, de manière à recevoir ses vibrations de toutes les périodes, et à les transmettre aux filaments nerveux qui traversent l'organe. Chaque frémissement musical qui arrive à l'organe, choisit parmi toutes les fibres tendues, celle qui convient à son ton, et amène cette fibre à vibrer à l'unisson. De cette manière et quelque compliqué que puisse être le mouvement de l'air extérieur, ces cordes microscopiques l'analysent et nous révèlent les mille sons constituants dont il se compose [1]. »

L'appareil où l'onde sonore vient, après divers voyages, impressionner le système nerveux, est donc un véritable clavier, clavier nerveux d'une merveilleuse sensibilité et d'une richesse incomparable.

Il est facile, maintenant, de nous rendre compte

[1] JOHN TYNDALL, *le Son*.

du mécanisme de l'audition. C'est par l'épanouissement des fibrilles nerveuses que l'impression est reçue et portée au cerveau, et cette impression est d'autant plus complète qu'un plus grand nombre de fibrilles sont impressionnées à la fois.

Les ondes sonores, dirigées dans le conduit auditif interne par le pavillon de l'oreille, ébranlent la membrane du tympan. Dans ses oscillations cette membrane entraîne le manche du marteau, le marteau ébranle l'enclume, et l'enclume attire ou repousse l'étrier, la pellicule qui ferme la fenêtre ovale sur laquelle est appliqué l'étrier, mise en jeu, ébranle le liquide renfermé dans le labyrinthe. Les molécules du liquide ébranlé se heurtent les unes les autres, et heurtent à la fois les myriades de fibrilles nerveuses tenues en suspension, et produisent des impressions qui sont conduites au cerveau.

En dernière analyse, c'est un mouvement coordonné conduit jusqu'au cerveau qui vient impressionner le moi, et par suite de l'influence de ce mouvement, le moi perçoit et réagit.

Voilà ce que l'on constate par l'observation directe des faits; on peut tirer de là d'importantes et fécondes conséquences. Nous le verrons plus loin.

Quand deux notes très voisines, sans être à l'unisson, vibrent ensemble, on entend comme un petit murmure ou roulement régulier, provenant des alternatives périodiques de force ou de faiblesse du son. Ces alternatives nommées battements, fournissent le moyen de mesurer en quelque sorte la pureté d'un intervalle sur le clavier vivant de l'oreille. On est ainsi arrivé à ranger les consonances dans l'ordre hiérarchique de pureté qui suit : *octave, quinte, sixte, quarte, tierce majeure, tierce mineure.* Cependant la limite des consonances et des dissonances n'est pas d'une précision absolue : les oreilles très fines découvrent les battements dans les consonances moyennes ou imparfaites.

M. Alfred Mayer a publié une méthode aussi simple qu'ingénieuse, à l'aide de laquelle il est parvenu à déterminer la durée relative des diverses impressions sonores sur l'oreille, ainsi que la loi suivant laquelle cette durée varie d'un ton à un autre. Cette méthode ressemble beaucoup à celle en usage pour l'étude des phénomènes analogues de la lumière.

De toutes les recherches de M. Mayer, il s'est dégagé cette loi remarquable qui avait été prévue, il est vrai, mais qui n'avait pas encore été constatée directement : *la durée des impressions sonores est plus grande pour les notes basses que pour les notes hautes; elle va même en diminuant régulièrement de l'ut à l'ut* [1]. — La même méthode et le même appareil peuvent également servir à déterminer, pour chaque son, le nombre de battements par seconde qui produit la plus grande dissonance.

Il est évident que toutes les oreilles n'apprécient

[1] *Les Mondes scientifiques*, 1875, 2e semestre.

pas également bien les sons : un habile chef d'orchestre au milieu de nombreux exécutants, peut reconnaître que tel ou tel instrument, ou telle ou telle voix, fournit quelques vibrations de plus ou de moins et n'a pas donné le son voulu; ces oreilles d'élite ont sans doute pour elles une longue pratique, beaucoup d'exercice, mais elles ont surtout le privilège d'une bonne et complète organisation. C'est ce que paraissent démontrer les différences que l'on

Fig. 9.

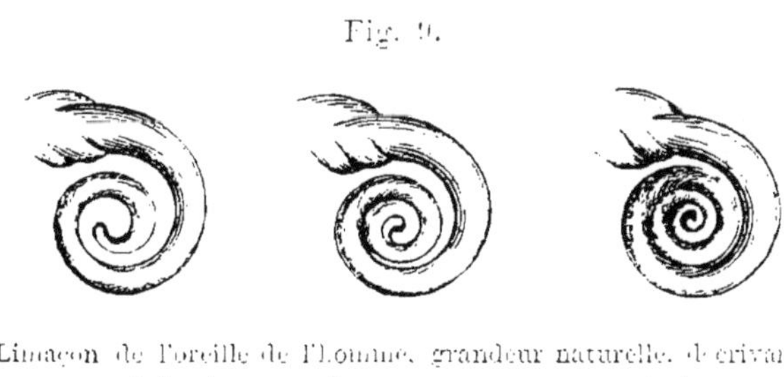

Limaçon de l'oreille de l'homme, grandeur naturelle, décrivant un tour et demi. deux tours. trois tours.

remarque dans la conformation de l'oreille interne, et particulièrement dans l'étendue du limaçon; chez les uns le limaçon peut présenter une spirale composée de trois tours, chez d'autres, de deux tours et demi à un tour seulement (fig. 9).

Les limites de la perception des sons ne sont également pas les mêmes pour tous; ils varient d'une manière frappante chez les divers individus : les uns peuvent avoir l'oreille très apte à saisir un ordre de son et incapables d'en apprécier d'autres. Un jour que le docteur Wollaston essayait de déterminer la hauteur de sons très aigus, il remarqua que l'oreille d'un de ses amis présent, était complètement insensible au son d'un très petit tuyau d'orgue dont l'acuité était bien loin de la perception ordinaire.

Il suffit quelquefois de monter d'un seul ton pour faire succéder le silence au bruit; la soudaineté de transition d'une audition parfaite, à l'absence complète de sensation, cause un degré de surprise qui rend très amusantes les expériences faites sur une série de petits tuyaux en présence de plusieurs personnes. A mesure que le son s'approche des limites de leur perception ou la dépasse, celles qui se réjouissent du triomphe momentané de la perception de leur oreille sur celles des autres, sont bientôt forcées de reconnaître à quelle petite distance s'étend leur supériorité. Rien n'est plus surprenant que de voir deux personnes qui ne sont sourdes ni l'une ni l'autre, l'une se plaindre de l'éclat trop pénétrant du son émis, tandis que l'autre déclare ne rien entendre du tout.

Les piaillements du moineau touchent à la première limite; le cri de la chauve-souris est plus élevé d'une octave; celui de quelques insectes atteint probablement l'octave de cette octave; il n'y a donc rien d'étonnant si certaines personnes n'entendent pas le cri de la chauve-souris ou le chant du grillon et même le piaillement aigu du moineau, quoique leur oreille soit très sensible à la perception des sons graves.

« Dans mon ouvrage sur les glaciers des Alpes,

ajoute M. Tyndall, j'ai rapporté un cas de portée très faible de l'oreille, dont j'ai été témoin, quand je traversais la montagne près de Wengem, en compagnie d'un ami. L'herbe, des deux côtés, grouillait d'insectes, qui, pour moi, remplissaient l'air de leurs cris perçants. Mon ami, lui, n'entendait rien, la musique des insectes était bien au delà des limites de son ouïe [1]. »

Bien qu'en général, dans la pratique, la limite des sons musicaux soit comprise en 40 et 4,000 vibrations complètes par seconde, ce qui correspond en nombre rond à sept octaves, ces deux nombres extrêmes sont quelquefois dépassés.

Ce n'est pas là, évidemment, la limite des sons pour l'oreille humaine, puisque l'on est parvenu à classer les sons depuis 32 vibrations simples, jusqu'à 73,000 [2].

Ces questions méritent de nouvelles études; la détermination de la limite supérieure des tons perceptibles doit être de nouveau soumise à l'expérience, fait remarquer avec raison M. Tyndall, et il est à craindre que l'on n'ait pas encore établi clairement, dans quelle proportion l'augmentation de densité peut avancer ou reculer la limite des sons perceptibles [3].

[1] J. TYNDALL, *le Son*, 2e leçon.

[2] Voir entre autres expériences, celle de M. Despretz, de l'Institut, *Comptes rendus de l'Académie des sciences*, t. XX.

[3] JOHN TYNDALL, *le Son*, 2e leçon.

On donne le nom de *gamme* à l'échelle des notes de musique disposées selon l'ordre naturel des tons. Une question importante se présente ici : Y a-t-il une gamme naturelle, absolue, dont tout autre ne serait qu'une déviation?

Cette question n'ayant pas encore été résolue, les opinions sont partagées. Cependant, il me semble qu'en se plaçant au point de vue physiologique, il serait facile de démontrer qu'il y a autant de gammes naturelles qu'il y a d'organisations différentes, mais comme les différences sont souvent imperceptibles, et que dans tous les cas elles ne sont jamais démesurées, même dans les organisations les plus dissemblables, sauf exception, il est facile à chacun, par l'éducation et l'habitude, de se faire à la gamme généralement admise ; car l'oreille est éminemment susceptible d'éducation.

Le passage suivant est plein d'enseignements sous ce rapport : « Mendelson, à huit ans, étonnait par la perfection précoce de son jeu et de son intelligence musicale... On raconte qu'à travers le retentissement d'un orchestre complet et le bruit d'une symphonie, il décernait la moindre fausse note et savait en désigner l'auteur. Ces preuves d'aptitude musicale, surprenantes partout, étonnaient moins dans un pays où tout enfant apprend l'harmonie, et cela en se jouant, sans l'aide de théories ennuyeuses, ou de grands mots rébarbatifs, le plus souvent par les moyens les plus élémentaires et les plus simples, en interrogeant le verre à pied du grand-père, en recherchant sur quelle note de la gamme on peut placer le son de la vitre ou l'appel printanier du coucou. Car si au delà du Rhin on n'attache pas grande importance à la réussite d'une cadence ou au fini d'un trille, en revanche on ne pardonne pas une erreur de mesure, on se montre impitoyable pour toute faute qui dénote un manque d'éducation musicale primitive, ou de respect pour la pensée du compositeur [1]. »

Pour eux, l'éducation musicale consiste principalement à enseigner les intervalles, les accords, à apprendre à s'en servir avec ordre et selon les règles du goût. Les plus simples exercices suffisent pour faire des organes de l'enfant d'habiles instruments. Si le développement et l'intégrité des organes sont nécessaires pour une perception juste, délicate, complète, l'éducation ne l'est pas moins.

II.

Organes du sens de la vue. — L'œil a une forme sphéroïdale; il est disposé de manière à modifier la marche des rayons lumineux, à les concentrer sur l'épanouissement du nerf optique, nerf qui conduit ensuite l'impression jusqu'au cerveau.

Le *nerf optique* a ses racines dans le cerveau et

[1] SELDEN, *la Musique en Allemagne*, p. 11.

vient s'épanouir au fond de l'œil; cet épanouissement du nerf optique qui tapisse le fond de l'œil forme la *rétine* (fig. 10).

Nous n'entrerons pas dans des détails techniques que nous croyons ici superflus; cependant nous ferons remarquer que le mécanisme de la vision est

Fig. 10.

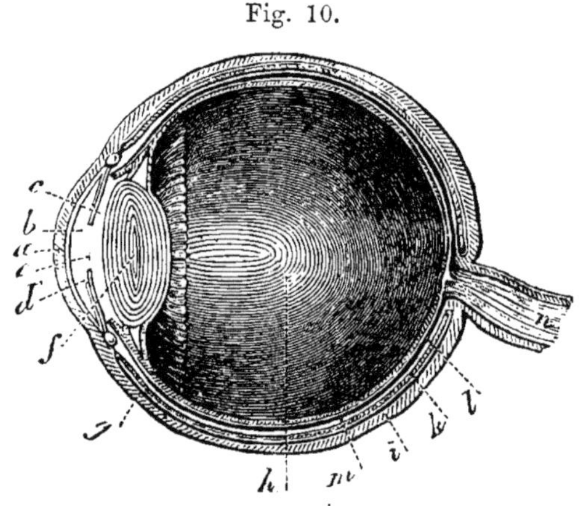

GLOBE DE L'ŒIL COUPÉ VERTICALEMENT.

a, cornée.
b, chambre antérieure.
c, chambre postérieure.
d, iris.
e, humeur aqueuse.
f, cristallin.
g, procès ciliaires.
h, corps vitré.
i, sclérotique.
k, choroïde.
l, membrane hyaloïde.
m, rétine.
n, nerf optique.

facile à comprendre : une partie des ondes lumineuses qui entourent, qui baignent pour ainsi dire les objets de la vision, se propage jusqu'à l'œil, traverse la pupille et arrive à la rétine qui reçoit l'impression et la transmet au cerveau. Lorsque le mouvement impressionnel arrive au cerveau, on voit les objets, l'esprit perçoit.

Les formes des différentes parties de l'œil, les densités des différentes humeurs, sont en rapport avec les lois de la lumière, de manière à concourir au phénomène de la vision.

L'iris, cercle qui forme la partie diversement colorée de l'œil, a la propriété de rétrécir ou d'agrandir l'ouverture de la pupille, ouverture qui donne passage aux rayons lumineux, ce qui permet de laisser pénétrer sur la rétine plus ou moins de ces rayons, suivant que l'exige la netteté de la vision. Si la lumière est très vive, l'iris se contracte, d'où résulte le rétrécissement de la pupille ; si, au contraire, la lumière est moins vive, la pupille s'agrandit, et l'œil peut encore recevoir une quantité suffisante de rayons lumineux.

Chez les nyctalopes, ou animaux qui voient la nuit, comme les chats et les hiboux, la pupille a la faculté de s'agrandir presque indéfiniment, ce qui donne à ces animaux la possibilité de distinguer les objets lorsque déjà nous ne les voyons plus.

Le *cristallin*, corps de forme lenticulaire bi-convexe, parfaitement transparent et qui se trouve derrière la pupille, réfracte les rayons de la lumière pour les concentrer sur la rétine. On peut parfaitement comparer l'œil à une chambre obscure, dont la pupille est l'ouverture, le cristallin la lentille convergente, et la rétine l'écran sur lequel va se peindre l'image.

Les sourcils et les cils diminuent l'impression

d'une lumière trop vive et arrêtent les petits corps étrangers. Les paupières protègent le globe de l'œil, et étendent devant lui, par leurs mouvements continuels, les larmes destinées à l'humecter.

Le mouvement impressionnel de l'éther, une fois communiqué à l'organe visuel, est-il encore atomique, ou devient-il moléculaire, cellulaire; est-il longitudinal, transversal, etc.? — La science ne peut répondre à ces questions; et d'ailleurs y répondrait-elle, que cela n'ajouterait rien à notre étude, mais ce qu'il importe de remarquer, c'est qu'il a cessé d'être un mouvement purement physique, il s'est transformé en un mouvement physiologique; cela est évident, puisque l'on appelle mouvement physiologique tout mouvement des organes.

Ce mouvement physiologique se propage inclusivement jusqu'aux tubercules bijumeaux, c'est-à-dire jusqu'aux racines des nerfs optiques; ou, exclusivement, jusqu'aux lobes cérébraux, par conséquent, dans toute l'étendue du sens de la vue proprement dit, sans que l'âme soit impressionnée, sans que l'âme s'aperçoive de quoi que ce soit.

Ainsi, ce mouvement physiologique ne dit rien à l'intelligence, n'influe pas directement sur elle.

Cependant, le mouvement physiologique ne s'arrête pas dans les racines des nerfs optiques, il ne se concentre pas dans le sens visuel proprement dit, il ne s'éteint pas là; il franchit les tubercules bijumeaux et se transmet aux lobes cérébraux, au cerveau proprement dit, et dès que ce mouvement physiologique s'est communiqué au cerveau, l'âme perçoit, l'idée naît, l'âme agit et réagit.

La perception se produit donc lorsque le mouvement physiologique a franchi les tubercules bijumeaux, et qu'il s'est transmis aux lobes ou hémisphères cérébraux. Que l'on enlève ces lobes, la vue se perd immédiatement, quoique rien ne soit changé par rapport à l'œil, c'est-à-dire à l'organe de la vision proprement dit.

Bien que ces données, au point de vue anatomique et physiologique, soient maintenant rigoureusement acquises à la science, nous citerons quelques lignes de Flourens qui les mettent parfaitement en vue :

« Si, dit-il, j'enlève sur un oiseau, les *tubercules bijumeaux* (racines des nerfs optiques), l'animal perd la vision par la perte de l'organe du sens : la *rétine* cesse d'être excitable, l'*iris* cesse d'être mobile, etc., l'œil est perdu [1]. »

D'un autre côté il ajoute :

« Quand on enlève les *lobes* ou *hémisphères cérébraux* (le cerveau proprement dit) à un animal, l'animal perd sur-le-champ la vue.

« Et cependant, par rapport à l'œil, rien n'est changé : les objets continuent à se peindre sur la rétine, l'iris reste contractile, le nerf optique exci-

[1] FLOURENS, *Psychologie comparée*, p. 241.

table. La rétine reste sensible à la lumière, car l'iris se ferme ou s'ouvre selon que la lumière est plus ou moins vive.

« Rien n'est changé par rapport à l'œil, et l'animal ne voit pas [1]!... »

On ne pourrait, expérimentalement, mieux séparer le mouvement purement physiologique qui ne dit rien à l'âme, du mouvement physiologique qui agit directement sur elle, et que nous appelons mouvement *psychique*, pour le distinguer de tout autre mouvement physiologique.

Les phénomènes de la vision peuvent être modifiés par plusieurs causes.

La *myopie*, par exemple, vient tantôt de la forme du cristallin, tantôt de la distance à laquelle il se trouve de la rétine. Si le cristallin est trop convexe, il rend les rayons trop convergents, en sorte qu'ils se réunissent avant d'avoir atteint la rétine ; les rayons réunis se croisent et tombent sur la rétine d'une manière diffuse ; la même chose arrive, si le cristallin ayant la convexité nécessaire se trouve à une trop grande distance de la rétine.

Le *presbytisme*, au contraire, vient de ce que le cristallin a trop peu de convexité, ou de ce qu'il est placé trop près du fond de l'œil, car alors les rayons lumineux tendent à se réunir au delà de la rétine.

M. Vulpian, de l'Institut, a présenté à l'Académie

[1] FLOURENS, *de la Phrénologie et des études vraies sur le cerveau*, p. 66.

des sciences, au nom de M. Charpentier, une savante étude sur la sensibilité visuelle, de laquelle il résulte que l'on doit distinguer plusieurs modes de sensibilité, qui sont, par ordre de complexité : la *sensibilité lumineuse*, réaction la plus simple de l'appareil visuel; la *sensibilité chromatique*, par laquelle nous percevons les couleurs; la *sensibilité visuelle proprement dite*, grâce à laquelle nous distinguons les formes. En d'autres termes, la première action de la lumière pénétrant dans l'œil à dose très minime, est de produire dans tous les cas une sensation lumineuse diffuse, non différenciée, soit comme couleur, soit comme forme; pour une dose un peu plus forte, on a, s'il y a lieu, la notion de couleur; et ce n'est que par une impression encore plus complète, nécessitant plus de lumière, que l'on peut résoudre en ses éléments divers l'objet présenté à l'œil [1].

Ce genre d'investigation peut éclairer la question du *daltonisme*, et servir à expliquer, croyons-nous, plusieurs points encore très peu étudiés.

On sait que le *daltonisme* est une infirmité des organes de la vue, spécialement observée et décrite par Dalton, célèbre physicien qui en était atteint. La personne qui est affectée de cette infirmité ne distingue les couleurs que comme des nuances d'une

[1] *Comptes rendus de l'Académie des sciences*, année 1881, 1er semestre.

même couleur, ou bien n'en distingue qu'un certain nombre.

Dans une savante monographie sur la cécité des couleurs, à laquelle nous emprunterons quelques détails, M. E. Goubert fait remarquer que la ligne de démarcation entre la vision normale et la vision pervertie est difficile à saisir; on ne sait trop où s'arrêter quand on cherche à déterminer le nombre des daltoniens, car on rencontre des personnes percevant certaines couleurs dans un moment, mais pas dans un autre.

Il y a des personnes qui sont complètement aveugles pour les couleurs, elles peuvent avoir la vue normale pour tout autre phénomène, percevoir aussi nettement que possible la forme et la distance des objets; elles peuvent parfaitement dessiner et ne s'apercevoir de leur imperfection visuelle que lorsquelles veulent s'adonner au coloris. La cécité complète pour les couleurs ne laisse à celui qui est atteint de ce genre de daltonisme que deux sensations seulement : la clarté et l'opacité; il n'apprécie uniquement que la différence entre les nuances sombres et les vives; ces dernières paraissent plus éclairées, mais de teinte uniforme, il n'y a pas de couleurs pour lui; le plus splendide panorama ne lui paraît que comme un simple amas d'ombre et de lumière, dans lequel cependant il distingue les contours et la distance des objets; la nature, qui se présente à l'œil bien organisé sous un aspect si brillant, à cause de ses innombrables teintes, ne lui offre plus qu'un paysage sombre, triste et d'une désolante monotonie, comme sur une photographie ou une lithographie.

Ces phénomènes font bien voir jusqu'à quel point une légère modification, dans l'état des organes, peut influer sur la perception.

La couleur le plus souvent perçue par le daltonien est le jaune, le rouge est au contraire le plus fréquemment méconnu. Après le rouge, c'est le vert qui disparaît d'abord, il est pris pour du bleu ou du gris; puis, s'éteignent successivement le violet paraissant ou orange ou jaune, et le bleu. Dalton n'apercevait au spectre que le jaune et le bleu, un peu de violet; une rose lui paraissait bleu de ciel; mais le soir, cette rose devenait orangée ou jaune; les teintes orangées se montraient bleues; les erreurs visuelles étaient cependant moindres pour lui à la lumière artificielle.

Un jour, il ne fit aucune différence entre le rouge d'un bâton de cire à cacheter et le vert de l'herbe ; il appelait le bleu sombre l'incarnat d'un teint fleuri. Il associait le brun avec le rouge, le gris avec le vert. Il comparait sa robe écarlate de docteur à la couleur du feuillage. Le docteur Sommer, atteint également de daltonisme, raconte une foule d'aventures auxquelles l'impression de sa vue donna lieu dans son enfance.

Bien que, dit-il, il aperçoive une différence entre les couleurs qu'on lui présente, il n'est pas capable de les nommer sans risque de commettre une erreur, il ne peut affirmer si les feuilles d'un arbre et la cire d'Espagne n'ont pas la même couleur, bien qu'il reconnaisse une différence d'intensité; il confond le bleu avec le rouge, le vert et l'orange avec le brun, et une foule de couleurs composées; rencontrant une dame qui portait un chapeau bleu orné de roses, il ne fit aucune distinction entre les couleurs du chapeau et les roses, la lumière artificielle bouleverse pour lui toutes les nuances, et il n'ose alors plus indiquer des couleurs qu'il reconnaît très bien au soleil.

M. Goubert rapporte sur les daltonistes des anecdotes qui, de prime abord, paraissent vraiment étranges, il les accompagne d'observations judicieuses; il fait remarquer que bien des catastrophes peuvent résulter de l'emploi des feux colorés comme signaux. Une enquête ordonnée à ce sujet a montré que plus d'une fois ils étaient dus à l'erreur d'un daltonien ayant tourné un disque vert pour un rouge ou réciproquement.

La question du daltonisme a pris une importance toute particulière, à cause des nombreux emplois qui, dans nos temps modernes, exigent une bonne vue normale.

Des exercices réguliers sur les couleurs peuvent remédier à ce défaut de perception; il en est établi dans diverses écoles.

Il est évident que le sens de la vue peut se former comme celui de l'ouie; on peut arriver à apprécier avec justesse le ton et les nuances des couleurs par l'éducation, comme on arrive à apprécier le ton et les nuances des sons.

III.

L'*appareil de l'odorat* se compose des *fosses nasales* et d'une membrane muqueuse appelée *pituitaire*, dans laquelle se ramifie à l'infini le nerf olfactif. — La cavité nasale est séparée par une cloison en deux moitiés que l'on appelle *fosses nasales*.

La membrane pituitaire est, comme toutes les membranes muqueuses, la continuation de la peau qui s'amincit, devient molle et spongieuse, telle que la peau et la muqueuse de la bouche.

Les filets nerveux qui résultent de la réunion des fibrilles marchent parallèlement dans l'épaisseur de la pituitaire, forment une dizaine de cordons qui se dirigent vers le crâne, dans lequel ils pénètrent par autant d'ouvertures isolées. Cette partie de la boîte cranienne, à cause de ses perforations, a reçu le nom de *lame criblée*.

Lorsque des parcelles odorantes rencontrent les papilles nerveuses dues à l'épanouissement du nerf olfactif, elles produisent une impression qui est conduite jusqu'au cerveau, puis l'âme ou principe de vie, perçoit l'odeur. Il est évident que le nombre plus ou moins grand des papilles nerveuses et le plus ou moins de finesse de la peau qui les recouvre, influent sur la délicatesse de l'odorat.

Que l'on admette que les odeurs agissent sur le nerf olfactif par ébranlement, ou de tout autre manière, toujours est-il que l'impression produite consiste en un mouvement particulier pour chaque odeur, mouvement qui est conduit par le nerf jusqu'au cerveau.

On a peine à supposer la prodigieuse perspicacité qu'acquiert chez un individu privé de quelque sens la perception de ceux qui lui restent. Le regard du sourd peut acquérir une singulière pénétration; on sait qu'il arrive avec une facilité surprenante à comprendre la parole articulée dans le mouvement fugitif des lèvres qui la prononcent; l'aveugle discerne le contour des couleurs au simple toucher; l'infortuné Mitchell, privé à la fois de l'ouie et de la vue, distinguait à distance, par l'odorat, les personnes qui entraient dans l'appartement qu'il occupait. Il était fils d'un ministre dans le canton de Murray : sa sœur réussit à l'élever et à l'instruire elle-même; les trois autres sens, le tact, l'odorat et le goût ont été mis en réquisition pour suppléer à ceux dont cet infortuné était privé. Dugald Steward, a voulu voir par lui-même cet enfant tout à la fois sourd-muet et aveugle; il l'a jugé capable de réflexion, il a été frappé de l'affection que cet enfant portait à ses parents; il n'a pas hésité à penser qu'en tirant un parti convenable des trois sens qui restent au sourd-muet-aveugle, on ne puisse l'introduire aux connaissances indispensables pour la vie civile.

M. Degérando, qui cite avec détail le fait relatif au jeune Mitchell, s'exprime ainsi : « Nous ne pouvons aussi nous dispenser de noter ici, en passant, un fait d'une extrême importance pour l'étude de la nature humaine, et qui tend à confirmer la conviction que nous avons exprimée sur la moralité du sourd-muet ; c'est que James Mitchell distinguait le bien et le mal, avait le sentiment de ses fautes et s'indignait de l'injustice [1]. »

IV.

Organes du sens du goût. — Des milliers de fibrilles nerveuses dues au nerf lingual et au nerf glosso-pharyngien, épanouies dans la peau qui tapisse la langue et la cavité buccale, reçoivent les impressions produites par les molécules savoureuses, les transmettent au cerveau et l'âme les perçoit, les apprécie et les compare.

Il paraît démontré que les filaments nerveux qui se distribuent aux deux tiers antérieurs de la langue et qui appartiennent au nerf lingual, servent à apprécier les saveurs acides, et que les filaments qui se distribuent au tiers postérieur, et qui par leur

[1] DEGÉRANDO, *de l'Éducation du sourd-muet de naissance*, t. II, p. 189.

réunion forment le nerf glosso-pharyngien, servent à apprécier les saveurs amères. Si l'on présente à deux chiens de la pâtée préparée avec de la coloquinte, et de la pâtée préparée avec un acide, ni l'un ni l'autre ne voudront y toucher; mais si à l'un des chiens on coupe le *nerf lingual*, à l'autre le nerf *glosso-pharyngien*, le premier mangera sans répugnance la pâtée préparée avec l'acide, le second la pâtée préparée avec la coloquinte [1].

Le goût s'altère par l'effet de l'âge et des maladies; il peut même fournir ainsi de précieuses indications aux médecins, soit dans certaines fièvres, surtout les fièvres bilieuses, soit également dans certaines affections de l'estomac, etc.; il peut également servir d'indice dans le cas d'empoisonnement.

L'impression se fait ici par dissolution ou par une combinaison chimique. Mais il est facile de voir qu'en dernière analyse, cette impression se résume en un mouvement coordonné pour chaque saveur, puisque toutes les combinaisons chimiques se font en nombre proportionnel, et que ce n'est que par un mouvement que l'impression peut se propager jusqu'au cerveau.

L'impression produite par les corps sapides est d'autant plus forte, que ces corps sont plus solubles et mieux divisés.

De grandes diversités peuvent se rencontrer dans les appréciations du sens du goût, et on peut dire de

[1] AUZOUX, *Leçons d'anatomie et de physiologie*.

tous les sens. Il serait facile de citer des faits journaliers fort curieux; il en est aussi d'historiques qui ne sont également pas sans intérêt. L'odeur de l'assa fœtida, que nous ne pouvons souffrir, faisait les délices des anciens, dit-on; et le brouet noir si vanté chez les Lacédémoniens était insipide pour d'autres : « Il faut, pour savourer ce brouet, s'être baigné dans l'Eurotas, » disait un cuisinier lacédémonien à un roi de Pont qui trouvait ce mets détestable [1].

V.

Organes du sens du toucher. — Les nerfs sont ramifiés à l'infini dans la peau; les fibrilles nerveuses sont tellement rapprochées, qu'il n'est pas possible de présenter la pointe d'une épingle sans en toucher au moins une.

Ces fibrilles ne sont point uniformément réparties; elles forment de petits groupes mamelonnés auxquels on donne le nom de *papilles*. Ces papilles sont plus ou moins rapprochées les unes des autres; les fibrilles qui entrent dans leur composition sont plus ou moins nombreuses, selon les régions du corps où elles se développent. L'épiderme les recouvre et les garantit d'un contact trop immédiat avec les corps extérieurs.

La moindre impression produite sur les fibrilles

[1] PLUTARQUE, *Vie de Lycurgue.*

est immédiatement transmise au cerveau, et donne lieu à la sensation et à la perception. Sensation et perception d'autant plus intenses, toutes choses égales d'ailleurs, que les fibrilles nerveuses sont plus multipliées et que l'épiderme qui les recouvre est plus mince.

Le toucher nous fait connaître les qualités principales des corps et aide beaucoup à l'éducation de la vue; il peut corriger les erreurs de ce sens et quelquefois le remplacer.

Le toucher présente également des phénomènes extrêmes; il peut devenir d'une délicatesse surprenante ou s'anéantir complètement : on sait combien les hystériques présentent de faits curieux sous ce rapport; on peut les pincer, les piquer, sans que la sensation et la perception aient lieu; on peut même appliquer sur la peau de ces malades des corps en ignition sans les faire souffrir. On connaît également l'influence des anesthésiques.

En général, plus l'homme se civilise, plus son organisation devient sensible. Dans une assez curieuse conversation, ce fait est exprimé d'une manière pittoresque : M. le docteur Latour disait à Velpeau qui se fâchait presque tout rouge contre M. Gosselin, en l'accusant de faire de la chirurgie à l'eau de rose, ou, suivant son expression, de la chirurgie de décadence : « Les bêtes supportent mieux le traumatisme que l'homme, le sauvage mieux que le civilisé, le Cosaque mieux que le Français, le bas Breton mieux que l'habitant du boulevard des Italiens. Plus nous devenons raffinés, plus nous devenons nerveux [1]. »

Nous avons fait un travail spécial sur ce sujet dans notre ouvrage *les Lois de la vie*, et nous rapportons des faits qui confirment cette manière de voir [2].

On sait que le célèbre aveugle Saunderson discernait au toucher les médailles contrefaites qui avaient trompé l'œil des connaisseurs exercés. — Ganisbasius, sculpteur aveugle, prenait connaissance des traits du visage par le toucher ; il fit des statues fort ressemblantes du grand-duc de Toscane, Cosme Ier, et du pape Urbain VIII.

VI.

Le sens vital ou sens interne. — Plusieurs physiologistes et philosophes, admettent l'existence d'un sens spécial pour la perception des impressions qui se forment dans l'intérieur du corps, et qui révèlent à l'âme la présence, la situation des organes et de ce qui se passe en eux.

Nous croyons que la simple circulation du sang peut suffire pour donner naissance à une certaine perception générale, à une certaine sensation de

[1] *Journal des Connaissances médicales*, 1881, sept.

[2] *Les Lois de la vie et l'art de prolonger ses jours*, ouvrage couronné par l'Institut de France, 2e édit., 1re part.

tout l'organisme, surtout aux personnes habituées à s'examiner, à se sentir vivre.

Ce sens a reçu le nom de *sens vital* et de *sens interne*. Cette dernière dénomination nous semble préférable; elle peut, sans confusion, se prêter aux diverses théories sur l'âme [1].

Il est évident par tout ce qui précède, que ce genre de perception se fait par la même loi que toutes les autres : l'impression est conduite par les nerfs, du lieu où elle se produit jusqu'au cerveau, et le moi perçoit [2].

VII.

Il n'est pas inutile de remarquer que les sens peuvent être profondément altérés, sans que la perception qui correspond à leur activité cesse de se produire complètement. Ainsi, le sens de la vue peut être plus ou moins mutilé, sans que la perception lumineuse cesse de se manifester. Longet cite plusieurs expériences propres à faire admettre qu'indépendamment de l'excitation des nerfs optiques, celle des tubercules quadrijumeaux peut pro-

[1] On peut voir sur ce sujet le savant ouvrage de M. F. Bouillier, de l'Institut, chap. XXIII.

[2] Voir également sur ce sujet le mémoire que nous avons lu à l'Académie des sciences morales et politiques (Institut de France), et inséré dans le Recueil des séances de cette Académie, nº de février-mars 1883 : *la Faculté d'aimer et la loi du Bien*, 1re partie.

voquer aussi la sensation propre au sens de la vue : « On sait d'ailleurs, dit-il, que la paralysie complète de la rétine ne détruit point la possibilité d'images lumineuses, dues à des causes internes portant leur action sur ces tubercules [1]. » Il dit également : « La section du nerf optique dans l'extirpation de l'œil, fait voir au malade des masses considérables de lumière, à condition toutefois que le nerf optique soit resté sain dans le lieu même de la section [2]. »

Dès 1824, Flourens a conclu de diverses expériences, que la partie la plus essentielle à la faculté auditive est évidemment l'expansion nerveuse du vestibule, et qu'à la rigueur c'est même la seule partie indispensable, car toutes les autres peuvent être ôtées, et, pourvu que celle-là subsiste, l'audition subsiste [3].

M. le baron Larrey fils, de l'Institut, a été à même d'étudier ce sujet d'une manière spéciale. Il a bien voulu nous citer plusieurs faits donnant à comprendre quelle profonde altération les sens pourraient subir, sans que les perceptions correspondantes disparussent complètement. Voici entre autres celui du général Gazan, autrefois commandant de la place de Paris, trépané en 1811 pour une blessure grave du sommet de la tête. Il offrait une grande perfectibi-

[1] *Traité de physiologie*, t. III, 3e édition.
[2] *Ibid.*, p. 443.
[3] *Comptes rendus de l'Académie des sciences*, 1824, 2e semestre.

lité de l'ouïe par la cicatrice formée au niveau de la perte de la substance osseuse du crâne. Il se prêtait volontiers aux expériences, et se plaçait quelquefois au milieu de son salon, en se fermant hermétiquement les oreilles, il entendait alors très bien les paroles prononcées à la surface de la cicatrice, sans que les personnes éloignées de lui entendissent aussi bien.

Dans le dernier ouvrage de M. le baron Larrey père, intitulé *Campagnes et Voyages de* 1815 *à* 1840, se trouve une notice sur la blessure du général Gazan; nous y lisons, p. 344 : « Un phénomène peu connu des médecins s'observe sur la tête de cet officier général, c'est la cicatrice du trépan, au fond de laquelle l'oreille reçoit encore le bruissement des artères cérébrales; il perçoit ainsi par cette cicatrice, ses oreilles étant parfaitement bouchées, les sons de la voix; ce qui prouve que cette plaie osseuse n'est pas encore entièrement fermée. »

M. le baron Larrey, de l'Institut, a bien voulu nous confier la copie d'une lettre adressée par lui à l'un des médecins principaux de l'armée, M. Rouis, auteur d'un remarquable travail sur l'audition. Dans cette lettre, relative spécialement à l'audition par les ouvertures accidentelles du crâne, et par les parties osseuses de la cavité buccale, M. le baron Larrey s'exprime ainsi :

« Le hasard d'abord avait fait connaître, en 1833, ce curieux phénomène sur un ancien soldat des Invalides, autrefois trépané pour une fracture compliquée du crâne. Cet homme était complètement sourd et entendait cependant ce qu'on lui disait si on approchait la bouche de la cicatrice de la tête, au niveau de la perte de substance osseuse.

« M. J. Périer, en pansant le sujet, remarqua le premier cette singulière particularité, me la fit constater aussi et nous la fîmes confirmer par mon père, alors chirurgien en chef des Invalides. Il fit aussitôt de nouvelles recherches dans ce sens, avec semblable résultat sur d'autres anciens blessés, offrant des perforations du crâne, et sur lesquels, à défaut de surdité, on n'avait qu'à boucher hermétiquement les oreilles. Il en rendit témoin notamment un membre de l'Institut, bien connu par ses beaux travaux sur l'acoustique, M. Savart, qui fut surpris de cet étrange phénomène. »

Le célèbre chirurgien des armées de la république et de l'empire, celui que Napoléon Ier appelait le plus honnête homme de son temps, signala ce fait pour la première fois, dans un mémoire lu par lui à l'Académie des sciences, le 7 avril 1834, et il l'a reproduit en 1836, dans le tome V de sa *Clinique chirurgicale*.

De la région trépanée, les vibrations sonores se propagent sans doute jusqu'aux parties essentielles du sens de l'ouïe, et se communiquent ensuite au cerveau proprement dit.

Dans nos dernières guerres, principalement après

la campagne d'Italie, M. le baron Larrey fils a pu d'ailleurs constater plusieurs cas analogues à ceux observés chez les anciens invalides. Il résume à peu près, de la manière suivante, le résultat de ses observations : plus la cicatrice du crâne est mince, quoique solide, mieux se fait la perception du son. Il suffit de parler naturellement, mais distinctement, au niveau de la surface de la perte de substance osseuse, pour produire le phénomène de l'audition, soit lorsque le sujet se trouve tout à fait sourd, soit, dans le cas contraire, par l'occlusion complète des conduits auditifs. La perception des autres sons que celui de la voix est vague et confuse par les perforations du crâne, et donne une sensation comparable à celle du bourdonnement des oreilles.

Il nous semble, sous toutes réserves, que de pareils résultats sont bien faits pour tenter les personnes atteintes de surdité a peu près complète, de se faire trépaner, afin de recouvrer par ce moyen la faculté auditive.

Le fait suivant se trouve dans le document mis à notre disposition. Il mérite doublement d'être cité, soit parce qu'il intéresse notre sujet, soit parce que sa connaissance peut être utile dans nombre de circonstances : « Je puis ajouter à ces courtes indications, dit M. le baron Larrey fils, celle d'un autre phénomène peu connu, observé autrefois en Chine, et communiqué par un voyageur à une personne de ma connaissance tout à fait sourde, qui m'en a rendu témoin plusieurs fois. Elle prenait entre ses dents l'extrémité d'une baguette lisse, comme une petite canne d'un bois quelconque, un simple jonc, par exemple; l'interlocuteur plaçait l'autre extrémité plus large de cette baguette, contre la région antérieure du cou, sur le côté du larynx, et alors, dès qu'il parlait, il était parfaitement entendu par la personne sourde.

« J'ai vérifié cette expérience bien des fois sur d'autres sourds, et j'ai eu occasion de citer le fait à la *Société de chirurgie*. »

M. le baron Larrey, à qui cette baguette chinoise a été donnée comme souvenir, a bien voulu la faire manœuvrer devant moi, et je suis profondément surpris qu'un instrument aussi simple, d'un maniement aussi commode, et offrant des résultats si précieux pour les personnes atteintes de surdité, ne soit pas d'un usage plus répandu. Il pourrait d'ailleurs être utile, croyons-nous, comme moyen auxiliaire dans l'enseignement de la parole aux sourds-muets. Nous devons faire observer que le côté de cette baguette, qui repose sur le larynx, pour s'y adapter mieux, est un peu évasé ou plus large que le côté tenu entre les dents.

Tous ces faits et d'autres semblables que nous pourrions citer, tels que ceux qui résultent des expériences faites sur le sourd-muet pour découvrir les régions qui lui permettent le plus facilement de recevoir les sons, font voir que le sens de l'ouïe, dans son état complet, n'est pas absolument nécessaire comme intermédiaire de la perception auditive.

VIII.

Les curieux documents qui suivent prennent un nouvel intérêt si on les rapproche de ceux qui précèdent.

Il est fait mention, dans la loi dixième, rendue par Justinien en 531, de la possibilité de faire entendre une certaine classe de sourds-muets, en leur parlant au-dessus du cerveau; l'explication apportée à l'appui de cette manière d'entendre repose sur l'autorité de Celse. Ménage, en commentant le passage de la constitution de Justinien qui a rapport à ce sujet, s'exprime ainsi : « Je puis assurer, dit-il, moi, qui ai écrit une histoire de la médecine, qu'aucun des médecins de l'antiquité n'a fait mention de ce procédé. Mais j'ai connu Léonard Labau, chanoine de Paris, affecté d'une extrême surdité, et qui entend toutefois quand on lui parle de cette manière. Un homme digne de foi m'a raconté avoir connu un sourd qui n'entendait que lorsqu'on lui adressait la parole suivant le même moyen. On en dit autant du duc Claude de Lorraine.

Ménage cherche à se rendre compte comment l'audition peut avoir lieu de cette manière et fait plusieurs hypothèses qui, pour l'époque devaient présenter un grand intérêt; on peut consulter sur le fait que nous venons de rapporter le savant ouvrage de M. Degerando [1].

Les particularités que nous venons d'indiquer sur les altérations plus ou moins grandes que peuvent subir les sens, sans que la perception cesse d'avoir lieu, ne modifient en rien la loi de transmission et de transformation du mouvement expressif, mais elles présentent un vif intérêt, aussi bien pour le psychologue que pour le physiologiste.

[1] *De l'Éducation des sourds-muets de naissance*, t. Ier, nº A.

CHAPITRE VII

Le mouvement coordonné et son rôle.

En quoi se réduit en dernière analyse l'impression d'un sens quelconque; conditions de la perception et de la sensation; chaque idée a pour expression naturelle un mouvement propre, spécial. — Rôle des nerfs et du cerveau dans la sensation et dans la perception. — La sensation, la perception et les opérations intellectuelles auxquelles elles donnent lieu, se révèlent par des mouvements coordonnés, de même que les phénomènes de l'univers; origine et caractère du langage naturel.

I.

En étudiant le fonctionnement des organes des sens, il est facile de voir que l'impression d'un sens quelconque, se réduit, en dernière analyse, à une communication de mouvement aux nerfs ; mouvement que les nerfs conduisent ensuite au cerveau; c'est par l'influence du mouvement cérébral sur l'âme ou principe de vie que la sensation et la perception ont lieu.

Ainsi, la vision est produite par suite du mouvement communiqué aux nerfs optiques par les ondes lumineuses ; l'audition par suite du mouvement communiqué aux nerfs acoustiques par les ondes sonores; les nerfs de l'odorat, du goût, du toucher, du sens interne, sont impressionnés par des mouvements que l'on ne peut pas toujours analyser, mais qui n'en existent pas moins; car ce n'est que par le mouvement qu'une impression peut se manifester de la périphérie au cerveau, et, en général, qu'un agent quelconque peut se manifester d'un point à un autre.

Que l'impression sur les nerfs ait pour cause un phénomène soit mécanique, soit physique, soit chimique, c'est toujours un mouvement qui se produit et qui est conduit au cerveau lorsqu'il y a sensation et perception. Si les nerfs sont paralysés, ou pour une cause quelconque, incapables de conduire ce mouvement au cerveau, il n'y a ni perception ni sensation.

Tout cela a été, croyons-nous, suffisamment démontré par ce qui précède.

Mais une chose à laquelle on n'a pas suffisamment fait attention, que l'on n'a pas étudiée d'une manière particulière et qui est ici de la plus haute importance, c'est que ce mouvement qui produit la sensation et la perception, n'est pas un mouvement quelconque, mais un *mouvement coordonné*, un *mouvement spécial* pour chaque perception, pour chaque sensation.

Ainsi, par exemple, je vois un cercle : les ondulations lumineuses sont *coordonnées* de manière à peindre un cercle sur ma rétine; quand je vois un carré, elles sont *cordonnées* de manière à y peindre un carré.

En un mot, chaque phénomène donne une coordination différente de vibrations ou de mouvements. Chaque phénomène trouve son expression naturelle, propre, spéciale et se distingue de tout autre, dans cette coordination.

Le mouvement est commun à tous les phénomènes, mais la *coordination* est propre, particulière pour chacun. Cela est important à constater; la perception n'a pas lieu par des mouvements occasionnels proprement dits, mais par des mouvements coordonnés, soumis à des lois, et toujours identiques pour des perceptions identiques.

On ne connaît les choses qu'autant qu'on connaît la coordination des mouvements qui les expriment.

Je veux étudier un arbre, par exemple, je vois d'abord l'arbre tout entier par le mouvement général et coordonné que les ondes lumineuses viennent communiquer à ma rétine.

Je dirige mon regard, mon attention sur chacune de ses parties afin de mieux les saisir : je distingue le tronc, les branches, les feuilles, les fleurs, les fruits, etc. Je distingue dans l'écorce telle et telle disposition, tel et tel rapport dans les fibres, dans le tissu qui la compose, etc.; je passe ainsi en revue tous les détails que peut me présenter cet arbre.

Mais, remarquons-le : chaque phénomène que je

puis ainsi percevoir et déterminer, je le perçois et le détermine par suite de la coordination des ondulations lumineuses qui viennent le peindre sur ma rétine en l'impressionnant.

Plus et mieux je pourrai analyser et classer les mouvements produits par les phénomènes que présente cet arbre, plus et mieux je le connaîtrai. Je ne puis avoir une connaissance complète de cet arbre, parce que je ne puis pas analyser les mouvements infiniments petits qui constituent son expression complète.

Je suis organisé de telle manière que ma rétine reste insensible aux mouvements coordonnés au-dessus ou au-dessous d'une certaine amplitude ; alors ne pouvant ni sentir ni percevoir ces mouvements coordonnés, ils sont pour moi comme s'ils n'étaient pas.

Mais si, par le moyen d'instruments, je parviens à faire que ma rétine en soit convenablement impressionnée, alors je puis de nouveau analyser ces mouvements coordonnés et étendre le champ de mes connaissances.

Si je pouvais ainsi arriver à analyser les mouvements coordonnés produits par les infiniments petits, je pourrais percevoir l'essence des corps, la composition des molécules, la disposition des atomes.

Je ne perçois donc clairement les phénomènes de la nature, que par les mouvements coordonnés qu'elle communique à mon cerveau, et qui, par cet organe influent sur moi.

On doit également remarquer que les instruments grossissants ne nous sont utiles qu'autant qu'ils ne dénaturent pas le mouvement coordonné, expression naturelle des phénomènes; c'est-à-dire qu'ils laissent la même disposition, le même ordre, les mêmes rapports dans toutes les parties.

De même pour l'ouie : j'entends un cri de détresse! les ondes sonores qui viennent impressionner l'épanouissement du nerf acoustique, sont autrement coordonnées que celles que produirait un cri de joie. Tous les bruits de la nature, toutes les expressions sonores ont pour cause une coordination de vibrations telle, que cette coordination ne peut être modifiée sans exprimer d'autres phénomènes que ceux qui lui ont d'abord donné naissance.

Ce n'est donc pas ce qu'il y a de *purement mécanique* dans les vibrations, qui exprime tel phénomène, telle idée, etc., mais c'est le *nombre*, la *mesure*, le *mode*, en un mot la *coordination des vibrations*; c'est cette coordination qui fait qu'elles expriment telle chose plutôt que telle autre.

Cela est facile à démontrer, même physiquement, maintenant que l'on peut prendre, à des distances déterminées, par divers moyens, l'empreinte de la coordination des vibrations sonores, comme par la photographie on prend celle des vibrations lumineuses.

Pour les sens de l'odorat, du goût, du toucher et

pour le sens interne, il serait plus difficile de déterminer directement la forme, la coordination des mouvements qui produisent les impressions; et, par suite, la sensation et la perception ; car quelquefois ces mouvements résultent d'opérations chimiques, ils sont produits par des compositions ou des décompositions moléculaires qui ne peuvent toujours tomber sous notre observation ou notre analyse.

Mais on sait très bien, et il est évident que le mouvement nerveux qui produit ou révèle telle odeur, telle saveur, tel contact, doit être différent de celui qui produit telle autre odeur, telle autre saveur, ou tel autre contact. Car si cela n'était pas, il n'y aurait plus de rapport entre les causes et les effets ou les effets et les causes, et nulle étude, nulle science ne serait possible.

A chaque idée correspond un mouvement expressif propre, spécial, incommunicable, si je puis m'exprimer ainsi, c'est-à-dire qui est l'expression de cette idée à l'exclusion de toute autre. De même pour chaque sensation de joie ou de douleur.

Cependant, il peut se produire des anomalies dans les sensations et dans les perceptions qu'il est facile d'expliquer par l'état du système nerveux.

Ainsi, il est bien clair, il est bien établi, croyons-nous, que toute impression qui donne lieu à une sensation ou à une perception, se traduit, en dernière analyse, par un mouvement ; non pas un mouvement purement occasionnel, comme l'ont professé nombre de savants et de philosophes, mais par *un mouvement coordonné, spécial et caractéristique pour chaque phénomène.*

On peut, jusqu'à un certain point, expliquer le fait général de la perception extérieure, sans faire la distinction du mouvement coordonné et du mouvement purement mécanique.

Mais, dans ce cas, on n'aura qu'une idée bien vague et bien incomplète de ce fait; on ne pourra arriver à sa cause intime, ni expliquer la compréhension spontanée du langage naturel et des beaux-arts, ni leur influence sur le physique et sur le moral, ni la contagion nerveuse et morale, etc., etc., parce qu'alors il sera impossible d'établir la loi de transmission et de transformation du mouvement expressif, loi qui domine toutes ces questions. Voir le chapitre II dans lequel nous avons également insisté sur ce point.

II.

L'état des nerfs destinés à conduire les impressions au cerveau joue un grand rôle dans la sensation et dans la perception. Les nerfs paralysés ne peuvent pas servir de conducteur à ces mouvements, alors il n'y a ni sensation ni perception. Ainsi, il n'y a pas de vision pour ceux qui ont les nerfs optiques paralysés, pas d'audition pour ceux qui ont les nerfs acoustiques paralysés; il n'y aurait pas d'odeur, pas de saveur, pas de contact perceptibles, pour ceux qui auraient les nerfs conducteurs de ces diverses impressions paralysés.

Mais depuis la paralysie la plus complète d'un nerf, jusqu'à l'état le plus normal, le plus parfait, il y a une infinité de degrés qui peuvent nous expliquer bien des anomalies dans les sensations et les perceptions.

Il y a des vues pour lesquelles les plus riants panoramas ne sont que des horizons vagues et grisâtres, sans nuances, sans couleurs.

Des oreilles pour lesquelles les plus ravissantes mélodies ne sont que des bruits agaçants, etc.

Nous l'avons déjà indiqué en parlant des organes des sens, et de tout temps, des anomalies propres à chaque sens et plus ou moins faciles à expliquer, ont été observées. On pourrait même citer des faits curieux sous ce rapport.

L'état du cerveau joue un rôle non moins important que celui des nerfs, puisqu'il domine toute l'organisation et qu'il est le siège de la sensation et de la perception.

Nous avons vu que ces mouvements doivent parcourir diverses régions avant d'arriver au *sensorium commune*, et l'état plus ou moins normal de ces régions influe sur la conductibilité plus ou moins complète de ces mouvements, et par conséquent sur la sensation et sur la perception.

Cependant, cela ne veut pas dire que les sens, ou les agents de la nature, ou les objets avec lesquels ils nous mettent en relation nous trompent, puisqu'ils sont soumis à des lois, et que ces lois sont toujours les mêmes, quoique produisant des phénomènes divers dans des circonstances ou des milieux divers. L'erreur se trouve dans l'interprétation que nous faisons de ces phénomènes ; si nos sens sont malades, les perceptions que nous aurons par leur entremise ne seront plus les mêmes que lorsqu'ils étaient sains, mais encore ils ne nous trompent pas, ils sont toujours soumis aux mêmes lois; les lois qui les régissent produisent en agissant sur eux des phénomènes autres que ceux auxquels nous étions habitués dans leur état normal, c'est à nous à apprendre à les interpréter de nouveau.

Car même pour l'interprétation des perceptions les plus ordinaires dans l'état normal des organes, une certaine éducation, une certaine habitude sont nécessaires ; il est vrai que pour la pratique ordinaire de la vie, cette éducation se fait naturellement, sans peine, sans même que l'on s'en aperçoive; mais il en est autrement si l'on veut pénétrer les secrets et les lois de la nature : les lois de la réfraction de la lumière, par exemple; les lois de la réflexion du son, produisant la résonance et les échos, les lois et les phénomènes des interférences, etc., etc.

Il est facile de voir que dans tous les cas ce ne sont pas les sens qui nous trompent, même lorsqu'ils ne sont pas dans leur état normal ; l'erreur n'est que dans l'interprétation que l'on donne aux phénomènes, et lorsque l'on dit que les sens nous trompent, ce ne peut être que par métaphore ; car pour nous tromper réellement, il faudrait qu'ils cessassent d'être soumis à des lois agissant régulièrement, à des lois uniformément constantes.

III.

La perception extérieure s'opère donc par une suite de transmission et de transformation de *mouvements coordonnés*, qui en dernier lieu aboutissent au cerveau, où ils se trouvent transformés en un mouvement cérébral qui agit sur le moi, et fait ainsi naître la perception.

Mais pourquoi l'influence de ce *mouvement coordonné* sur l'âme, sur le principe de vie, donne-t-il lieu à la perception ?

Évidemment, parce que l'âme, le principe de vie, a la faculté de percevoir. On ne peut aller plus loin, puisque l'essence de l'âme ne peut tomber sous notre observation, et que les liens qui la rattachent à l'organisation ne peuvent être perçus par nous ; bien cependant que l'on puisse constater, par suite de son union avec l'organisation, les phénomènes qu'elle manifeste lorsqu'elle est affectée ou lorsqu'elle agit et réagit.

La perception est naturellement, spontanément fécondée par les lois de l'intelligence; à son occasion naissent les idées que l'on nomme nécessaires, générales : les sentiments, les volitions, etc.

Nous ne pouvons entrer ici dans le détail des phénomènes psychiques qui accompagnent la sensation et la perception; cela demanderait un travail à part qui nous éloignerait de la question principale qui fait l'objet de ce livre. Il nous suffit de les signaler [1].

Et, une chose que l'on doit bien remarquer, c'est que la perception et les phénomènes intellectuels auxquels elle donne lieu, se manifestent à l'extérieur par des mouvements expressifs comme les objets de la nature et par des lois analogues.

Cela est facile à démontrer : la perception a lieu par suite de l'influence sur le moi du *mouvement coordonné* produit par les divers objets de la perception, et communiqué au système nerveux, soit directement, soit par l'intermédiaire des agents de la nature.

[1] Voir sur ce sujet un Mémoire que nous avons lu à l'Académie des sciences morales et politiques (Institut de France), et inséré dans le recueil des travaux de cette Académie, n° de février-mars 1883 : *La faculté d'aimer et la loi du bien ;* 1re partie.

Puis, la perception et les phénomènes intellectuels auxquels elle donne lieu produisent à leur tour un *mouvement cérébral coordonné* qui, par l'intermédiaire des nerfs et des muscles, se manifeste à l'extérieur dans l'air, l'attitude, les gestes, le regard, les sons de voix, etc.

Ces phénomènes physiologiques tout aussi bien expressifs que les phénomènes de la nature, objet de la perception, s'accomplissent naturellement, spontanément et plus ou moins parfaitement suivant l'état des organes.

Ainsi on peut dire que l'âme perçoit fatalement et qu'elle s'exprime fatalement; bien que la volonté puisse intervenir, elle ne change pas les conditions essentielles de la perception et de l'expression naturelle; l'âme perçoit spontanément et comprend de même, sans instruction préalable, l'expression de ces milliers de fibres nerveuses que les agents de la nature mettent en action; de même, elle s'exprime spontanément, sans instruction préalable, en mettant en action des milliers d'autres fibres qu'elle ne connaît pas davantage, et qui viennent manifester à l'extérieur, par des mouvements expressifs, les phénomènes qui se passent en elle. Ces mouvements expressifs, c'est-à-dire l'attitude, les gestes, le regard, la physionomie tout entière, les sons de voix, etc., se communiquent aux agents de la nature, et vont par suite impressionner les sens des personnes qu'ils atteignent, et auxquelles ils révèlent ainsi les phénomènes intellectuels qui leur ont donné naissance, par les mêmes lois que les phénomènes de la nature nous ont été révélés.

C'est vraiment l'esprit qui agite la matière et lui donne sa forme et son expression :

Mens agitat molem... [1].

Ainsi, la perception et les phénomènes intellectuels auxquels elle donne lieu, bien que se manifestant dans un sanctuaire invisible pour nous, deviennent perceptibles, tombent à leur tour dans le domaine de la perception extérieure, par les mouvements coordonnés centrifuges auxquels ils donnent lieu, de même que la nature est perceptible par les mouvements coordonnés centripètes qu'elle nous envoie.

Ces deux genres de mouvements coordonnés sont donc des *langages naturels* que l'esprit humain a la faculté de comprendre spontanément.

De même que le moi perçoit, comprend spontanément, par une faculté naturelle, les *mouvements coordonnés* si variés que lui envoient les objets qui composent l'univers, il a également la faculté de produire naturellement, spontanément, sans même s'en rendre compte, des *mouvements coordonnés* non moins variés, formant également un langage naturel, et qui

[1] Virgile, *l'Énéide*, liv. VI.

vont révéler à l'extérieur ce qui se passe en lui. On ne peut pas plus se rendre compte de cette dernière faculté que de la première, ne pouvant pénétrer l'essence de l'âme.

Mais nous pouvons nous rendre compte des procédés qui donnent lieu à la compréhension spontanée de ces mouvements naturels si variés, par ceux qu'ils atteignent à distance.

Nous allons essayer de le faire, et ainsi, nous établirons la *loi de la transmission et de la transformation du mouvement expressif dans toute son étendue*, loi qui nous montrera comment un mouvement cérébral se transmet à distance sans se dénaturer, avec la propriété de reproduire tous les phénomènes qui sont sous sa dépendance.

CHAPITRE VIII.

Loi de la transmission et de la transformation du mouvement expressif.

Mouvement nerveux; mouvement cérébral; le mouvement cérébral est tantôt cause des opérations intellectuelles, tantôt effet; action, impulsion, influence psychique; mouvement psychique. — Un mouvement cérébral peut aller d'un cerveau à un autre sans se dénaturer; transmission et transformation que peut subir un mouvement psychique. — Réponses à quelques objections.

I.

Ainsi, nous venons de voir que ce n'est que par un mouvement communiqué au cerveau que les objets extérieurs se révèlent à l'âme, principe de vie.

Pendant que le mouvement n'est que dans les nerfs, l'âme n'en est pas avertie. Ce n'est que lorsque le mouvement a franchi les nerfs pour devenir cérébral que l'âme sent et perçoit. Cela est démontré expérimentalement par la physiologie et par l'anatomie, et même la simple observation philosophique peut en rendre compte.

Le mouvement cérébral est donc ici une cause immédiate des opérations de l'âme.

D'un autre côté, ce n'est qu'en agissant sur le cerveau que l'âme se manifeste à l'extérieur.

Veut-elle que le bras se lève : elle agit sur le cerveau, et par le cerveau sur les nerfs, et par les nerfs sur les muscles, et le bras se lève. Veut-elle produire la marche, elle agit de même sur le cerveau, et par le cerveau sur les nerfs, et par les nerfs sur les muscles et la marche se produit.

Pense-t-elle, aime-t-elle, veut-elle ; en un mot, met-elle en jeu ses facultés intellectuelles d'une manière quelconque? Un mouvement cérébral se produit, se communique aux nerfs, aux muscles, et vient, quand il est assez accentué, se manifester sur la physionomie, dans le regard, dans l'air, l'attitude, le geste, et même par des actes.

On constate donc, avec évidence, que le cerveau est, par rapport aux opérations de l'âme, *tantôt cause, tantôt effet.*

Il est cause, quand il est produit par un mouvement extérieur. Alors, en influant sur l'âme, il fait naître la sensation et la perception.

Il est effet, lorsque l'âme agit ou réagit, lorsqu'elle pense, qu'elle aime, qu'elle veut, en un mot qu'elle agit d'une manière quelconque; alors, elle produit un mouvement cérébral qui rayonne à l'extérieur, et qui révèle ce qui se passe en elle.

Le mouvement cérébral a donc lieu simultanément avec les opérations de l'âme. Et bien que les opérations de l'âme et le mouvement cérébral aient lieu simultanément, la priorité logique appartient, comme nous venons de le voir, tantôt à l'âme, tantôt au mouvement cérébral. Dans le premier cas, lorsque le mouvement cérébral est cause, il a la priorité logique; dans le second cas il est effet, la priorité logique appartient à l'action de l'âme.

Le mouvement purement nerveux doit donc être distingué du mouvement cérébral, puisqu'il n'agit pas directement sur les facultés intellectuelles, sur le moi; et que le moi, les opérations intellectuelles le produisent non pas directement, mais seulement par l'intermédiaire du cerveau.

Évidemment, le mouvement nerveux et le mouvement cérébral sont des mouvements physiologiques, mais comme le mouvement cérébral a lieu simultanément avec les opérations de l'âme, tantôt comme cause, tantôt comme effet, nous croyons qu'il est utile, et même nécessaire, pour la clarté des explications et pour éviter la confusion, de distinguer nettement ces mouvements physiologiques l'un de l'autre, et pour cela de donner un nom particulier à ce mouvement cérébral qui a lieu simultanément avec les opérations des facultés intellectuelles ; nous l'avons nommé *mouvement psychique*.

Nous ne voulons pas dire que l'âme produit le mouvement cérébral par un mouvement. Comment produit-elle ce mouvement et ses actes en général? Nous n'en savons rien, nous constatons le fait, voilà tout; mais pour ne pas laisser subsister de confusion, nous appellerons *action psychique, impulsion psychique, influence psychique*, l'acte par lequel elle produit le mouvement.

Par un acte de mon âme, de ma volonté, je lève le bras. Comment cela se fait-il? Comment cette impulsion est-elle donnée au cerveau et se fait-elle obéir? Je n'en sais rien, mais je constate le fait.

De même, je pense, j'aime, je veux, etc., et simultanément un mouvement cérébral qui se manifeste à l'extérieur en se communiquant aux nerfs, aux muscles se produit : comment cela se fait-il? Je ne le sais pas davantage; je constate le fait et ne puis aller au delà.

La sensation n'est pas un mouvement, mais elle est produite par certains mouvements impressionnels atteignant le *sensorium*, et influant ainsi sur l'âme ou principe de vie. Les opérations de l'âme ne sont pas des mouvements, mais en agissant sur le *sensorium*, elles produisent un mouvement cérébral qui rayonne à l'extérieur. La plus simple observation permet de constater que la volonté peut, par son initiative, agir sur ces mouvements, et, en général, sur tous les mouvements réflexes qui ont leur point de départ dans le cerveau, soit pour les neutraliser plus ou moins, soit pour les développer; la liberté morale apparaît ici en pleine évidence.

Ces notions, qui sont en parfaite harmonie avec ce que nous avons dit, et avec les investigations les plus récentes de nos grands maîtres en physiologie, suffiront, croyons-nous, pour éviter tout malentendu.

II.

Ainsi les phénomènes extérieurs, les phénomènes de l'univers, nous sont révélés par des *mouvements coordonnés*, transmis au principe de vie, à l'âme, par le cerveau; au cerveau par le système nerveux, et au système nerveux par l'intermédiaire des ondes lumineuses et des ondes sonores; en un mot du milieu ambiant.

De même, mais inversement, les phénomènes intellectuels, les opérations de l'âme se révèlent à l'extérieur également en produisant des *mouvements coordonnés* dans le cerveau, le cerveau les transmet au système nerveux, et le système nerveux aux ondes sonores et aux ondes lumineuses, en un mot au milieu ambiant, qui les transmet à son tour aux sens des spectateurs.

Le mouvement cérébral ne reste donc pas enfermé dans le cerveau : il se communique aux nerfs, aux muscles et à toute l'organisation; il vient s'épanouir à l'extérieur et se révéler par le jeu de la physionomie, par l'air, l'attitude, la voix, etc.

Mais là ne se termine pas sa course : il se communique au milieu ambiant, habituellement les ondes lumineuses et les ondes sonores, et par ce moyen se transmet aux organes des sens des personnes qu'il atteint, et par ces organes à leur cerveau, où il reproduit ou tend à reproduire les mêmes phénomènes que dans le cerveau où il a pris naissance.

Ainsi, un mouvement cérébral par une suite de transmissions et de transformations, va d'un cerveau à un autre sans se dénaturer.

Et comme le cerveau est le siège des opérations instinctives et intellectuelles, des passions et des volitions, et d'un grand nombre d'affections et de phénomènes purement nerveux, il s'ensuit que toutes ces manifestations peuvent, en atteignant d'autres cerveaux par les mouvements qui les expriment, se révéler et devenir contagieuses.

La plus simple attention, permet en suivant ces mouvements, de mettre cette loi dans la plus grande évidence.

Nous allons d'abord vérifier d'une manière générale comment cette loi s'exécute; nous en ferons ensuite l'application à chaque catégorie de phénomènes.

Les mouvements physiologiques qui ont leur point de départ dans le cerveau, et qui se manifestent à l'extérieur, soit sur la physionomie, soit dans l'air, l'attitude, le geste, etc., sont coordonnés d'une manière spéciale : c'est-à-dire qu'à un même mouvement cérébral correspond toujours un même mouvement extérieur.

Par exemple, le mouvement cérébral qui produit le rire, n'est pas le même que celui qui produit le bâillement; le mouvement cérébral qui épanouit la physionomie sous l'influence du plaisir, n'est pas le même que celui qui la contracte sous l'influence de la douleur.

A un même mouvement cérébral correspond un même mouvement de la physionomie; cela est bien évident, car le mouvement de la physionomie n'est que le mouvement cérébral qui se communique aux nerfs et aux muscles, et qui se manifeste à l'extérieur; en un mot, il n'est que le mouvement cérébral continué.

Mais le mouvement cérébral continué ne s'arrête pas sur la physionomie.

Le mouvement de la physionomie se communique aux ondes lumineuses et se propage dans l'espace sans se dénaturer.

Cela devient parfaitement clair, si l'on fait attention qu'à une distance quelconque, la physionomie qui rit présente toujours le même aspect; il en est de même de la physionomie qui bâille. Si les ondes lumineuses se dénaturaient en se propageant dans l'espace, il est bien évident que l'aspect des physionomies changerait avec les distances.

Bien plus, je puis prendre la photographie de ces physionomies à différentes distances, la figure des physionomies dessinées par les ondes lumineuses elles-mêmes ne changera pas avec la distance; par conséquent, le mouvement coordonné des ondes lumineuses se propage sans se dénaturer.

Les ondes lumineuses suivent tous les changements, toutes les modifications de la physionomie: comme la physionomie suit tous les changements, toutes les modifications du mouvement cérébral.

Que le mouvement cérébral change, le mouvement de la physionomie change, et le mouvement coordonné des ondes lumineuses change également; il n'y a donc là qu'un seul mouvement qui part du cerveau, qui se poursuit à travers les organes et à travers les ondes lumineuses sans se dénaturer, mais en produisant des phénomènes divers suivant les milieux dans lesquels il passe.

Ces ondes lumineuses qui atteignent les spectateurs, viennent donc dessiner sur leur rétine l'image de la physionomie qui rit ou l'image de la physionomie qui bâille.

Jusque-là, nous avons parfaitement pu suivre le mouvement cérébral d'étape en étape, et nous avons vu qu'il ne s'est pas dénaturé; il s'est manifesté sur la physionomie, de la physionomie il s'est communiqué aux ondes lumineuses, et les ondes lumineuses le communiquent à l'épanouissement du nerf optique sans qu'il se soit dénaturé.

Mais, en allant de l'épanouissement du nerf optique des spectateurs jusqu'à leur cerveau, va-t-il se dénaturer?

Non certainement; nous en avons une preuve évidente : c'est que non seulement il nous donne la perception de la physionomie qui baille ou de la physionomie qui rit, mais *il reproduit ou tend à reproduire* sur notre physionomie le bâillement ou le rire. Nombre de faits rendent ce principe parfaitement évident.

S'il s'était dénaturé, il ne tenderait pas à reproduire ces mêmes phénomènes, puisque à chaque mouvement cérébral correspond un même mouvement physiologique; le mouvement cérébral qui produit le bâillement n'est pas le même que celui qui produit le rire, et celui qui produit le rire n'est pas le même que celui qui produit un autre mouvement nerveux.

Nous avons donc pu suivre d'étape en étape, sans le perdre un instant de vue, un mouvement cérébral qui va d'un cerveau à un autre, sans se dénaturer, et qui conserve ainsi la propriété de reproduire des phénomènes qui sont sous sa dépendance.

Ce n'est pas seulement par l'intermédiaire des ondes lumineuses, qu'un mouvement cérébral peut se transmettre d'un cerveau à un autre sans se dénaturer, mais aussi par l'intermédiaire des ondes sonores. Il est facile de s'en assurer.

Un rire bruyant, ou un bâillement bruyant se fait entendre.

Le mouvement de l'organe vocal en vibration dépend évidemment du cerveau ; il est la continuation du mouvement cérébral à travers les organes.

Ces vibrations de l'organe vocal se communiquent à l'air et produisent les ondes sonores qui le propagent sans le dénaturer ; l'acoustique permet maintenant de s'en assurer en prenant le dessin des vibrations sonores à une distance quelconque de leur point de départ, comme par la photographie on obtient le dessin des ondes lumineuses.

Ces vibrations sonores, qui expriment le bâillement ou le rire, ou tout autre phénomène nerveux, viennent donc, sans se dénaturer, se communiquer à l'épanouissement des nerfs acoustiques des auditeurs.

Mais, en allant de l'épanouissement de ces nerfs jusqu'au cerveau, ce mouvement coordonné se dénature-t-il ?

Non évidemment, nous en avons une preuve incontestable comme pour le mouvement coordonné conduit par les ondes lumineuses, c'est que, arrivé au cerveau, non seulement il nous donne la perception du rire ou du baillement, mais il tend à le reproduire.

Un mouvement cérébral peut donc se communiquer à distance sans se dénaturer, c'est-à-dire en reproduisant ou tendant à reproduire les phénomènes qui sont sous sa dépendance, aussi bien par l'intermédiaire des ondes sonores que par celui des ondes lumineuses. Dans le chapitre suivant, nous rapportons des faits qui viennent parfaitement à l'appui de ce principe.

Une douleur profonde atteint une personne, un cri déchirant s'échappe de sa poitrine. Ce cri révèle spontanément cette douleur à tous ceux qui l'entendent, de quelque pays, de quelque nation qu'ils soient.

Comment cela se fait-il?

Le mouvement cérébral qui est la première expression de cette douleur, se communique aux nerfs, aux muscles, au système vocal qu'il met en vibration; ces vibrations se communiquent aux ondes sonores, ces ondes sonores les transmettent aux nerfs acoustiques qui le conduisent au cerveau; de là compréhension et sentiment de la douleur.

Une seule impulsion se manifeste également dans

toute cette série, l'impulsion produite par l'âme ou le principe de vie dans le cerveau de la personne qui souffre, et qui va, sans se dénaturer, en traversant des milieux divers, se communiquer au cerveau des personnes dont elle peut atteindre le nerf acoustique.

En effet, les vibrations du système vocal ne sont que la suite du mouvement cérébral qui s'est communiqué aux nerfs et aux muscles. Ces vibrations du système vocal ne s'éteignent pas et ne se dénaturent pas dans les organes, mais elles se transmettent à l'air et se transforment en ondes sonores; ces ondes sonores qui sont par conséquent la suite du mouvement cérébral ne se dénaturent pas dans leur parcours, l'acoustique permet de s'en assurer par divers procédés. Le mouvement cérébral se continue donc sans se dénaturer, jusqu'à l'épanouissement du nerf acoustique des personnes qu'il atteint. Se dénature-t-il, en allant de l'épanouissement de ce nerf jusqu'au cerveau? Pas davantage, puisque le mouvement cérébral qu'il produit révèle et fait sentir ce qui se passe chez la personne où il a pris naissance. S'il s'était dénaturé, il produirait un autre effet, chaque opération psychique ayant un mouvement propre, un mouvement spécial.

Si au lieu d'entendre ce cri, on voyait la physionomie douloureuse de la personne, on éprouverait le même effet ou un effet analogue, par suite de la transformation du mouvement en ondes lumineuses: nous l'avons constaté précédemment. Ainsi, les ondes sonores et les ondes lumineuses, dans ce cas, peuvent se remplacer et deviennent synonymes.

Un cri de joie ou la vue d'une physionomie heureuse peuvent de même, et pour la même raison, produire un effet analogue.

Un grand désespoir agite un homme, le mouvement cérébral, expression immédiate de ce désespoir, se communique à sa physionomie qui manifeste à l'extérieur cette expression vivante, et qui, par suite de la transmission que nous venons d'indiquer, vient se communiquer à mon cerveau et me révéler ainsi plus ou moins ce qui se passe dans le cerveau où le mouvement a pris naissance; non seulement il me révèle ce désespoir, mais il peut, suivant mes dispositions, tendre à m'y faire participer.

Par la même loi, un geste, un cri, suffiront pour me révéler tout le drame qui se passe dans une âme : le geste et le cri naturel sont synonymes : un bonheur inespéré, une douleur poignante, une fureur extrême se révèleront ainsi à moi et me feront subir plus ou moins leur influence. L'un et l'autre sont l'expression d'un même mouvement cérébral et tendent à reproduire ce même mouvement.

Cette loi se révèle à nous d'une manière bien frappante dans les effets de la musique.

Qu'un artiste veuille exprimer telle pensée, tel sentiment dans la mélodie, que fait-il?

Son âme, pour s'exprimer, imprime nécessairement à son cerveau un mouvement qui est leur expression ; ce mouvement se communique au système vocal, et par lui au milieu ambiant où il se transforme en ondes sonores sans se dénaturer, et les ondes sonores aux nerfs acoustiques des auditeurs qui, à leur tour, le conduisent fidèlement au cerveau. Et ainsi le cerveau de milliers d'auditeurs peut instantanément éprouver le même mouvement que celui de l'artiste, et par suite, saisir, comprendre les pensées, les sentiments dont l'artiste a donné la première expression, et participer à son émotion.

Que les vibrations physiologiques se communiquent immédiatement à l'air ou à des instruments, ou même à d'autres milieux qui ne les dénaturent pas dans leur coordination, cela suffit; il en est de même pour les ondes lumineuses soumises aux instruments de l'optique [1].

Nous le verrons, l'étude des beaux-arts met la loi qui nous occupe dans une complète évidence.

Avant d'avoir saisi cette grande loi de la transmission et de la transformation du mouvement expressif, qui nous fait voir comment un mouvement cérébral peut se transmettre à distance sans se dénaturer, nous avions étudié avec beaucoup de soin l'influence de la musique sur le système nerveux ; son influence sur le physique et sur le moral, et en ob-

[1] Voir chapitre VII.

servant les faits, nous étions arrivé à formuler les lois de cette influence [1].

Nous avons éprouvé une bien vive émotion, lorsqu'arrivant à cette loi de transmission et de transformation du mouvement expressif, nous avons vu qu'elle nous donnait comme conséquence les lois secondaires que nous avions déjà formulées, en ne nous appuyant que sur l'analyse minutieuse des faits.

Et ainsi nous sommes arrivés par divers chemins aux mêmes résultats qui se sont tous confirmés les uns les autres.

III.

Il est facile de voir, par ce qui précède, que l'on peut exprimer cette suite de transmissions et de transformations du mouvement par la formule suivante :

Un mouvement cérébral ou psychique peut, en traversant divers milieux, devenir purement physiologique, puis physique, puis de nouveau physiologique, et enfin cérébral ou psychique, sans se dénaturer, c'est-à-dire en conservant le pouvoir de reproduire tous les phénomènes qui sont sous sa dépendance.

En effet, le mouvement cérébral ou psychique

[1] Nous les avons exposées dans un Mémoire que nous avons lu à l'Académie nationale de médecine, séance du 31 octobre 1876

devient purement physiologique en se transmettant aux nerfs et aux muscles; puis physique lorsque ces organes le transmettent aux ondes lumineuses ou aux ondes sonores; puis physiologique lorsque, par ces ondes, il se transmet aux nerfs des spectateurs, et enfin cérébral ou psychique lorsque par ces nerfs il se transmet au cerveau.

Ainsi, par une suite de transmissions et de transformations, un mouvement cérébral peut se communiquer à distance sans se dénaturer.

Un mouvement expressif peut, en traversant des milieux divers, produire des phénomènes divers sans se dénaturer, et, en repassant dans des milieux identiques, reproduire des phénomènes identiques.

Plusieurs lois physiques ont de l'analogie avec cette grande loi de la transmission et de la transformation du mouvement expressif, mais elles sont loin, croyons-nous, de permettre une constatation aussi précise des faits.

Il y a, dans cette suite de mouvements physiologiques et physiques, et réciproquement, physiques et physiologiques, une série évidente de cause à effet, qu'il n'est pas possible de méconnaître; beaucoup plus évidente que dans un grand nombre de phénomènes purement physiques, constatés et reçus par la science. Par exemple, dans l'électrophone, on constate la transmission des ondes sonores au transmetteur; mais comment l'électricité influe-t-elle sur les ondes sonores pour les soumettre à ses lois? La science n'en sait absolument rien. Quel genre, quelle nature de mouvement se produit-il? Elle n'en sait rien. Comment, arrivé au récepteur, se conduit le mouvement pour redevenir ondes sonores, comme dans le principe, comme au point de départ? Elle n'en sait rien. Quel genre de transformation s'est-il opéré? Elle n'en sait absolument rien : elle n'a fait, sur ces questions, que des hypothèses.

Cependant, cette série de cause à effet est admise par la science; il n'est venu dans la pensée d'aucun savant de la mettre en doute.

La transmission d'un mouvement expressif qui va d'un cerveau à un autre sans se dénaturer, est plus évidente et mieux connue; car, au lieu de s'adresser à un seul genre de phénomènes, comme l'électrophone, elle s'adresse à une foule de genres, qui tous viennent imperturbablement témoigner en sa faveur : langage naturel de l'homme et des animaux, musique, dessin, sculpture, autant d'expressions qui viennent révéler les idées des artistes, en faisant naître le *mouvement cérébral coordonné*, produit par leur inspiration; influence de l'exemple, propagation à distance des affections et des phénomènes nerveux, etc., etc.

Bien plus, on peut l'étudier d'étape en étape, et même jusqu'à un certain point déterminer sa nature, s'assurer directement dans son parcours qu'il ne se dénature pas, et recueillir des indications beaucoup plus satisfaisantes que dans l'électrophone, le photophone et autres instruments semblables.

Nous pourrions citer une foule d'autres exemples pris dans les sciences purement physiques, qui viendraient à l'appui de ce que nous venons de dire.

Il n'y a évidemment pas de confusion à faire de ce mouvement expressif qui propage les phénomènes à distance, par l'intermédiaire du milieu ambiant, avec les mouvements physico-chimiques nécessaires à l'entretien et au fonctionnement de l'organisation; ces mouvements physico-chimiques peuvent se produire simultanément avec la propagation du mouvement expressif dans le milieu physiologique, mais ils ne se confondent pas avec lui [1].

[1] Cl. Bernard, qui a attaché son nom d'une manière spéciale à la doctrine physico-chimique, a été d'abord frappé des propriétés de ce mouvement expressif; il voulait bien nous honorer de son amitié et de ses conseils, et dans le courant de décembre 1877, nous lui portions en hommage notre ouvrage sur les *Harmonies du son* qui venait de paraître; nous lui parlâmes de l'explication, par la loi qui nous occupe, de la compréhension spontanée d'une même mélodie par tous les auditeurs, problème qui n'avait pas été résolu scientifiquement; et, en même temps, nous lui fîmes remarquer que la même loi expliquait parfaitement la propagation des affections et des phénomènes nerveux *à distance;* il me dit alors : « Oui, il y a là une mine féconde qui n'a pas été exploitée, un nouveau chapitre de physiologie et de psychologie. » Il m'engagea vivement à continuer mes investigations dans ce sens, à préparer un Mémoire académique, et à venir en causer avec lui à dater du 15 janvier, époque à laquelle il pensait être plus libre. Mais, hélas! la maladie et la mort impitoyables nous forcent de compter avec elles au moment même où nous y pensons le moins.

Cette transmission à distance du mouvement expressif présente donc une grande loi physiologique et psychologique, *qui fait voir comment un mouvement cérébral, avec tous les phénomènes qui sont sous sa dépendance, peut se propager d'un cerveau à un autre, sans se dénaturer, par les intermédiaires indiqués.*

Les applications que nous en ferons aux différentes catégories de phénomènes, la mettront dans une nouvelle évidence, et dissiperont, nous l'espérons, tout ce qui pourrait rester d'obscur dans l'esprit du lecteur, sur les points qui s'y rapportent.

IV.

Signalons d'abord quelques objections qui nous ont été faites, mais qui ne peuvent atteindre la loi qui nous occupe, ils la confirment plutôt.

Nous avons vu que tous les hommes ont un système nerveux semblable, mais tous ne l'ont pas au même degré doué des mêmes propriétés :

Ainsi, les uns ont le système nerveux plus impressionnable, plus actif, plus susceptible de diverses affections que d'autres. Les enfants et les femmes, en général, l'ont d'une extrême mobilité et des plus impressionnables. Ces natures subissent, en effet, sans grande résistance, l'influence du mouvement cérébral ou psychique, et par conséquent les effets de ce que l'on peut appeler la contagion nerveuse, intellectuelle et morale.

Ainsi, il y a des personnes qui subissent beaucoup plus facilement que d'autres l'influence de tel tic nerveux, de tel mouvement épileptiforme, etc., etc. De même qu'il y en a qui sont plus ou moins sensibles que d'autres à la vue des souffrances et des joies qui les entourent; il y en a même qui sont insensibles à la musique ou à certain genre de musique, tandis que d'autres subissent les influences des expressions musicales les plus fugaces; tout cela s'explique parfaitement par l'état du système nerveux et ne saurait atteindre la loi qui nous occupe.

Ce sont des anomalies analogues à celles que nous avons remarquées dans la perception : tous ne voient pas, n'entendent pas, n'odorent pas de la même manière et au même degré, mais les lois qui président à ces phénomènes n'en sont pas atteintes pour cela. Le système nerveux est plus ou moins bon conducteur du mouvement expressif.

L'hérédité physiologique et l'éducation sont pour beaucoup dans cet état du système nerveux; on peut dire avec une grande vérité que l'âme forme le système nerveux : l'étude et la pratique des arts, par exemple, ne peut avoir lieu sans une certaine modification du système nerveux, qui le rend souple aux impressions de chacun d'eux et obéissant aux impulsions des idées, des sentiments de l'artiste. Cela est évident, et l'on a constaté que ces dispositions nerveuses peuvent jusqu'à un certain point se transmettre par l'hérédité physiologique [1].

Nous avons vu que l'âme peut agir sur le mouvement expressif qui tend à envahir le cerveau, à l'entraîner, soit pour le neutraliser, soit pour le développer.

On peut ainsi expliquer plusieurs faits qui paraissent contradictoires : quelquefois j'aime les impressions gaies, quelquefois j'aime les impressions tristes.

Par exemple, je veux me laisser aller à la tristesse, je me plais dans cet état. Alors les physionomies riantes, les chants joyeux, tout ce qui est gai, en un mot, me contrariera, m'obligera à lutter pour rester dans l'état où je me complais ; tandis que tout ce qui porte à la tristesse me plaira, parce que cela favorisera l'état dans lequel je veux rester. Les impressions gaies deviendront ainsi difficilement contagieuses.

Au contraire, veux-je lutter contre la tristesse? Alors les visages joyeux, les conversations, les chants gais m'aideront à sortir de cet état et par suite me plairont et deviendront facilement contagieux.

Cependant, bien que de prime abord on éprouve quelquefois une répugnance invincible pour se laisser envahir par le mouvement expressif contre lequel on lutte, sous l'influence d'une répétition fréquente la

[1] Voir notre ouvrage : *Les Lois de la Vie et l'art de prolonger ses jours*, couronné par l'Institut de France, VIe partie.

répugnance diminue, souvent elle disparaît et l'on finit par se laisser aller. Nous le verrons plus loin. Si l'on veut analyser ce fait avec soin, on y trouvera une grande confirmation de la loi qui nous occupe.

On voit là, d'une manière bien frappante, deux mouvements luttant en sens contraire : celui qui vient de l'extérieur qui tend à envahir le cerveau, et par suite à s'imposer au principe de vie, et le mouvement produit par la force intérieure qui résiste.

Il est facile de généraliser ces notions et de se rendre compte de tous les phénomènes analogues.

Les applications données, dans les chapitres suivants, achèveront de mettre ce point en pleine lumière.

CHAPITRE IX.

De la contagion nerveuse intellectuelle et morale.

En quoi consiste cette contagion; analyse des principaux travaux publiés sur ce sujet. — Son explication par la loi de la transmission et de la transformation du mouvement expressif; enquête sur les aveugles et sur les sourds-muets relative à cette contagion; influence de la répétition; faits nombreux; explication des faits de suggestion. — Contagion de la folie et en général des dispositions mentales; important travail fait à l'étranger sur ce point. — Propagation de la terreur panique; faits curieux. — Influence de la contagion nerveuse, intellectuelle et morale sur les personnes faibles et sensibles, sur les enfants en particulier, etc. — Contagion de l'exemple et principalement des actes criminels; précautions à prendre.

I.

La contagion nerveuse, intellectuelle et morale est une des questions les plus vastes et les plus importantes qui puissent préoccuper l'esprit humain, si l'on en juge par le nombre et la gravité des faits qui s'y rapportent.

Cette contagion comprend la propagation à distance des affections et des phénomènes nerveux, tels que le bâillement, l'éternûment, les tics divers, les affections épileptiformes, etc., etc. Elle comprend également la propagation de certaines maladies mentales, les épidémies de suicide, la multiplication de crimes identiques ou analogues, etc., etc.; en un mot, tous les faits que l'on attribue à l'imitation, à l'entraînement, à l'exemple, à la fascination, etc.

Les savants n'ont pas toujours été d'accord sur les causes de cette contagion, mais personne ne doute de son existence.

Dans un travail consacré tout particulièrement à ces questions, M. le docteur Bouchut rappelle que les spécialistes les plus éminents admettent, et chacun admet avec eux, que la vue de l'épilepsie peut engendrer l'épilepsie, et que les témoignages irrécusables de l'histoire établissent qu'il y a eu des chorées contagieuses épidémiques, *par les rapports de la vie commune*, et qu'ainsi s'explique le développement d'un grand nombre de névroses convulsives, telles que la *danse de Saint-Guy*, le *tic*, l'*aboiement*, la *contracture*, les *syncopes convulsives*, et certaines névroses mentales, telles que la *panique*, la *monomanie religieuse*, *incendiaire*, *régicide*, *suicide*, etc.[1].

Il fait remarquer que ces névroses redoutables se transmettent d'un individu à un autre, qu'elles peuvent affecter tous les habitants d'une maison, d'une localité, d'un pays [2].

[1] *De la Contagion nerveuse et de l'Imitation dans leurs rapports avec la propagation des maladies nerveuses*, p. 13, 14.

[2] *Ibid.*, p. 15.

M. le docteur Prosper Despine, qui a étudié cette contagion d'une manière toute spéciale, dit également : « Le principe de la contagion morale n'est point nouveau ; toutes les personnes qui ont étudié les faits moraux ont reconnu l'existence de cette contagion ; elles ont même tiré des conclusions pratiques de la connaissance de ce phénomène, mais elles n'ont point signalé la loi sur laquelle il est établi...[1]. »

Partout on remarque le grand embarras dans lequel le mode de propagation de ces affections a jeté les savants ; on lit dans le *Nouveau Dictionnaire de médecine et de chirurgie* : « Le mot *contagion*, employé à propos de l'étiologie des névroses, paraîtra quelque peu forcé. Cependant, certains observateurs, voyant des faits où le mal semblait se communiquer d'un individu affecté à un autre qui ne l'était pas, se sont cru autorisés à donner à ces phénomènes le sens d'une contagion proprement dite. C'est ainsi que Fodéré a attribué la transmission de l'épilepsie du chien à l'enfant, dans un cas qu'il rapporte...[2]. »

M. le docteur Jolly dit, en parlant de l'imitation instinctive : « L'imitation est une véritable contagion qui a son principe dans l'exemple, comme la variole a son contage dans le virus qui la transmet ; et de même qu'il existe dans notre organisation des ma-

[1] *De la Contagion morale*, p. 4.

[2] *Nouveau Dictionnaire, de médecine et de chirurgie pratique*, t. XXIII, art. *Névrose*.

ladies qui n'attendent pour se développer que la plus légère cause, de même aussi est-il en nous des passions qui restent muettes dans l'exercice de la raison, et qui peuvent s'éveiller par le seul effet de l'imitation[1]. »

M. le docteur Ebrard, médecin en chef de l'hôpital général de Nîmes, s'exprime ainsi, dans sa monographie si complète du suicide :

« L'exemple a tout pouvoir sur notre imagination ; c'est là une observation de tous les jours et de tous les instants. L'exemple d'un individu qui se tue, entraîne fatalement d'autres exemples ; l'homme est essentiellement imitateur. Il y a dans les faits d'imitations inexplicables et cependant incontestables, quelque chose de mystérieux, une attraction qui ne peut mieux se comparer qu'à cet instinct irréfléchi et tout-puissant, qui nous incite, à peu près à notre insu, à répéter les actes dont nous avons été témoins et qui ont agi vivement sur nos sens et sur notre imagination. Cette action est si générale et si vraie, que nous en subissons tous plus ou moins le joug. Il y a une espèce de fascination dont certains esprits faibles ne peuvent se défendre[2]. »

M. le docteur Ebrard cite ensuite nombre de faits à l'appui de cette contagion.

[1] *L'Union médicale*, t. VII, p. 369, année 1869.

[2] *Le Suicide, considéré au point de vue médical, philosophique*, etc., chapitre VI.

Dans une thèse sur la *contagion du suicide*, M. Moreau fils (de Tours), fait voir que tous les troubles de la motilité sont contagieux ; du bâillement, des tics nerveux divers, il passe aux grandes névroses convulsives, puis il aborde l'étude de l'aliénation mentale, des troubles intellectuels, et démontre qu'ils sont aussi tributaires de la contagion. Les exemples sont nombreux qui prouvent la contagion du meurtre, et plus nombreux encore ceux qui établissent la manie du suicide par imitation.

Nous croyons que la loi de transmission et de transformation du mouvement expressif, qui fait voir comment un mouvement cérébral peut, sans se dénaturer, se transmettre d'un cerveau à un autre, explique parfaitement cette contagion.

Ce qui précède suffit à le démontrer, mais nous le verrons d'une manière plus spéciale encore, après avoir rappelé ce qui a été dit sur ce sujet par les savants les plus autorisés.

On peut donc diviser les affections et les maladies contagieuses en deux grandes catégories : 1° Celles qui se propagent par des virus, par des miasmes, par des parasites ; 2° Celles qui se propagent par des transformations de mouvements coordonnés.

Un grand nombre de savants ont étudié avec succès, la première catégorie ; en tête de ces savants se trouve M. Pasteur, dont les ingénieux travaux lui ont fait une place à part et tout à fait exceptionnelle.

La deuxième catégorie, non moins importante que la première, a également été étudiée par des savants éminents; leurs études profondes et sagaces éclairent parfaitement les faits, mais ils n'ont pu faire que des hypothèses, que des suppositions plus ou moins plausibles quant à leur contagion; ils ne possédaient pas les éléments nécessaires pour la solution du problème, éléments qui ne se trouvent, croyons-nous, que dans la loi de transmission et de transformation du mouvement expressif.

Les uns se sont contentés de signaler cette contagion en général, par l'imitation, par l'exemple, sans approfondir le sujet; d'autres ont cherché plus intimement la nature de la cause.

Un mémoire publié par M. le docteur Bouchut[1], et deux mémoires publiés par M. le docteur Prosper Despine[2], résument, dans un court espace, à peu près toutes les opinions que l'on a émises sur ce sujet; nous allons les analyser très succinctement.

M. le docteur Bouchut s'exprime ainsi sur les causes de cette contagion : « On dirait que dans certains cas, notamment pour ce qui concerne les névroses convulsives, il existe une action physique directe du malade sur l'homme sain, par une émanation ner-

[1] *De la Contagion nerveuse et de l'Imitation dans leurs rapports avec les maladies nerveuses*, 1862.

[2] *De la Contagion morale*, 1870 — *De l'Imitation, considérée au point de vue des différents principes qui la déterminent*, 1871.

veuse dont l'influence produit à distance l'état convulsif, car, enfin, il est difficile de toujours expliquer le fait par l'imitation, telle qu'on la comprend habituellement. Quoi qu'il en soit, à l'encontre des autres modes de contagion qu'on croit connaître en les attribuant à des miasmes, le choléra, par exemple, on ne connaît rien de la cause des névroses épidémiques, chorée, hystérie, pas plus de leur principe contagieux, si tant est qu'il en existe un, que du véhicule dans lequel il serait enfermé. Il est facile de faire des suppositions à cet égard, mais il est impossible d'en démontrer la nature... [1]. »

«... La nature du principe contagieux des névroses est donc encore complètement inconnue, et si, dans quelques cas d'état convulsif, on veut admettre l'hypothèse d'une émanation nerveuse morbifique, ailleurs, pour les névroses mentales, dues à l'exemple, c'est chose complètement impossible. Par ses effets, on en reconnaît l'existence, la médecine ne saurait aller plus loin....

« Son action est extrêmement puissante et presque sans limite. Elle s'exerce sur l'homme et sur les animaux, à tous les âges, principalement dans la jeunesse, et son influence est plus grande chez la femme que chez l'homme. Elle tient à la fois de la contagion par l'apparence d'un agent contagieux et de l'imitation par son caractère moral et mental [2]. »

[1] *De la Contagion nerveuse et de l'imitation, etc.*, p. 14.

[2] *Ibid.*

Cette étude de M. Bouchut résume très bien la question au point de vue de l'appréciation des faits, et de l'obscurité, des difficultés que l'on a rencontrées jusqu'ici dans la détermination du principe de cette contagion.

Dans le travail qu'il a consacré à ce sujet, M. le docteur Prosper Despine distingue quatre causes d'imitation :

1° L'imitation instinctive : « Il importe, dit-il, de n'attribuer à l'instinct d'imitation que ce qui est réellement de son ressort. Cet instinct, comme son nom l'indique, n'engage à imiter que par le seul mobile d'imiter [1]. »

Oui, mais d'où vient ce mobile d'imiter? Par quelle loi se fait cette imitation dont on parle tant et que personne n'explique?

2° L'imitation déterminée par la loi de l'intérêt : « Ce principe, dit-il, réside dans l'avantage que nous avons à employer les moyens les meilleurs à notre connaissance, pour satisfaire nos aspirations, nos désirs, nos besoins [2]...

Il y a évidemment une distinction à faire entre l'imitation instinctive et l'imitation volontaire : par une volonté réfléchie, l'homme peut se faire violence, se vaincre lui-même, pour imiter même ce qui lui déplaît; mais par l'imitation instinctive nous

[1] *De l'Imitation, etc.*, p. 2.
[2] *Ibid.*, p. 6.

sommes entraînés à imiter tout acte, même malgré notre volonté.

3° L'imitation déterminée par la contagion morale : « La contagion morale consiste en ceci : les actes inspirés par les sentiments bons ou mauvais, par les passions, par les bons ou mauvais instincts, donnent aux personnes qui ont connaissance de ces actes, et qui sont susceptibles d'éprouver des sentiments, des passions semblables, le désir de commettre des actes semblables, en excitant dans ces personnes, ces mêmes sentiments et ces mêmes passions [1]. »

Il rappelle les belles études d'Esquirol sur la *contagion morale* : « Cet homme éminent, dit-il, a eu le mérite d'attribuer à cette expression son véritable sens, l'ayant appliquée à la communication, chez les témoins de passions et de sentiments semblables à ceux qui sont manifestés par autrui [2]. »

Dans son mémoire sur la *Contagion morale*, M. le docteur Despine ajoute : « On ne saurait mieux comparer la nature morale de l'homme qu'à une table d'harmonie. La résonance d'une note fait vibrer la même note dans toutes les tables qui, étant susceptibles de la donner, se trouvent sous l'influence du son émis [3]. »

[1] Dr P. Despine, *De l'Imitation*, p. 9.
[2] Id., *de l'Imitation*, p. 8.
[3] Id., *de la Contagion morale*, p. 13.

La comparaison est élégante, mais ce n'est pas une démonstration.

4° De l'imitation déterminée par la contagion nerveuse : M. le docteur P. Despine ne se prononce pas sur la cause de cette quatrième catégorie d'imitation ; il ne sait s'il faut l'attribuer à un miasme ou simplement au principe de la contagion morale : « ... Dans le doute où je suis à cet égard, dit-il, je me contenterai de présenter les raisons qui militent en faveur de l'une et de l'autre opinion, laissant à d'autres le soin de juger en dernier ressort, quand une étude plus approfondie des faits leur permettra de le faire [1].

Ces quatre catégories d'imitation rentrent pour nous dans une seule, et s'expliquent parfaitement par le mouvement cérébral qui se propage à distance dans une suite de transformations. Des motifs d'intérèt ou autres peuvent influer, servir de stimulant à ce mouvement, comme ils peuvent également le neutraliser, le contrarier, mais la loi générale n'en existe pas moins.

Les deux mémoires de M. le docteur P. Despine démontrent très bien que les faits qui nous occupent se propagent à distance ; mais c'est la loi de cette propagation qui restait à démontrer.

Il est facile de voir que *la loi de la transmission et*

[1] *De la Contagion morale*, p. 25.

de la transformation du mouvement expressif, explique parfaitement la contagion des affections et des maladies nerveuses dont nous parlons, des névroses mentales, de la contagion morale et des faits d'imitation instinctive.

La contagion de ces nombreux phénomènes n'a qu'une seule cause, la propagation à distance du mouvement cérébral qui est le principe de leur manifestation.

En faisant l'application de cette loi à quelques-uns de ces phénomènes nous achèverons de mettre en pleine évidence leur mode de contagion.

II.

Nous demandons la permission de reprendre le phénomène du bâillement, de rappeler en quelques mots ce que nous en avons dit dans le chapitre précédent; puis, nous complèterons l'étude que nous en avons faite.

Nous choisissons ce phénomène pour l'analyser avec quelques détails, parce que c'est un des mieux connus, dont chacun peut, sans beaucoup de peine, étudier et suivre les manifestations, et parce qu'il permet de constater avec facilité la loi qui nous occupe. D'ailleurs, ce que nous disons de ce phénomène peut s'appliquer à toute autre affection, à tout autre phénomène nerveux expressif; c'est-à-dire qui se manifeste à l'extérieur par des tics et des mouvements nerveux divers.

Quelques répétitions deviennent ici presque nécessaires.

Le bâillement, en lui-même avons-nous dit, est un mouvement physiologique qui a son point de départ dans le cerveau, et qui, de là, se propage à l'extérieur. Il se révèle à la vue et aussi à l'ouïe quand il se fait avec bruit.

Ainsi, d'un côté, il y a transformation du mouvement physiologique qui caractérise le bâillement, en ondes lumineuses, d'un autre côté en ondes sonores; mais les ondes lumineuses et les ondes sonores étant ici la manifestation d'un seul et même mouvement cérébral, leur concours tend également à reproduire ce même mouvement, ou un mouvement analogue, lorsqu'il arrive dans un cerveau identique ou analogue; de là reproduction ou tendance à la reproduction de ce même bâillement, dépendant du mouvement cérébral transmis.

En effet, nous avons vu que le mouvement physiologique qui constitue le bâillement dépend du cerveau; l'anatomie et la physiologie ne laissent aucun doute sur ce point.

Mais les ondes sonores et les ondes lumineuses produites par le phénomène physiologique, par le phénomène du bâillement sont-elles bien la suite, la continuation, la transformation du mouvement cérébral?

Il n'y a plus à en douter; le fait devient de la dernière évidence lorsque l'on observe que c'est du mouvement cérébral que naît le bâillement, c'est-à-dire le mouvement physiologique qui nous occupe, et que c'est de ce mouvement physiologique que naissent les mouvements coordonnés des ondes sonores et des ondes lumineuses. Sans mouvement cérébral, le mouvement physiologique n'existe plus; sans mouvement physiologique, il n'y a plus d'ondes sonores ou lumineuses expressives.

Il y a entre ces trois faits qui naissent successivement l'un de l'autre : mouvement cérébral, mouvement physiologique et mouvement physique, une relation tellement intime que l'un ne peut varier sans les autres; et les variations, les changements qui les modifient sont toujours les mêmes pour les mêmes phénomènes.

Ces trois mouvements ne sont donc que la manifestation, la continuation d'un mouvement unique qui a son point de départ dans le cerveau : c'est le mouvement cérébral ou psychique qui se continue dans des milieux divers, voilà tout. Il change d'allure suivant les milieux qu'il traverse ou dans lesquels il se manifeste; et lorsqu'il repasse dans un même milieu, ou dans un milieu analogue, il reprend ses premières allures, il reproduit les mêmes manifestations ou des manifestations analogues.

Les ondes lumineuses et les ondes sonores changent, varient, se modifient, suivant que le mouvement physiologique change, varie, se modifie; et le mouvement physiologique extérieur, de son côté, suit toutes les phases du mouvement cérébral.

On est donc bien obligé de reconnaître le mouvement cérébral ou psychique, transmis et transformé successivement en mouvement physiologique, puis en mouvement physique. Il n'y a absolument que lui qui agit ici par sa transmission et sa transformation.

Mais ce mouvement physique, qui est la transformation du mouvement cérébral et du mouvement physiologique auquel le mouvement cérébral a donné naissance, va-t-il réellement redevenir physiologique en impressionnant les organes des spectateurs?

Évidemment, puisque l'on appelle mouvement physiologique tout mouvement des organes; bien plus, et c'est là l'essentiel, il est certain *qu'il ne se dénature pas dans toutes ces transformations*, puisque, dès qu'il parvient au cerveau des spectateurs, il tend à reproduire le même phénomène physiologique qui s'est produit chez la personne dont le mouvement cérébral a d'abord donné le branle à tout, et qui a été ainsi transmis et transformé.

C'est donc bien le même mouvement cérébral qui a été reproduit, puisqu'il donne lieu aux mêmes effets.

Si l'on ne reconnaissait pas là l'identité d'un même mouvement aux allures diverses, suivant la diversité des milieux auxquels il se transmet, il faudrait renoncer à connaître les relations constantes qui existent, et que tous admettent entre les causes et les effets, et réciproquement, entre les effets et les causes; c'est-à-dire que tout raisonnement et toute science deviendraient désormais impossibles.

Cela est parfaitement clair, et aucune loi ne peut être prouvée d'une manière plus décisive que celle qui nous occupe. Il n'y a pas un fait qui la contredise, et elle explique tous les faits qui sont sous sa dépendance.

Lorsque le mouvement arrive au cerveau, il tend de nouveau à le franchir pour redonner naissance à l'affection ou au phénomène nerveux qui en dépendent; les personnes faibles ou qui ont des prédispositions à reproduire le phénomène ou l'affection sont entraînées, les autres résistent plus ou moins.

Et si l'on continue à suivre cette nouvelle série de mouvements, on verra que les mêmes phénomènes tendent à se reproduire indéfiniment.

On expliquerait et on démontrerait de même la propagation d'une foule de maladies, de tics et de mouvements nerveux, depuis le simple bâillement jusqu'à l'épilepsie, car on sait que cette maladie peut, chez les personnes faibles, se propager par la vue; l'influence de l'exemple bon ou mauvais; les crimes de même nature qui se multiplient quelquefois d'une manière effrayante; les épidémies de suicide, de certaines folies, la fascination, la communication des mouvements instinctifs, et même les modifications de l'instinct et des penchants, les airs de famille, etc., etc.

On nous dira peut-être encore, que nombre de phénomènes dont nous parlons, se propagent par imitation instinctive; mais dire cela, nous le répétons, c'est ne rien dire, si l'on ne démontre pas ce que c'est que cette imitation. C'est là le problème, c'est un de ceux que la loi que nous avons formulée résout scientifiquement.

Que l'on nous permette d'ajouter quelques mots sur le rapport des ondes sonores et des ondes lumineuses.

Ces ondes sonores et ces ondes lumineuses qui sont comme la suite, la continuation du mouvement cérébral et du mouvement nerveux qui leur ont donné naissance, non seulement ne se dénaturent pas dans leur parcours, mais malgré leurs différences de forme et de vitesse (les ondes de la lumière sont transversales et parcourent 298,000 kilomètres par seconde; celle du son, au contraire, sont longitudinales et parcourent seulement, dans l'air, 340 mètres environ par seconde [1] : malgré cette différence, dis-je, il y a quelque chose de commun entre elles : c'est qu'elles sont ordonnées et spéciales pour chaque phénomène: elles en constituent l'ex-

[1] Voir, sur ce sujet, notre ouvrage : *les Harmonies du son et l'Histoire des instruments de musique*, 2e partie.

pression propre et naturelle; si le phénomène se modifie, elles se modifient également avec lui, de manière que les ondes sonores et les ondes lumineuses, pour un même phénomène sont toujours dans un rapport constant; elles changent simultanément avec lui, et si je puis m'exprimer ainsi, elles peuvent se traduire les unes les autres; elles sont équivalentes et synonymes.

En sorte qu'arrivés au cerveau, par la suite des transmissions et des transformations qui nous occupent, ces deux mouvements concourent à la reproduction d'un même mouvement cérébral, qui tend à se manifester à l'extérieur d'une manière analogue à celui qui a d'abord donné naissance à ces ondes sonores ou lumineuses.

Bien que la différence de vitesse des ondes sonores et des ondes lumineuses soit des plus considérables, il est facile de comprendre que leur concours, dans les phénomènes qui nous occupent, peut être regardé comme simultané. En effet, lors même que l'on regarderait l'impression lumineuse comme étant instantanée, comme ne demandant aucun temps pour atteindre le cerveau, il n'y aurait entre l'impression de la lumière et celle du son, parcourant environ 340 mètres par seconde, qu'une différence d'un trente-quatrième de seconde pour une distance de dix mètres, et d'un dix-septième de seconde pour une distance de vingt mètres; distance qui, en général, est déjà exorbitante pour la propagation des phénomènes dont nous parlons. Les ondes sonores et les ondes lumineuses, peuvent donc, dans le cas qui nous occupe, être regardées comme agissant simultanément.

D'ailleurs, lors même qu'elles agiraient successivement d'une manière sensible, lors même qu'elles agiraient séparément, il n'y aurait rien de changé dans la loi ni dans la production des phénomènes, nous l'avons vu.

On doit noter ici une chose bien remarquable : c'est que *le baillement peut être propagé à distance*, non seulement *par la vue et par l'ouïe agissant simultanément*, mais aussi *par la vue seulement* ou *par l'ouïe seulement*.

Comme ce fait a une haute importance dans le sujet qui nous occupe, non seulement par lui-même, mais aussi par la lumière qu'il répand sur tous les faits analogues, d'une observation plus difficile, et quelquefois presque impossible, j'ai voulu en avoir une preuve décisive et tout à fait irréfragable.

Je me suis présenté à l'établissement national des aveugles de Paris, et j'ai prié l'honorable directeur[1] de vouloir bien m'aider à élucider cette question ; ce

[1] M. Piras, inspecteur général honoraire des établissements de bienfaisance. On sent partout, dans ce bel établissement, l'influence de la haute intelligence de cet homme éminent ; on est touché de l'attachement filial et de la confiance que lui témoignent tous les infortunés qui sont sous sa paternelle direction.

qu'il a fait avec un empressement des plus obligeants.

Nous avons visité les classes des deux sections, celle des filles et celle des garçons; dans chaque classe nous avons interrogé les élèves et les professeurs : tous nous ont dit que lorsqu'ils entendaient bâiller, ils étaient eux-mêmes portés à bâiller, qu'en général ils faisaient effort pour ne pas déranger les voisins, mais que, quelquefois, le bâillement épidémique devenait irrésistible.

Nous avons pris à part et séparément chaque institutrice des aveugles, elles ont parfaitement confirmé ce que les élèves venaient de nous dire. De même pour les garçons; mais les professeurs aveugles que nous avons pris à part, moins timides, ont été plus catégoriques; ils sont entrés dans des observations perspicaces, dans des détails minutieux, qui auraient peut-être été inaperçus par le voyant et entendant, dont l'attention, en général, est moins concentrée. Ils avaient remarqué les courts instants qui s'écoulaient quelquefois après que le bâillement s'était fait entendre, pour qu'ils fussent soumis au même phénomène; ils analysaient avec une remarquable précision ce qu'ils éprouvaient alors, et la résistance plus ou moins grande qu'ils pouvaient y opposer : « Car, ajoutait l'un d'eux, je me retiens quelquefois beaucoup, par convenance pour la société. »

En un mot, nous avons fait une enquête des plus complètes qui ne laisse aucun doute sur la question, et je puis ajouter que cette enquête a été faite avec d'autant plus de soin, que ce genre d'études intéresse vivement l'honorable directeur de l'établissement.

Il est donc bien établi que le bâillement peut se propager à distance par l'ouïe, et que les ondes sonores suffisent pour cette propagation.

La propagation du bâillement par la vue, c'est-à-dire par l'intermédiaire des ondes lumineuses, n'est pas moins certaine. Chacun peut s'en convaincre, et même beaucoup plus facilement que pour le cas précédent; mais enfin, comme pour le cas précédent, j'ai voulu en avoir une preuve décisive et irréfragable.

Mes observations ont porté sur le sourd-muet comme sur l'aveugle, et les résultats ont été analogues : c'est-à-dire que le sourd-muet bâille par imitation instinctive en voyant le phénomène, comme l'aveugle en l'entendant.

Dans le but que je poursuivais, j'ai visité un établissement de sourdes-muettes des environs de Paris, de Bourg-la-Reine, qui est supérieurement tenu, et dans lequel j'ai trouvé le plus bienveillant concours.

A mes questions, la directrice des classes a répondu que le bâillement se propageait d'une manière frappante chez les sourdes-muettes, qu'elle l'avait constaté maintes fois, que ce fait était d'ailleurs si évident et si fréquent, qu'on pouvait le constater habituellement, et qu'il devenait quelquefois l'objet de distractions peu agréables.

Les institutrices ont répondu de même : lorsqu'une élève bâille, a dit l'une, il est rare que trois ou quatre de ses compagnes ne la suivent pas immédiatement; une autre a ajouté que ce phénomène du bâillement propagé à distance, était plus frappant, plus marqué chez le sourd-muet que chez le parlant; que n'étant pas distrait par les bruits, toute son attention se portait dans ce qui frappait la vue, et qu'il était ainsi plus susceptible d'imitation pour les choses dépendantes de ce sens.

Je me suis également adressé à deux sourds-muets, illustres parmi leurs frères infortunés, et qui ont vieilli dans le professorat : M. Berthier, bien connu par ses remarquables ouvrages, et M. Lenoir, qui consacre aux arts ses années de retraite.

J'ai eu avec chacun d'eux sur ce sujet une conversation par écrit qu'ils ont bien voulu signer, et qu'ils m'ont permis de reproduire avec le plus gracieux empressement. En voici le résumé : « Le bâillement par imitation instinctive se propage chez le sourd-muet aussi bien que chez le parlant, c'est un fait certain; nous l'avons habituellement observé sur nous-mêmes et sur tous les sourds-muets avec lesquels nous avons eu des relations suivies. On peut d'ailleurs faire cette observation en classe, dans les ateliers, dans les promenades, en un mot, constamment et partout, c'est un fait évident et incontestable. »

Nous pourrions citer nombre d'autres témoignages, mais ceux qui précèdent nous semblent plus que suffisants. Cependant, nous ajouterons que M. Vaïsse, directeur honoraire de l'Institution nationale des sourds-muets de Paris, qui a passé une vie de dévouement au milieu de ces infortunés, et à qui rien de ce qui intéresse l'aveugle aussi bien que le sourd-muet n'est étranger, est venu également, par ses propres informations, confirmer mes informations et mes renseignements personnels sur ces deux classes d'infortunés.

Il est donc bien établi que le bâillement peut se propager à distance, *par la vue et par l'ouïe simultanément*, ou *par la vue seulement* et *par l'ouïe seulement*.

Ces faits rendent également évident que ce sont bien les *ondes sonores* et les *ondes lumineuses* qui servent d'intermédiaire dans la propagation à distance du mouvement cérébral ou psychique.

Il est à remarquer que la répétition du phénomène fait beaucoup pour sa reproduction.

Voici, sous ce rapport, un fait curieux ; il m'a été raconté par un vénérable vieillard qui a passé sa vie dans l'enseignement supérieur, et dont la haute intelligence n'est étrangère à aucune des questions de science et de philosophie.[1] « Il y a une cinquantaine

[1] M. l'abbé Vasillier, chanoine honoraire d'Alger, *et ancien 1er aumônier du Collège de Sainte-Barbe.*

d'années, me dit-il, il s'est présenté dans mon institution, à Verdun, un personnage qui me proposa, pour une légère rétribution, de donner comme récompense à mes élèves une récréation assez étrange : « Je m'engage, ajouta-t-il, à les faire tous bâiller, sans exception, et même les professeurs. »

« Les conditions furent acceptées : élèves et professeurs furent bien résolus de résister le plus possible, et d'infliger un éclatant démenti aux prétentions du personnage ; mais, dans le nombre, deux professeurs et dix élèves jurèrent plus particulièrement de ne pas bâiller, et des paris s'établirent dans ce sens.

« Tous étaient réunis dans une grande et vaste salle, tous étaient attentifs, et quelques rires de défi commencèrent par se faire entendre ; cependant, le personnage en question, bien en vue, débuta par des bâillements légers ; il les accentua peu à peu, puis il en vint jusqu'à effectuer d'affreux bâillements, cependant avec naturel, mesure et méthode.

« Il y eut quelques élèves qui ne tardèrent pas à être entraînés ; puis quelques autres, puis quelques autres encore, et les plus récalcitrants furent également obligés de subir l'épidémie. Chez les plus faibles, le bâillement était à son comble ; ils se tordaient sur les bancs, ils en étaient malades. »

L'influence de la répétition est donc ici bien frappante.

Je cite ce fait non seulement parce qu'il rentre parfaitement dans mon sujet, mais aussi parce qu'il peut éclairer ce qui se passe dans un grand nombre d'épidémies nerveuses, où l'observation directe est moins facile.

Il est également à remarquer que la reproduction simulée des affections nerveuses développe les prédispositions à ces affections, c'est-à-dire facilite la propagation du mouvement expressif. Le fait suivant, rapporté dans les Mémoires du duc de Saint-Simon, vient à l'appui de cette observation, et fait voir également l'appréhension que l'on avait de son temps de la propagation à distance de ce genre d'affection : « Le roi, dit-il, avait fait prier la duchesse de Châtillon de ne point venir à la cour quand la duchesse de Bourgogne aurait des soupçons de grossesse, ni quand elle serait grosse. Elle avait acquis, en contrefaisant une religieuse du couvent où elle avait été avant de venir chez sa tante, un tic rare et peu perceptible jusqu'à quelque temps après son mariage, et qui depuis s'était augmenté à un point qu'à toute minute son visage se démontait à effrayer, sans qu'elle même s'en aperçût, le plus souvent, par la continuelle habitude [1]. »

Ce fait peut se passer de commentaire, mais nous devons remarquer qu'il y a des personnes qui subissent avec une grande facilité l'influence épidémique des affections nerveuses, tandis que d'autres sont

[1] *Mémoires du duc de Saint-Simon*, année 1708, chap. XIV.

pour ainsi dire complètement insensibles à ces influences; entre ces deux extrêmes, chacun occupe un degré intermédiaire. C'est comme pour l'influence de la musique, qui s'exerce également par la même loi; nous l'avons fait voir dans un Mémoire spécial [1].

Il y a aussi des personnes qui résistent parfaitement à l'influence de telle affection nerveuse et qui sont atteintes par telle autre; de plus, par une volonté énergique, on peut lutter avec avantage contre ces influences, en neutralisant le mouvement expressif qui les propage; c'est ce qui fait que les procédés d'intimidation sont quelquefois excellents comme préventifs de ce genre d'épidémie.

On a souvent rappelé qu'à l'hôpital de Harlem, une jeune fille ayant été prise d'épilepsie, plusieurs autres malades sentirent les atteintes du même mal. Le célèbre Boerhaave, qui se trouvait alors dans la salle de ces malades, menaça de faire brûler la plante des pieds à la première qui se laisserait aller à une attaque; il fit promener par la salle un réchaud rempli de fers rouges, et l'épidémie fut arrêtée.

Tous ces faits sont parfaitement explicables, et, bien loin d'être contraires à la loi que nous avons formulée, ils la confirment, si on les interprète comme on doit le faire.

[1] *Spécification des diverses influences de la Musique*, Mémoire lu à l'Académie des sciences morales et politiques (Institut de France), et inséré dans le Recueil des séances et travaux de cette académie, année, 1877.

Ce que nous venons de dire du bâillement peut s'appliquer à une affection, à un phénomène nerveux expressif quelconque.

C'est d'après la même loi que se manifeste le sourire instinctif et involontaire qui se dessine sur nos lèvres, sans même que nous en ayons la conscience en présence d'une personne qui nous sourit.

Le rire devient contagieux comme le bâillement, et peut quelquefois se produire malgré les efforts que l'on fait par convenance pour se retenir; il peut même, contre tous nos efforts, prendre les proportions de ce que nous appelons vulgairement le fou rire.

Notre physionomie reçoit de même l'expression de la tristesse que nous voyons sur la physionomie d'autrui, et nous versons des larmes sous l'influence des personnes qui en répandent.

Tous les siècles ont senti cette vérité, lors même qu'elle ne fût pas démontrée scientifiquement. Horace disait déjà : « L'homme est ainsi fait, il rit au sourire.

« Pour que vous me tiriez des pleurs, il faut que vous pleuriez.

« La nature a si bien fait, que nous sommes toujours les échos sincères de toutes les émotions : joie ou colère, crainte ou douleur; c'est même un de ses grands triomphes, de nous donner justement le cri qui frappe à la fois l'oreille et le cœur[1]. »

[1] *Art poétique*, liv. III.

Ainsi la sensation du plaisir et de la douleur se propage aussi par cette voie : «... Nous imitons, sans nous en apercevoir, tous les mouvements du malheureux que la souffrance déchire; nos mâchoires se resserrent, ses cris plaintifs font contracter les traits de notre figure; et ne pouvant mêler nos plaintes à ses accents douloureux, nos yeux se baignent de larmes, le cœur est comprimé... Cet effet de l'imitation est la base de toutes nos sympathies intellectuelles pour les plaisirs et les peines d'autrui...[1]. »

L'expression de notre physionomie, de notre air, de notre attitude, tendent à s'identifier avec l'expression de la physionomie, avec l'air, l'attitude des personnes que l'on regarde habituellement ou attentivement.

La vue ou l'audition de la toux répétée, du bégaiement, du hoquet, du vomissement, etc., déterminent ou tendent à déterminer les mêmes phénomènes chez les personnes présentes.

Montaigne a dit : « La vue des angoisses d'aultruy m'angoisse matériellement... Un tousseur continuel irrite mon poumon et mon gosier. »

Il n'y a pas jusqu'à l'intonation, jusqu'au ton, au timbre de la voix qui ne finissent, sans qu'on le veuille, par se rapprocher et même par s'identifier avec l'intonation, le ton, le timbre de la voix des personnes avec lesquelles on vit dans l'intimité.

[1] *Dictionnaire des sciences médicales*, en soixante volumes, art. *Imitation*.

D'après M. Bouley, de l'Institut, si un cheval prend le tic de serrer convulsivement la mâchoire ou de secouer la tête, il n'est pas rare de voir les chevaux de la même écurie prendre un tic semblable.

Les phénomènes de traction, de marche, de mouvements plus ou moins rapides se communiquent également par la même voie. Les chevaux se laissent entraîner à la course; il suffit que l'un précipite le pas pour que les autres le suivent.

Les phénomènes de suggestion qui ont lieu dans certains états maladifs sont complètement sous la dépendance de cette loi. Dans un ouvrage important : *Études cliniques sur l'hystéro-épilepsie*, M. P. Richer fait remarquer que si l'anesthésie cutanée est complète, les sens sont conservés à un certain degré, et demeurent comme une voie ouverte par laquelle il est possible d'impressionner le malade d'une façon variable; alors on peut opérer de curieux phénomènes de suggestion : « Lorsque l'attention du sujet cataleptique est attirée, dit-il, il devient susceptible d'exécuter une série d'actes inconscients qui se produisent à la manière des reflexes, d'une façon en quelque sorte fatale, à la suite de l'excitation des différents sens[1]. »

Il cite des faits curieux ; en voici quelques-uns de caractéristiques : « La malade cataleptique dont

[1] *Étude clinique sur l'hystéro-épilepsie*, 1881, 2me part.

l'œil est en état de percevoir les mouvements de l'expérimentateur placé en face d'elle, les reproduit exactement ; il y a quelquefois, au commencement, un peu d'hésitation, mais il suffit de répéter le mouvement une ou deux fois, pour voir la malade, transformée en véritable automate, reproduire avec précision tous les mouvements dont l'image vient impressionner la rétine..... On peut faire exécuter ainsi à la malade les mouvements les plus variés, non seulement des bras et des jambes, mais de la face et de tout le tronc, comme ouvrir et fermer la bouche, tirer la langue, frapper des mains, frapper des pieds, s'abaisser, s'accroupir, s'agenouiller, se relever, sauter, se déplacer même, marcher, etc.[1]. »

Il est évident que tous ces faits rentrent sous la loi de la transmission et de la transformation du mouvement expressif. Ce qui suit est également important au point de vue qui nous occupe : « Des mouvements qui sont accompagnés d'un bruit caractéristique n'ont pas besoin d'être vus pour être représentés, il suffit que le bruit soit entendu. Ainsi, l'observateur placé derrière la malade frappe-t-il des mains, celle-ci frappe aussitôt des mains ; frappe-t-il du pied, celle-ci frappe aussitôt du pied...[2]. »

M. P. Richer constate ainsi l'effet de la musique sur ces malades : «... Et la musique impressionne profondément la malade, au point de lui faire prendre

[1] *Étude clinique sur l'hystéro-épilepsie*, 1881, 2me part.
[2] *Ibid.*

toutes les attitudes en rapport avec les sentiments variés qu'elle exprime. Lorsque la musique cesse, la catalepsie revient aussitôt avec toute son intensité..[1].. »

M. le docteur Charcot, le célèbre médecin en chef de la Salpêtrière, a parfaitement constaté les faits de suggestion ; dans un Mémoire lu à l'Académie des sciences *sur les divers états nerveux déterminés par l'hypnotisation chez les hystériques*, il dit : « La persistance fréquente de l'activité sensorielle permet souvent d'impressionner le sujet cataleptique par suggestion, et de susciter chez lui des impulsions automatiques variées[2]. »

Tous ces phénomènes sont parfaitement expliqués par la loi de la transmission et de la transformation du mouvement expressif ; pour s'en convaincre il suffit de suivre ce mouvement dans toutes ses étapes, comme nous l'avons fait précédemment, et comme nous le faisons plus loin, dans un chapitre spécial pour la musique.

III.

Il est facile de constater que l'imitation instinctive, qu'elle soit physique, intellectuelle ou morale, en un mot quelle qu'elle soit, se propage par la même

[1] *Étude clinique sur l'hystéro-épilepsie.*

[2] *Comptes rendus de l'Académie des sciences*, 1882, 1er semestre.

loi, puisque tous les faits qui s'y rapportent se manifestent par des mouvements cérébraux qui se propagent à distance. Nous l'avons fait voir dès les premiers Mémoires que nous avons publiés sur ces questions.

Ainsi, les dispositions mentales, la folie, et à plus forte raison le simple égarement du sens commun sont contagieux.

Ces états de l'intelligence se communiquent par l'exemple, par les relations, par le contact habituel de la vie. Cela est bien admis par les aliénistes et par ceux qui ont spécialement étudié ces questions.

Dans plusieurs Mémoires consacrés à la loi de transmission et de transformation du mouvement expressif, nous avons dit que la folie pouvait se propager par cette voie, mais sans développer ce point.

Évidemment, ce seul point présentait une grande et importante question, qui demandait un travail tout spécial.

Il a été traité avec une rare habileté par une des plus grandes illustrations médicales de l'Italie, un aliéniste universellement connu par ses remarquables travaux, M. le docteur César Vigna, directeur du célèbre établissement de Saint-Clément, à Venise [1].

[1] Dans une savante étude publiée dans l'*Union médicale*, de mai 1880, le docteur Vio Bonato, qui s'est si brillamment distingué pendant le siège de Paris, s'exprime ainsi : « Un des plus savants médecins aliénistes dont l'Italie s'honore, le docteur César Vigna, a publié récemment un remarquable travail sur la folie simulée... C'est ce même professeur qui, en 1873, fondait à Venise, dans la petite île de Saint-Clément, un magni-

Le premier, le célèbre professeur a fait avec détail l'application de la loi que nous avons formulée, à l'explication de la folie contagieuse. Il a lu sur ce sujet un important Mémoire à *l'Institut des sciences, lettres et arts de Venise* [1].

Dans sa haute probité scientifique, il nous en rapporte tout l'honneur, dont il lui revient cependant une grande partie, car s'il y a du mérite à découvrir une loi, il y en a également à mettre de côté les hypothèses favorites, pour lui donner place et faire concourir à sa démonstration les faits soigneusement observés dans une longue et brillante carrière scientifique.

Il rappelle d'abord la loi que M. le docteur Prosper Despine attribue à Esquirol et qu'il s'est appliqué à développer avec talent :

« La contagion morale, dit-il, se fonde sur une loi naturelle que le docteur Despine a formulée de la manière suivante : « Toute manifestation des ins-
« tincts de l'âme, des sentiments et des passions
« de toute nature, excite des sentiments et des pas-

fique hospice d'aliénées pouvant contenir près de 600 femmes, et dont il est le directeur. Par les soins de notre confrère cet établissement est devenu l'un des premiers dans ce genre. » — *L'Abeille médicale* de décembre 1873, donne également une description détaillée de cet établissement modèle en signalant un autre savant travail de son éminent directeur : *la Monomanie ambitieuse*, une des plus remarquables études que nous connaissions sur ce sujet.

[1] Séances des 16 et 29 juin 1881.

« sions semblables chez les individus qui sont sus-
« ceptibles d'éprouver ces éléments instinctifs à un « certain degré. — « Pour mieux éclairer l'idée, le docteur Despine compare ce qui se passe dans notre esprit à un phénomène physique bien connu : « De « même, dit-il, que la résonnance d'une note musicale « fait vibrer la même note dans toutes les tables « d'harmonie qui, étant susceptibles de donner cette « note, se trouvent sous l'influence du son émis, de « même aussi, la manifestation d'un sentiment, « d'une passion excite le même élément instinctif, « le met en activité, le fait vibrer pour ainsi dire chez « tout individu susceptible par sa constitution morale « d'éprouver plus ou moins vivement ce même élé- « ment instinctif. » (*De l'Imitation, etc.*, par le docteur Prosper Despine, de Marseille.)

« La comparaison, continue le docteur César Vigna, pour si exacte et si précise qu'elle soit, n'est toujours qu'un argument indirect, elle pourra sans doute éclairer, mais elle ne pourra jamais expliquer le phénomène. Il était réservé à M. Rambosson de donner une explication vraiment scientifique du fait, avec la loi de la transmission du mouvement expressif, une des plus vastes lois physiologiques formulées jusqu'ici, en tant qu'elle tient sous sa dépendance les phénomènes de l'instinct et de l'intelligence, qui se manifestent simultanément avec le mouvement cérébral et les phénomènes de l'innervation qui s'y rapportent. Les données de la science sont aujourd'hui suffisamment élaborées pour permettre la généralisation de cette grande loi, qui a été admirablement illustrée par l'auteur, dans une longue suite de très importants travaux [1]. »

Donnons également un passage de la *Gazette de Venise* (29 juillet 1881), qui a rapport au même sujet : « L'associé correspondant, César Vigna, directeur de l'Asile central de Saint-Clément, traite de la contagion de la folie. Il démontre, avant tout, que la contagion ne saurait se concevoir comme un élément *sui generis* matériel et qu'on ne peut employer que par métaphore cette expression.

« Voyant dans cette aptitude spéciale de l'organisme un fait physico-psychologique de la plus haute importance, il se livre à une investigation exacte du phénomène, l'analysant dans ses modalités diverses, et étudiant cette merveilleuse tendance dans les di-

[1] Voici le texte de ce dernier passage : « Se non che il confronto per quanto vogliasi esatto e preciso, è sempre un argomento indiretto, che potrà benissimo chiarire, ma non mai spiegare il fenomeno.

« Era riservato al celebre Rambosson el dare una spiegazione veramente scientifica del fatto colla legge della trasmissione et della trasformazione del movimento espressivo ; una delle piu vaste leggi fisiologiche formulate fin qui in quanto che tiene sotto la propria dipendenza i fenomeni dell' instinto et dell' intelligenza, che si manifestano simultaneamente col movimenti cerebrale ed i fenomeni dell' innervazione che visi riferiscono. I dati della scienza sono oggidì sufficientemente elaborati per la generalizzazione di questa gran legge che dall' esimio autore venne mirabilmente illustrata con una lunga serie d'importantissimi lavori... » *Contagion della pazzia*, del Dott. Cesare Vigna, direttore del frenocomio centrale di S. Clemente, in Venezia ; etc.

vers principes qui la déterminent et la développent.

« A une explication scientifique des faits qui peuvent se rapporter à l'instinct d'imitation, se prête, selon lui, parfaitement *la loi physiologique de la transmission et de la transformation du mouvement expressif,* telle qu'elle a été formulée par M. Rambosson, loi fondée exclusivement sur l'observation et sur l'expérience, et qui a été également bien illustrée par l'auteur dans une suite de savants travaux [1]. »

Nous sommes vraiment heureux que nos travaux sur la transmission et la transformation du mouvement expressif, aient pu captiver un savant aussi éminent, aussi consciencieux que le docteur César Vigna, dont la compétence ne saurait être dépassée.

Déjà, lorsque nous avons fait l'application de cette loi à la compréhension spontanée de la musique, et

[1] Voici le texte : « Il socio corrispondente, Cesare Vigna, direttore de frenocomio centrale di San Clemente, tratta del contagio della pazzia. L'autore dimostra anzi tutto che il contagio morale non si saprebbe concepire come un elemento *sui generis* materiale o dinamico, e che solo per metafora si puo usare quest' espressione...

« Ravvisando in questa speciale attitudine d'ell' organismo un fatto fisio-psicologico della più alta importanza, egli si fa ad investigare con accuratezza il fenomeno, analizzando, nelle singole sue modalità, e studiando la mirabile tendenza secondo i diversi principii che la determinano e la sviluppano.

« Per una scientifica spiegazione dei fatti riferibili all' istinto dell' imitazione zi presta, secondo lui, egregiamente la legge fisiologica della trasmissione e trasformatione del movimento espressivo, quale vene formnulata dal celebre professore Rambosson, di Parigi, legge fondata esclusivament sull, osservazione e sull' esperienza, e dallo stesso così bene illustrata con una serie di lavori dottissimi. (*Gazetta di Venezia*, 29 luglio, anno 1881.)

à son influence sur le physique et sur le moral, l'éminent docteur avait apporté l'expérience de sa longue carrière médicale à l'appui de notre travail ; il a publié sur ce sujet un ouvrage tout à la fois des plus savants et des plus intéressants [1].

Il est bien évident que cette même loi, qui explique la contagion de la folie, peut expliquer également l'égarement du sens commun par contagion.

En vivant habituellement avec des personnes qui pensent faux, qui raisonnent mal, qui agissent de même, notre cerveau recevant sans cesse, par la transformation du mouvement, le contre-coup déréglé du leur, tend à se laisser aller à ce même mouvement, qui, par son influence sur nos facultés intellectuelles, nous entraîne à penser, à raisonner, à agir comme elles.

Ceux qui ont un jugement très solide, ne subiront que peu d'abord cet entraînement, ils éprouveront même une répugnance invincible pour ce genre de mouvement, mais, à la longue, ils finiront par se laisser aller plus ou moins. Ceux qui n'ont pas ce jugement solide sont bientôt invinciblement entraînés.

Le sens commun peut ainsi s'obscurcir, s'égarer ou se perdre avec la plus grande facilité, comme il peut, par une influence contraire, revenir dans le

[1] *Intorno alle diverse influenze della musica sul fisico e sul morale*, edizioni Ricordi, Milano.

droit chemin lorsqu'il a été égaré ; il subit les influences en bien ou en mal de tout ce qui l'entoure, à un degré qui étonne lorsque l'on y réfléchit pour la première fois.

Entre la plus légère déviation du sens commun et la folie déclarée, il y a une infinité de degrés dans lequel la plupart des hommes peuvent se classer.

En général, on divise les causes qui produisent la folie, en deux grandes catégories : celles qui agissent directement sur l'intelligence et celles qui agissent sur les sentiments, et toutes les deux se rangent sous la loi de la transmission et de la transformation du mouvement.

Le sens commun peut être faussé, égaré ou ramené à son état normal, par les causes qui agissent sur l'intelligence et par celles qui agissent sur le sentiment.

A la longue, on finit par prendre le tour des pensées et des sentiments, et même les façons d'agir des personnes au milieu desquelles on vit ; par raisonner juste si elles raisonnent juste, par déraisonner si elles déraisonnent, et cela naturellement, instinctivement, sans même que l'on s'en aperçoive, sans même que l'on s'en doute.

Leuret, l'éminent aliéniste, avait bien compris la facilité avec laquelle le sens commun subit les influences qui l'entourent; il imposait la raison à ses malades, et cette raison imposée, jouée, devenait peu à peu la raison spontanée, sincère, par cette seule force secrète qui agit en nous et qui soumet, qui plie toujours, à la longue, nos pensées à nos actes et notre principe interne à nos habitudes externes [1].

C'est également la manière de voir de Flourens qui, sous ce rapport, partage la doctrine de Leuret : « Et de même, dit-il, que l'on finit par croire au mensonge que l'on répète, on revient aussi à la raison, on fait chaque jour un nouveau pas vers elle, par la seule habitude de ne dire jamais que des choses sensées, des choses vraies... Ainsi, d'une part, la seule habitude du mensonge, de l'erreur, suffit pour conduire à cette erreur fixe qui est la folie ; et de l'autre, la seule habitude d'actes sensés, de paroles sages, suffit pour rendre à l'âme ce goût dominant, constant, ce goût fixe du vrai, qui est la raison [2]. »

Puisque si peu de chose suffit pour faire perdre complètement la raison et détruire le sens commun, il en faut bien moins encore pour l'obscurcir ou l'égarer seulement.

Il est à remarquer que l'on peut, jusqu'à un certain point, lutter contre l'envahissement de la folie, comme on peut lutter contre le bâillement, l'éternument, le rire, etc. ; ce rapprochement peut paraître étrange, mais cette apparence étrange disparaîtra, si

[1] LEURET, *du Traitement de la folie.*
[2] FLOURENS, *Psychologie comparée*, p. 221-222.

l'on veut bien faire attention que l'expression de tous ces phénomènes présente quelque chose de commun, c'est-à-dire un mouvement cérébral, sur lequel, dès que l'on en a conscience, la volonté peut agir, soit pour le développer, soit pour le neutraliser. Ces observations font voir tout ce que ces phénomènes ont de commun et de particulier, et, en même temps, elles font parfaitement ressortir la loi de la transmission et de la transformation du mouvement.

Maudsley, le savant aliéniste, dit : « Parmi les gens qui ont réfléchi à leurs pensées et à leurs sentiments, beaucoup sans doute, à un certain moment de leur existence, ont eu le sentiment qu'il ne leur faudrait pas grand'chose pour devenir fou, que, positivement, un effort était nécessaire pour retenir leur raison prête à s'échapper... Il est certain, en effet, que l'homme a, ou pourrait avoir sur lui-même, dans une certaine mesure, le pouvoir de prévenir la folie. D'où qu'elle vienne, la folie est la déchéance de la volonté, la perte de la faculté de coordonner les idées et les sentiments ; donc, le sage développement du contrôle de la volonté sur les sentiments et sur les idées, fournit à l'homme une force qui lutte énergiquement en faveur de la sanité [1]. »

Plus loin, il fait remarquer que souvent la folie dépend de l'usage de nos facultés, et non d'une lésion de nos organes ; c'est-à-dire qu'étant souvent fonc-

[1] MAUDSLEY, *le Crime et la Folie*, chap. IX.

tionnelle et non pas organique, on peut, par une ferme volonté, guérir la folie comme on peut également la prévenir : «... Le commencement de la guérison pour un aliéné, dit-il, c'est toujours un réveil de la puissance de la volonté; réveil d'autant plus possible que la maladie, sous un grand nombre de ses formes, n'est point accompagnée de désordres physiques; qu'elle est *fonctionnelle* et non pas *organique* [1]. »

Un peu plus loin encore, il ajoute : «... Nul ne peut contracter l'habitude d'être inconséquent dans ses pensées, dans le sentiment, dans l'action, sans que la sincérité et l'intégrité de sa nature n'en reçoive atteinte, et sans que la lucidité et la force de son intelligence n'en soient diminuées [2]. »

Ces faits sont loin d'être en désaccord avec la liberté morale. On voit, au contraire, qu'ils la mettent en relief; car l'homme peut plus ou moins modifier le mouvement expressif, l'arrêter, lui résister avec énergie en se tenant sur ses gardes; il peut, de plus, fuir les occasions, en tous cas, il n'est responsable que jusqu'au point où il peut résister.

IV.

Examinons brièvement un autre phénomène, la *terreur panique;* elle s'empare quelquefois de nom-

[1] MAUDSLEY, *le Crime et la Folie.*
[2] *Ibid.*

breux combattants sur le champ de bataille; elle peut, par contagion, descendre dans le cœur des plus fiers héros. Les animaux sont quelquefois sujets à cette terreur contagieuse, et des troupeaux entiers peuvent en être atteints.

Un animal, par exemple, est saisi de cette terreur, pour une cause ou pour une autre; cette terreur s'exprime aussitôt dans ses regards, dans son attitude, dans ses mouvements, dans ses cris.

Il y a là, d'abord, un mouvement cérébral ou psychique, qui se transmet aux nerfs, aux muscles, aux divers organes; puis, aux ondes sonores et aux ondes lumineuses, mouvements purement physiques qui, par une nouvelle suite de transmissions et de transformations, comme nous l'avons vu précédemment, vont donner naissance, chez les animaux qu'ils atteignent, à un mouvement cérébral ou psychique, analogue à celui que la terreur panique a produit chez le premier animal, et qui a causé toute la série de mouvements. De là aussi production de cette même terreur chez ceux que l'impulsion entraîne.

Il se présente ici une différence entre l'homme et l'animal, qu'il est bon de constater : le mouvement cérébral qui produit la terreur panique chez l'animal a un résultat fatal, tandis que l'homme peut par sa volonté, par la puissance qu'il exerce sur le cerveau, neutraliser ce mouvement cérébral, le calmer, et ainsi résister plus ou moins à l'impulsion.

Par la même loi, les bonnes actions portent à faire le bien, et toutes les faiblesses, tous les crimes deviennent contagieux.

Le suicide est vraiment à l'ordre du jour et sa propagation épidémique ne peut être mise en doute : « Le suicide devient pour ainsi dire contagieux dans les maisons d'aliénés, dans les petites villes, où l'attention des habitants est subitement éveillée par le détail des circonstances qui ont trait à l'accomplissement d'un suicide... »[1].

« L'imitation, au rapport de Voltaire, conduisit dans la même famille, au suicide, le père et ses deux enfants, par le même genre de mort, et dans la même année de leur vie[2]. »

Nous avons déjà cité la monographie si complète du docteur Ébrard, nous croyons utile de résumer en quelques mots son opinion sur ce sujet. « Le suicide, dit-il, peut se propager par imitation, par une sorte de contagion morale, dont l'existence est tout aussi certaine que celle de la contagion de quelques maladies. »

A ceux qui douteraient de la puissance de l'exemple, il rappelle les épidémies de suicides qui eurent lieu à Lyon, où les femmes, dégoûtées de la vie, se précipitaient en foule dans le Rhône; à Marseille, où les filles se tuaient par dépit d'amour; à Rouen, où l'on observa en 1806 un grand nombre de suici-

[1] *Dictionnaire de médecine*, en soixante volumes, art. *Imitation*.
[2] *Ibid.*

des. Tout le monde connaît, dit-il, l'histoire de ces quinze invalides qui, en 1772, se pendirent successivement et en un très court espace de temps, à un crochet qui se trouvait dans un passage très obscur de l'hôtel. Sur l'avis de Sabatier, on enleva le crochet, et l'on ouvrit une fenêtre en face du mur, sur lequel il était placé : les suicides cessèrent aussitôt. Un soldat se tue dans une guérite : d'autres soldats suivent cet exemple; ils choisirent cette même guérite, et l'on ne sait où cela serait allé, si Napoléon Ier n'avait ordonné de faire brûler la guérite. Un ordre du premier consul suffit également, en 1802, pour faire cesser les morts volontaires qui devenaient fréquentes dans l'armée. Un noble lord dégoûté de la vie va se précipiter dans un des cratères du Vésuve; son exemple trouva de nombreux imitateurs parmi les Anglais.

Il ajoute : « Tous les jours nous voyons que les suicides qui ont un certain retentissement ou qui présentent quelques circonstances bizarres ou extraordinaires, sont suivis d'un certain nombre de suicides semblables et accomplis dans les mêmes circonstances. C'est ce qui arrive à peu près infailliblement toutes les fois qu'un individu se précipite du haut de quelque roche escarpée, de quelques monuments, des tours de Notre-Dame, par exemple, de la colonne Vendôme, de la tour de Londres et autres lieux [1]. »

[1] D. EBRARD, *le Suicide, etc.*, chap. VII.

Dans le courant de juin 1882, les journaux ont annoncé qu'à raison des nombreux suicides qui avaient eu lieu depuis quelque temps, il était désormais interdit de monter dans la colonne Vendôme, lieu de prédilection choisi par les victimes.

Toutes les manifestations de l'âme deviennent ainsi contagieuses, par les mouvements coordonnés qu'elles font naître dans le cerveau et qui de là rayonnent à l'extérieur et atteignent les autres cerveaux, par une suite de transformations de ce même mouvement coordonné.

Au point de vue de la morale, l'influence des exemples bons ou mauvais et des compagnies que l'on fréquente, influence si bien comprise par tous les Pères de la vie spirituelle et par les moralistes de tous les siècles, trouve dans cette loi une claire et évidente démonstration : « Celui qui aime le danger périra dans le danger, » cet aphorisme de la morale universelle reçoit ici une démonstration rigoureusement scientifique.

La descente progressive et fatale, analogue à celle de la folie, est parfaitement nuancée dans les lignes suivantes, d'un éminent philosophe : « L'honnêteté a deux soutiens, l'horreur du vice et l'amour de la vertu. L'horreur du vice se perd presque toujours en le fréquentant. A moins que l'âme ne réagisse fortement, le compagnon du vicieux est perdu. On commence par tolérer, puis on excuse.

On se met de plain-pied avec le déshonneur. Ce qui à distance paraissait impossible, devient facile et naturel quand l'âme s'est empoisonnée par le contact [1]. »

V.

On se forme naturellement, aussi bien au point de vue physique qu'au point de vue intellectuel et moral, sur ceux qui nous entourent, surtout lorsqu'ils ont sur nous une influence qui nous force à les observer. Il est curieux de voir, sous ce rapport, combien les serviteurs qui sont restés longtemps dans une même maison, prennent les allures des maîtres; principalement les serviteurs des grandes maisons, où le prestige de la position des maîtres augmente leur influence sur l'esprit de ceux qui vivent près d'eux.

On m'a raconté plusieurs fois, qu'à l'île de la Réunion, avant que la traite des noirs fût abolie, les grands propriétaires donnaient quelquefois des fêtes pour leurs esclaves, auxquelles les esclaves des habitations voisines étaient invités. Ces noirs étaient souvent d'anciens serviteurs dévoués, qui de père en fils étaient nés chez le propriétaire. Dans ces fêtes, il y

[1] Jules Simon, *le Devoir*, 1re part.

avait danses, festins, etc., où chacun se laissait aller à ses libres allures. Alors une chose frappait tous les regards, c'est la ressemblance d'air, d'attitude, de genre, de manière que chacun avait avec son maître. Il n'était pas nécessaire de demander à qui appartenait tel ou tel serviteur, car, par le serviteur on connaissait le maître, et par le maître le serviteur.

Les organisations les plus faibles ou les plus sensibles, telles que celles des enfants et des femmes dont le système nerveux est si impressionnable, paraissent les plus propres à recevoir et à transformer le mouvement expressif, et par conséquent à subir l'influence du dehors.

Cela est en effet, et les observateurs sont unanimes sur ce point : « La mobilité nerveuse qui constitue le caractère essentiel organique de certains sujets, lit-on dans une œuvre qui fait autorité, est cause que l'impression la plus légère agit sur le cerveau, et établit cette sympathie dont il est difficile de se rendre compte, en produisant cette série de phénomènes qui les mettent en rapport avec l'individu dont ils s'attachent pour ainsi dire à copier les gestes et les mouvements...

« Van Swiéten rapporte l'observation de mouvements convulsifs manifestés chez un certain nombre d'enfants, et répétés par tous ceux qui avaient le malheur d'en être témoin... L'impression que produisent les convulsions épileptiques sur l'esprit des enfants, des jeunes personnes surtout, déterminent très souvent des accidents analogues à ceux qu'éprouve celui qui en est primitivement affecté, que cette affection soit originaire ou accidentelle [1]. »

Il n'y a pas jusqu'aux affections qui nous paraissent presque impossibles d'imiter de prime abord, même avec effort et volontairement, dont, à la longue, on ne finisse par subir la contagion, instinctivement et sans même s'en douter : « ... La difficulté extrême que les personnes bègues éprouvent naturellement à prononcer certaines syllabes, produit sur les enfants une impression telle, qu'ils s'habitueraient à bégayer si l'on n'avait le soin de les détourner de cette propension vicieuse à l'imitation [2]. »

Mais voici une observation bien caractéristique, et qu'explique parfaitement la loi qui nous occupe; elle est due à un spécialiste qui a vieilli dans la pratique, M. Colomba (de l'Isère) : «... Je ne crois pas trop m'avancer, dit-il, en disant qu'une personne, surtout si elle est jeune, qui vivrait dans la société d'un ventriloque, ne tarderait pas à le devenir presque involontairement; de même que deux individus qui vivent longtemps ensemble, finissent par être à l'unisson pour le ton de la voix, et, ce qui est plus admirable encore, leurs voix acquièrent à peu près le même timbre. »

[1] *Dictionnaire des sciences médicales*, en soixante volumes, art. *Imitation.*

[2] *Ibid.*

Il est évident que toutes les influences qui entourent la première enfance sont aussi puissantes sur le moral que sur le physique.

C'est surtout chez les enfants, dont le cerveau si sensible obéit au plus léger mouvement, que ces phénomènes de transmission à distance sont curieux à observer.

Qu'on le veuille ou non, la première éducation commence aussitôt que l'enfant vient au monde, et même aussitôt qu'il a été conçu; seulement, cette éducation est bonne ou mauvaise.

Dès qu'il vient de naître, tout ce qui l'entoure l'impressionne en bien ou en mal, et, au bout de quelques semaines, voyez ce frêle petit être que la nourrice porte sur son bras, regardez-le avec un sourire bienveillant : aussitôt sa physionomie s'éveille, ses traits s'épanouissent et un gracieux sourire répond au vôtre. Il est ému jusqu'au fond de son organisation, et cette influence spontanée le rend heureux; on peut dire également que cette influence répétée le rend bon.

Regardez-le au contraire avec un air sévère, morose : aussitôt son visage se rembrunit, ses traits se contractent et les larmes coulent. Toute sa petite existence, douloureusement impressionnée, se concentre, se referme sur elle-même. Une influence semblable habituelle ou souvent répétée le rendra maussade, sournois, égoïste et méchant [1].

Tous ces phénomènes sont parfaitement expliqués par la loi de transmission et de transformation du mouvement expressif.

Il en est de même de toutes les impressions habituelles de l'enfance : toutes s'incarnent chez elle et deviennent corps et âme. Il est difficile, même après avoir étudié le sujet, de se faire une juste idée de l'importance des soins donnés à la première enfance, surtout des soins maternels. Les caresses, les regards, les sourires d'une mère ont une onction divine. Ils transmettent une âme, un feu subtil qui pénètre, réveille, vivifie toutes les fibres de la tendre enfance. Les baisers, les regards, les sourires de l'étrangère sont âpres et secs; ils ne contiennent pas condensés, ils ne transmettent pas l'intelligence, l'amour, la vie intime qu'une mère donne à son enfant : souvent ils empêchent de naître ou éteignent tous les germes nobles dans leur source. Ces germes demandent à être couvés par les effluves maternelles : « Commence, jeune enfant, dit Virgile, à connaître ta « mère à son sourire : ta mère! elle a pendant dix « mois souffert bien des ennuis! Commence, jeune « enfant : celui à qui n'ont point souri ses parents « ne fut jamais admis à la table des dieux, jamais au « lit d'une déesse [2]. »

[1] Voir notre ouvrage *l'Éducation maternelle*, 2e édition, librairie Firmin-Didot.

[2] *Eglogue IV*.

Tous les faits viennent à l'appui de la loi de transmission et de transformation du mouvement expressif; il est hors de doute que les enfants, à cause de l'état de leur système nerveux, plus que tout autre se façonnent par tout ce qui les entoure, et qu'ils prennent les tics, les manières, le genre des personnes au milieu desquelles ils vivent habituellement avec une facilité étonnante.

J'exposais ces idées à l'un de mes amis, alors : « Regardez, me dit-il, en me montrant sa petite fille, n'est-ce pas, tout pur, la parente qui l'a nourrie et élevée, et que vous connaissez? Voyez son allure, sa démarche, ses manières, ses gestes, son regard, son sourire, en un mot toute sa physionomie. Et lors même que les traits du visage sont bien différents, est-ce qu'il n'y a pas comme une espèce d'habitude nerveuse dans la disposition et le jeu des fibres qui rappelle la physionomie de la parente? »

C'était en effet parfaitement vrai, et, si l'on y fait attention, à chaque instant on pourra remarquer des influences analogues.

La loi de propagation à distance du mouvement expressif qui nous occupe, nous fait sentir, plus que jamais, la haute importance qu'il y a à ce que toutes les personnes et toutes les choses qui entourent la première enfance, soient excellentes sous tous les rapports. L'expérience de tous les siècles confirme les observations les plus récentes et les plus rigoureuses de la science.

L'âme ne peut se développer qu'en agissant dans le corps, qu'en mettant ses fibres en jeu et qu'en leur imprimant une direction spéciale. Elle s'y exprime, s'y développe d'autant plus facilement que l'enfance est plus tendre, car alors, l'organisation étant en formation, les os mêmes sont encore mous et flexibles, et tous les organes d'une impressionnabilité excessive qu'ils perdent à mesure que l'âge avance.

Dans la première enfance le système nerveux obéit donc aux plus faibles impulsions de l'âme, aux plus faibles mouvements coordonnés qui lui viennent de l'extérieur. Des instincts généreux, une raison droite, des sentiments élevés impriment au corps des mouvements, des traces, des sillons autres que ceux que lui impriment des instincts grossiers, une raison déviée, des sentiments moins élevés.

Ces impressions faites dans le corps par les instincts, les pensées, les sentiments, ne s'effacent pas immédiatement; elles deviennent d'autant plus profondes que l'âme les éprouve plus souvent. Elles finissent même par emprisonner l'âme dans leurs contours; elles la soumettent, l'entraînent et lui font subir, quelquefois malgré sa résistance, les instincts, les pensées, les sentiments dont ils sont le résultat, l'expression. De là les habitudes, le caractère de l'individu.

Comme libre, l'âme peut, en luttant, modifier ces dispositions de l'organisme; elle peut, par des efforts réitérés, changer la direction des fibres et tracer d'autres sillons ; mais lorsque la première enfance est passée, que l'âge est venu, que les organes sont entièrement formés, que les sillons se sont durcis, cela est bien difficile, il est presque impossible de le faire complètement, les premières impressions se réveillent toujours.

Un passage de l'éminent physiologiste, M. Claude Bernard, vient à l'appui de ces observations :

« Mais ce ne sont pas seulement, dit-il, les mouvements de nos organes extérieurs qui deviennent automatiques ; la formation de nos idées est soumise à la même loi, et lorsqu'une idée a traversé le cerveau durant un certain temps, elle s'y grave, s'y creuse un centre et devient comme une idée innée. — Ici, le physiologiste vient donc justifier le sentiment du poète latin, en démontrant que, pendant le jeune âge, le cerveau en voie de développement est semblable à la cire molle, apte à recevoir toutes les empreintes qu'on lui communique, comme la jeune pousse de l'arbre prend également toutes les directions qu'on lui imprime. Plus tard, alors que l'organisation est plus avancée, les idées et les habitudes sont, ainsi qu'on le dit, enracinées, et nous ne sommes plus maître ni de faire disparaître immédiatement les empreintes anciennes, ni d'en former de nouvelles[1]. »

[1] Cl. Bernard, *Discours de réception à l'Académie française*, 27 mai 1869.

La première enfance, c'est le métal en fusion que l'on verse dans le moule et qui prend toutes les formes. La première enfance passée, le métal humain est durci, on ne peut le refondre de nouveau, tout au plus s'il est susceptible de quelques grattages.

«... Philippe aurait-il voulu qu'Alexandre, son fils, apprît à lire du plus grand philosophe de son temps, d'Aristote, et celui-ci se fût-il chargé de cet emploi, si l'un et l'autre n'eussent senti combien il importait, pour le présent et pour l'avenir, que les premières études fussent dirigées par le maître le plus habile[1]? »

Évidemment Philippe sentait instinctivement que l'âme tout entière de ce grand homme, tendrait à s'exprimer à chaque instant dans l'âme de son enfant, c'est-là tout le secret de son choix. On voit dans tous ces faits la clarté que projette la loi qui nous occupe sur la première éducation. Nous sommes un peu long sur ce point, mais le sujet en vaut la peine.

Tous les tempéraments qui se rapprochent de celui de l'enfant, tel que celui de la femme, sont également les plus propres à recevoir l'impression du mouvement coordonné, à en subir les influences, et, par conséquent, à participer à toutes les contagions dont-il est le principe.

On a également constaté que les phénomènes ner-

[1] QUINTILIEN, *de l'Institution oratoire*, liv. Ier.

veux, tel que le bâillement, l'épilepsie, etc., communs à l'homme et à l'animal, se communiquent de l'homme à l'animal, et réciproquement; nous avons cité plusieurs faits bien constatés.

Il est facile de voir à chaque instant, que l'homme exerce naturellement une puissante influence sur l'instinct moral des animaux qui l'approchent de plus près, qui vivent dans sa familiarité.

La fascination, l'art du charmeur, du dompteur s'exercent par la même loi de la transmission et de la transformation du mouvement.

On a constaté que l'influence de l'exemple a plus de force chez l'animal quand il est dans le courant de son instinct que chez l'homme, et cela se comprend, car l'homme peut résister par des motifs de raison à l'impulsion du mouvement transmis et transformé, et l'animal n'a pas cette faculté.

On a également remarqué que la contagion pour le mal se faisait très énergiquement chez les imbéciles et chez les idiots. La cause en est simple, la loi morale n'existant pas pour eux, la lutte ne vient pas neutraliser le mouvement transmis; ils se laissent aller, comme l'animal, à l'impulsion quelle qu'elle soit, suivant leur instinct, et s'ils ne se livrent pas toujours à des actes complètement semblables à ceux dont ils sont témoins, ils en font d'analogues : « Lorsque ces malheureux sont autant idiots moralement qu'ils le sont intellectuellement, l'instinct d'imitation peut les porter aux actes les plus graves; c'est ainsi qu'un idiot ayant vu saigner un porc, prend un couteau et va couper le cou à un homme...[1]. »

Les enfants dont la raison n'est pas encore développée participent à cette faiblesse ; c'est ce qui explique la cruauté excessive que l'on remarque quelquefois chez eux, soit à l'égard de leurs semblables, soit à l'égard des animaux : « Cet âge est sans pitié, » dit la fable des *Deux Pigeons*.

La contagion morale a lieu quelquefois à l'occasion d'objets qui rappellent vivement les actes; la loi qui nous occupe explique très bien ce cas. Plusieurs faits que nous avons rapportés viennent à l'appui de cette observation, mais en voici un qu'on lira sans doute avec intérêt, soit à cause de son originalité, soit à cause de son antiquité.

Le figuier de Timon le Misanthrope était célèbre dans l'antiquité : « Un jour d'assemblée, Timon étant monté à la tribune, il se fit un profond silence; car la nouveauté du fait tenait tous les spectateurs dans l'attente de ce qu'il allait dire. Enfin, prenant la parole : « Athéniens, dit-il, j'ai dans ma maison une « petite cour où s'élève un figuier ; plusieurs citoyens « se sont déjà pendus à cet arbre; et, comme j'ai « dessein de bâtir sur ce terrain, j'ai voulu vous en « avertir publiquement, afin que si quelqu'un de « vous a envie de s'y pendre aussi, il se hâte de le « faire avant que le figuier soit abattu[2]. »

[1] Dr P. DESPINE, *de l'Imitation, etc.*, p. 5.

[2] PLUTARQUE, *Vie d'Antoine*.

Cette solennelle facétie nous indique une fois de plus que rien n'est nouveau sous le soleil, et que les faits sinistres qui s'exécutent de nos jours du haut de la colonne Vendôme, s'exécutaient sur un autre théâtre, mais d'une manière analogue dans les temps antiques.

L'association des idées joue un grand rôle dans ce genre de faits qui rentrent, de même, parfaitement dans la loi que nous avons exposée.

VI.

Le grand retentissement que reçoivent les faits criminels, dans les journaux, dans les revues, dans les livres, principalement dans les romans et sur les théâtres, et par les estampes et les affiches illustrées, etc., contribue d'une manière fatale à la reproduction de ces mêmes crimes. L'influence désastreuse de ce genre de publicité a été signalée par les médecins, les hygiénistes et les moralistes de tous les temps. On ne saurait trop attirer l'attention sur ce sujet; ici tous les observateurs sont d'accord; et même dans l'opinion publique, il est établi que dès qu'un grand crime est commis, on doit s'attendre à en voir un grand nombre du même genre, ce principe est passé en axiome : *un crime quelconque engendre des crimes semblables ou analogues.*

Le sujet est si important, que nous croyons devoir rapporter les principaux passages qui résument les opinions des savants qui ont le mieux étudié la question.

Quelle qu'ait été la divergence de vue sur les causes de la contagion qui nous occupe, tous sont d'accord sur les moyens de l'atténuer; et nous pouvons ajouter que ces moyens sont en parfaite harmonie avec les conséquences nécessaires qui découlent de la loi de la transmission et de la transformation du mouvement, que nous avons établie comme étant la cause de cette contagion, et même ils ne peuvent parfaitement s'expliquer que par cette loi.

Pour empêcher le développement et la propagation des névroses convulsives et mentales, M. Bouchut dit qu'en cas d'épidémie, l'isolement et l'intimidation sont légitimement applicables à l'individu : « Interner le germe dans son lieu de naissance, supprimer la vue, l'exemple dont l'image se reproduit sur le spectateur, agir fortement sur le moral des malades, si l'affection est intermittente comme l'hystérie, telles sont les mesures à prendre contre les personnes atteintes de névroses contagieuses... [1]. »

Plus loin il ajoute : «... Enfin, c'est en gardant le silence absolu sur les incidents dramatiques de la contagion des névroses mentales, suicides, incendiai-

[1] *De la Contagion nerveuse, etc.*, p. 16.

res ou autres, et en n'accordant aucun intérêt aux malheureuses victimes de cette contagion, qu'on en fait cesser les progrès [1]. »

Tous insistent sur la nécessité de réserver les détails de ces épidémies pour la publicité scientifique seulement : « C'est la *publicité non-scientifique* qui fait tout le mal, dit encore M. Bouchut, et, sans elle, point de névrose mentale par imitation... La loi interdit la publicité des faits qui portent atteinte à la morale publique, et la justice requiert le *huis clos* pour les apprécier; au grand regret des calomniateurs, elle défend le compte rendu des procès en diffamation; la police, enfin, défend de montrer ces infirmités physiques repoussantes, qu'on exposait *jadis* dans les rues pour apitoyer les passants, elle les renvoie à l'hôpital ou dans les musées scientifiques. Ces précédents montrent la voie dans laquelle nous voulons nous engager... [2]. »

M. le docteur P. Despine insiste sur ce fait, que partout, même dans les plus petites localités, on publie « de petits journaux à bon marché, si justement qualifiés de *Moniteurs du crime*, et spécialement destinés à entretenir dans le peuple des idées immorales et dangereuses [3]. »

M. P. Despine apprécie également la liberté de la presse au point de vue de la contagion morale .

[1] *De la Contagion nerveuse, etc.*, p. 17.
[2] *Ibid.*, p. 18.
[3] *Contagion morale, etc.*, p. 19.

« Que chacun soit libre d'exposer publiquement ses opinions et de chercher à les faire prévaloir par des motifs qui lui paraissent plausibles, rien de mieux. Telles sont les limites dans lesquelles la liberté en matière de presse me paraissent devoir être posées. Mais que cette liberté s'étende jusqu'à la licence de faire le mal, de corrompre les mœurs et de compromettre la sécurité publique, voilà ce que je ne puis admettre, et je pense que tous les honnêtes gens, même les plus partisans de cette liberté, partageront cette manière de voir [1]. »

Ailleurs, il dit : « La conclusion de tout ce qui précède, but essentiellement pratique de mon travail, est que le retentissement donné aux faits immoraux de toute espèce, soit par les petits journaux qui nourrissent le peuple de faits criminels, faits toujours émouvants et par conséquent fort attrayants, soit par la basse littérature qui a adopté sans partage, pour objet de ses romans, les actes les plus immoraux, réels ou imaginaires, soit par les pièces théâtrales dans lesquelles toutes les mauvaises passions sont continuellement mises en relief, ma conclusion, dis-je, est que ce retentissement est une cause de démoralisation, et une cause de danger pour la sécurité publique, danger grave auquel il importe de remédier [2]. »

[1] *Contagion morale, etc.*, p. 22.

[2] *De l'Imitation, etc.*, p. 15.

En rappelant que l'immense publicité donnée au crime du docteur Lapommeraie, à celui de Tropman, etc., etc., a multiplié ces crimes ou des crimes analogues, il ajoute : « Lorsque les populations ont l'esprit occupé par des faits immoraux, criminels, monstrueux, on voit se produire alors un grand nombre de méfaits de toute espèce. Ainsi, c'est principalement lorsque les populations sont absorbées par les comptes rendus des procès criminels les plus odieux et les plus émouvants, c'est aussi à l'époque des exécutions capitales, époque où les crimes qui ont donné lieu à cette peine suprême occupent le plus les esprits, que se commettent le plus grand nombre de crimes. Ce point mérite d'être mis ici en évidence complète... [1]. »

Il cite ensuite nombre de faits à l'appui.

M. le docteur Ébrard, dont nous avons plusieurs fois cité la savante monographie, conclut de même : « Puisque l'exemple a une si grande puissance, que la tendance instinctive est si forte chez l'homme, il s'ensuit que tout ce qui rappelle ces exemples, tout ce qui leur donne de la publicité, telle que la presse, le théâtre, les livres, etc., sont des causes fécondes de suicide [2].

Dans une thèse sur la contagion du suicide, M. Moreau fils (de Tours) dit également : « Le sui-

[1] *De l'Imitation, etc.*, p. 9.

[2] *Le Suicide considéré au point de vue médical, etc.*

cide pathologique a son contre-poison, *le silence ;* il suffirait donc de n'en point parler, ou tout au moins de n'en parler qu'avec une extrême réserve, pour en faire justice en vertu de l'aphorisme : *sublata causa tollitur effectus.* »

Il y a un genre de publicité sur lequel nous demandons la permission d'attirer tout spécialement l'attention ; c'est la publicité par les gravures, dont l'éloquence est si naturelle, si persuasive ; les gravures parlent aux yeux en même temps qu'à l'esprit, et lorsqu'elles représentent des crimes elles viennent troubler et empoisonner l'âme de tous, même des plus petits enfants.

Car le dessin en général, présente un langage naturel que tout le monde comprend, l'ignorant aussi bien que le savant, celui même qui ne sait pas lire aussi bien que celui qui sait lire, et le petit enfant qui peut à peine bégayer reconnaît sur l'image, la plante ou l'animal qu'il a aperçu dans la campagne, ou la scène à laquelle il a assisté.

Le dessin est un langage universel, il est compris de tous spontanément, sans étude préalable et sans aucune peine ; il ne dénature pas le *mouvement coordonné*, et sert parfaitement d'intermédiaire à sa transmission ; nous reviendrons sur ce point en parlant des beaux-arts. On ne sait pas assez le parti que l'on pourrait en tirer, et l'influence que l'on pourrait exercer sur l'individu, sur la famille, sur la société en général, par le livre illustré qui s'introduit au foyer de la chaumière et sous la mansarde, aussi bien que dans les brillants salons et les palais dorés.

C'est une puissance dont on ne soupçonne pas l'étendue, et malheureusement, le plus souvent on s'en sert mal. Un éminent philosophe, M. Franck, de l'Institut, s'exprime ainsi : «... Le commerce livre au public de très mauvaises images. Ces images, ces caricatures se rencontrent dans toutes les familles. Quand même elles montrent comme conclusion le vice puni et la vertu récompensée, elles ont un fâcheux effet, et peuvent être comparées aux récits de cours d'assises, qui se terminent aussi par le châtiment des coupables. L'étalage des sentiments et des actes pervers fait toujours plus de mal que le châtiment ne fait de bien. De bons exemples, voilà ce qu'il faut à l'enfance, à la jeunesse, à tous les âges... [1]. »

Ces paroles de l'éminent philosophe, qui s'est occupé de ce sujet d'une manière toute spéciale en même temps que de l'éducation du sourd-muet, devraient être prises en sérieuse considération par ceux qui président à l'éducation et à l'instruction du pays. Nous ne saurions trop insister sur l'importance des images, non seulement pour l'éducation des enfants, mais aussi et surtout à cause de leur puissante influence sur l'esprit d'une nation [2].

[1] Académie des sciences morales et politiques ; *Comptes rendus*, 1872, livraison 10e.

[2] Voir pour l'usage des images dans l'éducation, notre ouvrage : l'*E-*

C'est par les yeux plus que par les oreilles que l'on arrive à l'intelligence; les anciens ne l'ignoraient pas :

> Segnius irritant animos demissa per aurem
> Quam quæ sunt oculis subjecta fidelibus... [1]

M. le docteur Legrand-du-Saulle s'exprime avec éloquence dans un sujet qu'il a parfaitement étudié, et les beaux passages qui suivent seront notre conclusion sur ce point : « Au milieu des périls dont la société est enveloppée, il en est un qui se reproduit chaque jour. Jeté en pâture à tous les oisifs, il devient un de leurs passe-temps habituels. Appât du vice, il est plein d'attrait pour la curiosité publique; école du scandale, du crime, du suicide et de la folie, il favorise trop souvent l'éclosion et le développement de ces instincts pervers, qui, à un moment donné, sont assez forts pour étouffer la voix de la conscience, et pour précipiter des âmes dégradées ou des intelligences faciles à défaillir sur cette pente fatale qui aboutit à trois chemins : le bagne, la morgue, la maison des fous.

« Ce péril, c'est la publicité accordée par tous les journaux à ces lugubres histoires, à ces tragiques comptes rendus qui enregistrent avec un regrettable

ducation maternelle d'après les indications de la nature ; librairie Firmin-Didot et Cie.

[1] HORACE, *Art poétique.*

empressement la chronique des faits divers. Si le dossier de la justice criminelle, si les cartons de la police vont sans cesse grossissant, n'en cherchez pas ailleurs la cause principale.

« Si l'imitation contagieuse existe, et personne n'en saurait douter à propos d'une foule d'actes ordinaires de la vie, à plus forte raison doit-on l'admettre dans les cas où les facultés intellectuelles, morales et affectives sont en jeu. Eh bien, pourquoi familiariser les cerveaux fragiles, les organisations impressionables, les sujets débiles, méchants ou corrompus, avec ces permanentes exhibitions de tortures, de fer, de corde et de poison? Pourquoi établir ces frottements continuels entre l'âme paisible et cet être gangrené dont l'arme a semé l'épouvante et le deuil?

« Que l'on fasse des recueils spéciaux pour les besoins de la science, de la magistrature et du barreau, c'est évidemment fort utile, mais que l'on ne mette point dans les mains de tous cet instrument de corruption morale. A ce prix, vous verrez diminuer les chiffres aujourd'hui si élevés du crime et de la mort volontaire... »

Le savant auteur continue : « J'apprécie hautement les services qu'ont rendus les journaux; mais la presse, comme toutes les institutions humaines, a des qualités, des défauts et des dangers. Ses qualités rachètent beaucoup ses défauts; je ne m'en prends qu'à ses dangers, et je les attaque en homme convaincu que la *liberté d'écrire ne doit pas prévaloir contre les vrais intérêts de l'humanité* (1). »

Il est évident que l'on ne nuit pas à la liberté en prohibant la vente des poisons sur nos marchés; on ne saurait y nuire davantage en prohibant la contagion morale, bien autrement délétère, même sur l'organisation, que la plupart des poisons physiques.

On doit bien remarquer également, que plus l'instruction se répandra, si la publicité des crimes dont nous parlons ne diminue pas, plus, naturellement, la contagion morale aura de prise, plus il y aura de personnes qui seront à même d'y participer. Évidemment, l'instruction est un grand bien, personne plus que nous, peut-être, ne le reconnaît et n'a travaillé, et ne travaille encore, à la répandre; mais à la plupart des biens il y a des maux qui s'y rattachent nécessairement, et que l'on doit s'efforcer de faire disparaître.

Toutes ces voix éloquentes que nous avons citées, et auxquelles la loi que nous avons formulée nous autorise à joindre la nôtre, prêchent probablement dans le désert, ou plutôt dans la tourmente, ce qui revient à peu près au même; néanmoins, il est nécessaire que ces choses se disent.

Nous devons faire remarquer ici que la vue du

1 LEGRAND-DU-SAULLE, *la Folie devant les tribunaux*, p. 536.

fait, de l'exemple, agit sur tous les hommes de quelque nationalité qu'ils soient ; c'est un langage universel compris spontanément de tous, et c'est le plus puissant. Les autres langages diminuent en puissance, à mesure qu'ils s'éloignent du naturel : le langage mixte a moins de puissance que le langage naturel, et le langage purement conventionnel moins que le langage mixte. Il n'agit pas universellement, mais seulement sur ceux qui sont au courant de la convention qui l'a institué. La loi de la transmission et de la transformation du mouvement expressif en donne la raison, et, seule, elle peut établir la différence caractéristique qui se trouve dans ces diverses espèces de langage. Nous avons développé ce point dans plusieurs Mémoires [1].

Les problèmes que nous venons d'indiquer et que résout l'application du principe de la transmission et de la transformation du mouvement dans des milieux divers, sont, il est vrai, nombreux et importants. Mais ce principe est plus important encore, puisqu'il les résout et peut en résoudre beaucoup d'autres. Il se présente comme une formule algébrique qui permet de donner *à priori* la solution de tous les problèmes qui appartiennent à une même classe, à une même catégorie.

[1] Voir les divers Mémoires lus ou communiqués à l'Académie des sciences, à l'Académie des sciences morales et politiques et à l'Académie nationale de médecine, et que nous avons indiqués dans le chapitre Ier.

CHAPITRE X.

Loi de la transmission et de la transformation du mouvement expressif appliquée à la musique.

Application au langage, aux beaux-arts et à la musique en particulier. — Faits historiques démontrant la puissante influence de la musique sur le physique et sur le moral. — Influence de la musique sur l'intelligence et sur le mouvement, sur le sentiment et sur la sensibilité; principes généraux auxquels nous conduit l'observation des faits. — Ces mêmes principes comme conséquence de la loi qui nous occupe; objections et réponses. — Curieuses analogies qui existent entre les effets de la musique et les effets que produisent certains aliments; classification des organisations relativement à la sensibilité pour la musique. — Nature de l'expression musicale. — Influence nostalgique de la musique. — Travaux de quelques grands maîtres sur la loi de la transmission et de la transformation du mouvement expressif et ses applications.

I.

La loi de la transmission et de la transformation du mouvement expressif domine également toutes les questions du langage et des beaux-arts.

Sans elle, impossible de pénétrer complètement leur nature, leurs propriétés et l'ensemble des influences qu'ils exercent sur l'homme.

Avec elle, tous ces points s'expliquent facilement; elle éclaire une foule de questions qui n'ont pas même été abordées par la science, qui sont restées confinées dans le domaine le plus élevé de la philosophie, qui ont été l'objet des études les plus abstraites et les plus persévérantes, sans livrer le moindre de leurs secrets. Elles viennent, sous la lumière de cette loi, se révéler dans une admirable clarté, et prendre rang dans le domaine rigoureux de la science.

Quels sont les caractères essentiels du langage naturel et du langage conventionnel ?

Pourquoi le langage naturel, dans ce qu'il a de plus général, est-il compris par tous, spontanément, sans étude, sans convention préalable ?

Pourquoi le langage conventionnel n'est-il pas compris de même ?

Quel est le secret de la compréhension du langage entre les animaux ?

Le langage parlé est-il absolument nécessaire pour penser ? — Peut-il révéler l'idée par lui-même. Quelle est pour nous la première révélation des idées?

Pourquoi les beaux-arts sont-ils compris spontanément par tous, comme le langage naturel ?

Quel est le secret de leur influence sur le physique et sur le moral ? etc., etc.

Autant de questions qui ont été regardées comme irréductibles, insolubles, et qui peuvent être parfaitement résolues par la loi qui nous occupe.

Il est facile de s'en convaincre; nous le verrons dans les chapitres suivants.

II.

Une étude attentive et persévérante des faits, nous avait conduit à formuler les lois qui régissent l'influence de la musique sur le système nerveux, et, en général, sur le physique et sur le moral [1].

En formulant la loi de la transmission et de la transformation du mouvement expressif, nous avons vu, non sans une vive surprise, que ces mêmes lois étaient une conséquence rigoureuse de cette dernière, que nous arrivions aux mêmes résultats par deux voies complètement différentes, et que le problème recevait ainsi une double démonstration.

Nous allons exposer ces données avec quelques détails.

De temps immémorial on a constaté la puissante influence du chant et de la musique en général, sur le physique et sur le moral; aussi en a-t-on fait un usage habituel pour calmer, pour guérir et pour soulager.

[1] *Spécification des diverses influences de la musique*, mémoire que nous avons lu le 31 octobre 1876, à l'Académie nationale de médecine. — Voir également un autre mémoire sur le même sujet lu à l'Académie des sciences morales et politiques (1877) et inséré dans le Recueil de ses séances et travaux.

Sous ce rapport, des faits mémorables nous ont été conservés par l'histoire; nous nous bornerons à en signaler un petit nombre, mais qui suffit pour nous faire voir que cette influence a été universellement constatée.

Le plus ancien des exemples connus de l'emploi de la musique comme moyen curatif des affections morales, et en même temps le plus remarquable, se trouve dans la Bible. Il concerne Saül, premier roi d'Israël (vers l'an 1070 avant J.-C.). De nombreux malheurs jetèrent ce prince dans une sombre mélancolie; le son du kinnor ou de la harpe calmait seul les accès de fureur auxquels le portait sa maladie. On lui amena un jeune pâtre de Bethléem qui jouait merveilleusement de cet instrument; ce pâtre n'était autre que David, qui devait lui succéder sur le trône d'Israël : « Quand donc, dit l'historien sacré, le mauvais esprit envoyé de Dieu était sur Saül, David prenait sa harpe et il en jouait, et Saül en était soulagé et s'en trouvait bien, parce que le mauvais esprit se retirait de lui [1]. »

La Mythologie, dont les enseignements peuvent être si féconds pour ceux qui cherchent à découvrir la vérité qu'elle habille de fables, nous raconte des choses merveilleuses des centaures, entre autres de Chiron, surnommé *le Sage*, l'un des plus célèbres, et qui, dans plusieurs contrées, était regardé comme

[1] Samuel, ch. XVI, v. 23.

le dieu de la médecine; il guérissait les maladies par *les simples* et par *la musique*.

Son histoire est trop captivante, et intéresse trop notre sujet pour ne pas en dire quelque mots ici. L'antiquité le fait vivre à l'époque des argonautes, quelque temps avant la guerre de Troie. Dès qu'il fut grand, il se retira dans les montagnes. Chasseur infatigable et terrible, sans cesse courant avec Diane, déchiré par les bois à travers lesquels il se précipitait en suivant sa divine compagne, il eut besoin d'apprendre les propriétés des plantes propres à guérir ses blessures, et la position des astres qui devaient l'aider à reconnaître la direction de sa route.

Le Pélion, montagne d'Hémonie, dont les flancs étaient couverts de chênes et le sommet couronné de pins, fut choisi par lui; il se retira dans une grotte creusée au pied de ce mont. Là, se rendait toute la Grèce, attirée par la renommée du demi-dieu et par ses doctes leçons. Il donna les plus grands soins à Achille; il en fut l'instituteur et l'aïeul maternel. Il s'associait à tous les dangers de son élève, dont il pénétrait l'immortel avenir; il se lançait avec lui à travers les précipices au-devant des lions et des ours, et lui enseignait l'astronomie, la botanique, la médecine et la chirurgie, la chimie et la musique.

On prétend que, Chiron porta le talent de la musique jusqu'à guérir les malades par les seuls accords de sa lyre, et que par ces mêmes accords, il dompta le naturel violent d'Achille : «... Chiron éleva le jeune Achille au son de la lyre, nous dit Ovide, et, par cet art paisible, dompta son naturel sauvage... [1]. »

Timothée, de Thèbes, au rapport de Suidas, était très habile sur la flûte; les accents de cet instrument, lorsqu'il en jouait, produisaient un tel effet sur Alexandre, que ce héros, sous leur influence, courait involontairement aux armes. Par le même moyen, Timothée parvenait à apaiser l'humeur belliqueuse de ce prince. Cette histoire, vraie ou fausse, d'Alexandre, tour à tour agité ou calmé par les sons de la flûte, a donné à l'Anglais Dryden l'idée d'une ode célèbre. M. de Lamartine s'exprime ainsi à l'occasion de cette ode : « Cette toute-puissance de la musique sur les sens et sur l'âme a été célébrée par l'Anglais Dryden, dans la plus belle ode, selon Walter Scott, l'historien de Dryden, qui ait jamais été chantée aux hommes, depuis Pindare et depuis Horace. Dryden représente, dans cet ode, le plus fameux musicien et compositeur de la Grece, Timothée, appelé pour charmer les oreilles d'Alexandre le Grand et de ses compagnons de guerre à Persépolis [2]. »

Quelque exagéré que puisse être dans cette ode l'événement véritable, elle n'en fait pas moins res-

[1] OVIDE, *l'Art d'aimer*, liv. Ier.

[2] *Cours familier de littérature.*

sortir l'opinion générale sur l'influence de la musique[1].

Les puiseurs d'eau et les bateliers du Nil, dit Fétis, ont conservé des chants traditionnels, qu'un observateur intelligent et consciencieux, Villoteau, n'hésite pas à faire remonter à l'antiquité : « Par ce moyen (le chant rythmé), dit-il, ils règlent si bien leurs mouvements dans leurs travaux les plus pénibles qui demandent un concours d'efforts réunis, que deux hommes parmi eux, réussissent souvent à faire avec une facilité étonnante, ce qui ne pourrait être exécuté sans beaucoup de peine par quatre d'une autre nation où l'on ne sait point concerter les efforts avec la même précision. Soit qu'ils portent des fardeaux ou qu'ils fassent d'autres ouvrages pénibles pour lesquels ils sont obligés de se réunir plusieurs, et qui exigent autant d'adresse que d'accord dans les mouvements, ils ne manquent jamais de chanter ensemble ou alternativement en cadence, pour que chacun d'eux agisse en même temps, uniformément, et prête à propos son secours aux autres [2]. »

Fétis, qui cite ces lignes, ajoute que lorsque l'on examine les immenses travaux accomplis par les anciens Égyptiens, et les masses énormes qu'ils ont ex-

[1] Nous donnons les principaux passages de cette ode dans notre ouvrage *les Harmonies du son et l'Histoire des principaux instruments de musique*, couronné par l'Académie française.

[2] VILLOTEAU, *de l'État actuel de l'art musical en Égypte*.

traites des carrières, détachées des rochers et transportées au loin, alors que la science de la physique et de la mécanique n'avait pas atteint les développements qu'elle a aujourd'hui, il y a lieu de penser que la puissance des chants rythmiques agissant sur de nombreux esclaves, a eu une grande part dans la réalisation de ces merveilles de patience et de volonté. Il cite plusieurs de ces chants traditionnels, conservés de siècle en siècle et qui sont pleins d'intérêt pour l'histoire de la musique dans l'Égypte ancienne : *Chant des bateliers du Nil, chant pour passer l'écueil, chant pour virer de bord, chant des puiseurs d'eau, etc.* [1].

Plutarque nous parle souvent de l'influence de la musique : « En général, dit-il, si l'on examine les poésies des Lacédémoniens dont quelques-unes se sont conservées jusqu'à nous, et les airs militaires qu'ils chantaient sur la flûte lorsqu'ils marchaient à l'ennemi, on reconnaîtra que Terpandre et Pindare n'ont pas eu tort de faire du courage le compagnon de la musique... Quand l'armée était rangée en bataille, et que l'on se trouvait en face de l'ennemi, le roi immolait une chèvre et ordonnait à tous les soldats de mettre des couronnes sur leur tête, et aux musiciens de jouer sur la flûte l'air de Castor; lui-même, il entonnait le chant de guerre, signal de la

[1] FÉTIS, *Hist. générale de la musique*, t. Ier.

charge. C'était à la fois un spectacle majestueux et terrible de les voir marcher en cadence au son de la flûte, chacun à son rang de bataille; personne ne rompait, pas une âme n'était troublée par la crainte : c'était d'un pas grave et d'un air joyeux qu'ils allaient affronter le péril [1].

Quand la flotte qui contenait les restes mortels de Démétrius approcha de Corinthe, on aperçut de loin, sur la proue, l'urne recouverte de la pourpre royale, décorée du diadème et environnée de jeunes gens armés, qui lui servaient de garde : « Xénophantus, le plus habile joueur de flûte de ce temps-là, assis près de l'urne, jouait le plus sacré des airs religieux, et on accordait sur sa mélodie le mouvement des rames. La flotte s'avançait lentement, avec un bruit semblable à celui que l'on entend dans les obsèques, lorsque les accents lugubres de la flûte sont accompagnés de gémissements [2]. »

En parlant de Cléopâtre, Plutarque dit également : « Elle navigua tranquillement sur le Cydnus, dans un navire dont la poupe était d'or, les voiles de pourpre et les avirons d'argent. Le mouvement des rames était cadencé au son des flûtes, qui se mariait à celui des chalumeaux et des lyres [3]. »

Ailleurs, il s'exprime ainsi : « Caïus avait la rudesse de l'emportement; souvent, dans ses discours,

[1] PLUTARQUE, *Vie de Licurgue.*
[2] ID., *Vie de Démétrius.*
[3] ID., *Vie d'Antoine.*

il s'abandonnait sans le vouloir à des mouvements impétueux de colère; il haussait la voix, se laissait aller à des invectives et tombait dans le plus grand désordre. Pour remédier à ces écarts, un esclave nommé Licinius, qui ne manquait pas d'intelligence, se tenait derrière lui avec des instruments de musique qui servent à régler la voix, et lorsqu'il sentait, à l'éclat des sons, que son maître s'emportait et se livrait à la colère, il lui soufflait un son plus doux qui modérait aussitôt la véhémence de Caïus et lui faisait baisser la voix, adoucissait sa déclamation et le ramenait à une disposition plus tranquille [1].

Quintilien, qui a si bien parlé de cet art, s'exprime ainsi : « Nous voyons dans l'histoire que les plus grands capitaines jouaient de la flûte et d'autres instruments, et que les armées des Lacédémoniens s'enflammaient aux accents de la musique. Les clairons et les trompettes ne produisent-ils pas le même effet sur nos légions? La véhémence de leurs accords semble être en proportion avec la supériorité des armes romaines... Que dis-je, la nature elle-même semble nous en avoir fait présent, pour nous aider à supporter plus facilement nos peines. C'est le chant qui encourage le rameur; et non seulement dans les travaux qui exigent le concours de plusieurs efforts, le charme d'une seule voix les anime tous, mais cha-

[1] PLUTARQUE, *Vie de Caius Gracchus*.

cun isolément trouve l'oubli de ses fatigues dans des airs grossièrement modulés [1]. »

Nos temps modernes nous présentent également sous ce rapport un grand nombre de faits intéressants.

On raconte que Philippe V, roi d'Espagne (1701) dans un de ses accès d'abattement et de mélancolie, assez fréquents depuis la mort de son fils, négligeait les affaires d'État et refusait de présider le conseil, malgré les instances d'Élisabeth de Ferrare. Ce fut dans ces circonstances que Farinelli, célèbre chanteur, arriva à Madrid. La reine voulut alors essayer sur l'esprit du roi le pouvoir de la musique qu'il aimait beaucoup. Elle fit disposer un concert et demanda au virtuose de chanter quelques airs d'un caractère tendre et doux. Dès que la voix du chanteur se fit entendre, Philippe parut frappé, puis l'émotion s'empara de son cœur; à la fin du second air, il fit appeler Farinelli, le combla d'éloges et lui demanda un troisième morceau, où le célèbre artiste déploya tout le charme, toute la magie de sa voix et de son habileté. Farinelli demeura près du roi, et grâce aux séances musicales qui furent continuées, la puissance de la musique ne tarda pas à le guérir; bientôt il put se remettre aux affaires du royaume [2].

[1] QUINTILIEN, liv. II, chap. XI.

[2] FÉTIS, *Biographie universelle des musiciens*, t. II, p. 85.

Voici comment s'explique Bocous sur un fait analogue : « Le bon et sage Ferdinand VI, second fils de Philippe V, avait hérité des infirmités de son père. Dans le commencement de son règne, surtout, il fut tourmenté d'une profonde mélancolie dont rien ne pouvait le guérir. Seul, enfermé dans sa chambre, à peine y recevait-il la reine ; et pendant plus d'un mois, malgré les instances de celle-ci et les prières de ses courtisans, il s'était refusé à changer de linge et à se laisser raser. Ayant inutilement usé de tous les moyens possibles, on eut recours au talent de Farinelli. Farinelli chanta ; le charme fut complet. Le roi ému, touché par les sons mélodieux de sa voix, consentit sans peine à ce que l'on voulut exiger de lui... »

Bourdelot rapporte qu'étant ambassadeur à la Haye, il fut introduit par un de ses amis dans la chambre du prince d'Orange, au moment où trois fameux musiciens administraient à Son Altesse, en guise de potion cardiaque, un agréable concert dont le valet de chambre du prince attestait la parfaite efficacité pour combattre les accès de mélancolie auxquels son maître était sujet [1]. »

Toutes les fois qu'il est urgent de prévenir *la peur du mal* d'où s'engendre promptement *le mal de la peur*, comme le dit Figaro, dans un aphorisme di-

[1] G. KASTNER, de l'Institut, *Parémiologie musicale*, p. 14.

gne d'Hippocrate, la musique offre à l'art de guérir des ressources que l'on a souvent expérimentées. C'est pour cette raison que l'usage en a été recommandé pendant les épidémies, la terreur suscitée par le fléau faisant souvent plus de mal que le fléau lui-même.

Mais rien n'est plus curieux, plus surprenant que l'influence de la musique, dans les phénomènes produits par le tarentisme.

On désigne sous le nom de *tarentisme*, une maladie que l'on attribue à la morsure de la tarentule, sorte d'araignée fort commune dans la Pouille. Le son des instruments, surtout de la flûte et de la guitare, procurait aux malades du soulagement; sous cette influence, paraissant se réveiller peu à peu d'un sommeil magique, ils ouvraient les yeux, se mouvaient d'abord lentement et en mesure, puis, la cadence devenant plus rapide, ils étaient entraînés dans une danse passionnée.

Le nombre des *tarentali* devint tel, qu'à certaines époques il y eut des concerts destinés à leur soulagement; ces concerts devinrent l'origine de véritables fêtes, et donnèrent naissance aux danses appelées tarentelles.

Ces danses étaient le seul moyen que l'on connût pour procurer du soulagement aux malades : la musique ne devait pas discontinuer un seul instant, sinon le malade retombait en proie à ses violents accès.

Chaque tarentiste avait sa musique et son instrument favori, et, chose remarquable, des paysans sans éducation, qui auparavant n'avaient jamais soupçonné la puissance magique de la musique, se trouvaient tout à coup avoir une oreille des plus délicates [1].

La musique influe également sur les animaux, dans la mesure de leur organisation et l'étendue de leurs facultés, et absolument d'après la même loi : de même qu'ils sont sujets par contagion au bâillement, aux tics nerveux divers, etc. Voir le chapitre précédent.

Dans notre ouvrage sur la musique nous avons rapporté des expériences méthodiques très curieuses, faites sur les animaux, dans le but de constater les résultats de l'influence de cet art sur eux [2].

On voit que les effets les plus divers peuvent être produits par le chant ou par la musique en général : la joie, la tristesse, la mélancolie, le courage, l'ardeur, l'abattement, le désespoir, etc., etc.

Puisque des effets si contraires sont produits par elle, il est évident qu'elle peut agir en bien ou en mal suivant les circonstances, et que l'on ne doit en faire usage sur les malades qu'avec une extrême circonspection et avec connaissance de cause.

[1] Voir, pour plus de détails, notre ouvrage *les Harmonies des sons et l'Histoire des instruments de musique*.

[2] *Ibid. etc.*, 1re partie.

III.

Les faits que nous venons de citer et que nous pourrions multiplier font bien voir que de temps immémorial on a constaté la puissante influence de la musique sur le physique et sur le moral, et que l'on a cherché à tirer parti de cette influence.

Cependant, malgré de nombreux essais, on n'a pas fait faire beaucoup de progrès à son application dans la thérapeutique du corps et de l'âme.

Et cela se comprend, car, ne connaissant pas la loi de cette influence, on ne pouvait procéder que d'une manière tout à fait empirique, sans savoir au juste les effets que l'on obtiendrait par elle, dans tel cas donné.

L'influence de la musique est complexe; on doit la décomposer si l'on veut se bien rendre compte de tous ses effets.

Les maîtres de l'art la regardent, en général, comme étant l'expression du sentiment. Oui, elle est par excellence l'expression du sentiment; mais on doit observer qu'elle peut également exprimer simplement le nombre, la mesure, le mouvement; elle peut exprimer certains accents de la nature sans exprimer aucun sentiment. Ce genre de musique n'agit directement que sur l'intelligence qui la comprend et sur l'organisation à laquelle elle communique son mouvement.

De là certaines marches militaires, certains chants mesurés et cadencés des matelots et des rameurs, des travailleurs en général, qui souvent ne sont accompagnés que de paroles insignifiantes, que de mots ou de syllabes qui ne marquent que le rythme et la mesure, et cette mesure et ce rythme impriment leur mouvement à l'organisation et aident au travail.

Ce genre de musique peut imiter le mouvement dans les objets, le bruit de la locomotive, le tic-tac du moulin, la cadence du fléau qui bat le blé, la marche d'une armée, le galop du cheval, le cri des animaux, le chant de divers oiseaux, le murmure du ruisseau, etc.

On peut même faire de la musique très savante qui ne parle qu'à l'esprit, qui n'exprime aucun sentiment et qui laisse complètement froides et sans aucune émotion les personnes les plus sensibles à la mélodie.

De tout temps on a fait usage de ce genre de musique : c'est cette musique qui soutenait les anciens travailleurs égyptiens dans leurs fatigues et dans leurs travaux, en réglant leurs mouvements par la mesure et le rythme.

Partout on a plus ou moins continué ces traditions : dans tous les ports du monde on entend les matelots travaillant en cadence au chant monotone de syllabes qui ne disent rien à l'âme, et qui sont simplement l'expression du mouvement et de la mesure. Mouvement et mesure qui se communiquent à tout leur être et multiplient leur force, soit qu'ils traînent la lourde chaîne des ancres pour amarrer le navire qui touche au rivage, ou qu'ils le dégagent pour le lancer de nouveau au sein de la mer immense; soit qu'ils fassent manœuvrer les rudes engrenages qui chargent et déchargent les vastes flancs du navire. Travaux des plus pénibles, mais bien adoucis par cet élan ordonné et continu qu'entretient le mouvement cadencé des ondes sonores.

Évidemment, ces chants et les chants analogues laissent le sentiment complètement tranquille; on ne peut pas dire que ce genre de musique soit l'expression du sentiment proprement dit.

Nous devons ici faire une observation qui préviendra quelques objections. Ces chants, cette musique qui n'expriment que la mesure, le mouvement, le rythme, les bruits de la nature, même la musique savante dont nous avons parlé et qui ne s'adresse qu'à l'intelligence, peuvent, il est vrai, faire quelquefois naître des sentiments, mais ces chants ne les produisent pas par eux-mêmes, ils ne les expriment pas directement; ils sont seulement susceptibles de les réveiller dans quelques circonstances par la loi de l'association des idées dans l'intelligence : c'est en général l'influence nostalgique de la musique; nous le verrons plus loin.

D'un autre côté, la musique excelle à exprimer les sentiments, depuis les plus légères émotions jusqu'aux plus enivrantes extases. Aucun art ne l'égale sous ce rapport.

Non seulement elle exprime les sentiments, non seulement elle les fait *comprendre*, mais elle les fait partager, elle les communique, elle les fait naître dans les âmes. Comme une puissance irrésistible, elle émeut, elle enivre, elle entraîne.

Cette influence de la musique sur le sentiment est incontestée, c'est celle qui a spécialement frappé les esprits ; on a même confondu l'influence de la musique sur l'intelligence et sur la locomotion avec cette dernière, car, en général, on définit la musique le *langage du sentiment*, définition évidemment incomplète.

Or, il résulte des lois harmoniques établies dans l'union du corps et de l'âme, que l'on ne peut agir sur le corps sans influer sur l'âme, de même que l'on ne peut agir sur l'âme sans influer sur le corps. De plus, la physiologie nous apprend qu'il y a des nerfs conducteurs du mouvement seulement, et des nerfs conducteurs de la sensibilité seulement. Par conséquent, d'après ce que nous venons de voir, il y a une musique qui peut agir spécialement sur les uns, et une musique qui peut agir spécialement sur les autres, comme il y a une musique qui peut agir sur tous à la fois.

Prenons les deux extrêmes : Voilà, par exemple,

un régiment qui passe musique en tête, jouant une simple marche; tout le monde se trouve ébranlé; il n'y a pas jusqu'aux enfants qui, même d'une manière inconsciente, ne marquent la mesure; les passants se mettent instinctivement au pas, et un grand nombre sont naturellement entraînés dans un même mouvement à suivre la troupe.

Évidemment, cette musique agit spécialement sur les nerfs moteurs, et sur l'intelligence qui comprend le nombre et la mesure.

Mais voici une réunion d'élite, silencieuse et recueillie dans un sanctuaire d'artiste : les mélodies sentimentales de Mozart, de Haydn, de Beethoven ou de quelque autre grand maître se font entendre. Le prélude, comme un coup de baguette magique, saisit tout le monde, l'émotion gagne, et bientôt les larmes que l'on comprime en vain brillent dans tous les yeux, et nous révèlent les sentiments profonds qui ont envahi toute l'assemblée.

Évidemment, cette musique agit spécialement sur les sentiments et sur les nerfs de la sensibilité.

De ce qui précède et de phénomènes analogues, on peut déduire les propositions suivantes; chacun peut d'ailleurs en contrôler la justesse en analysant soigneusement les faits :

1° Il y a une musique qui agit spécialement sur l'intelligence et sur les nerfs moteurs;

2° Il y a une musique qui agit spécialement sur

les nerfs de la sensibilité et sur les sentiments;

3° Il y a une musique qui agit tout à fois sur les nerfs moteurs et sur les nerfs sensitifs; sur l'intelligence et sur les sentiments; en général, c'est ce qui a lieu le plus souvent;

4° Mais depuis la musique qui agit le plus sur l'intelligence et sur les nerfs moteurs, et celle qui agit le plus sur les sentiments et les nerfs sensitifs, il y a une infinité de degrés où chaque genre trouve sa place.

On voit que, par l'observation directe des faits, on arrive absolument aux mêmes résultats que ceux que nous donne comme conséquences la loi de propagation du mouvement expressif.

Il est évident que si l'artiste se livrant à l'inspiration, peut négliger de spécifier ces influences, il n'en est plus de même de l'homme de l'art qui veut les appliquer au soulagement ou à la guérison des malades. Cette spécification devient dans ce cas de la plus haute importance; c'est la base sur laquelle doit reposer toute pratique.

Une personne est-elle atteinte d'un désordre qui donne une prédominance exagérée à l'action d'une espèce de nerfs seulement, on pourrait, dans ce cas, approprier une musique spéciale pour agir plus directement sur le mal, pour exciter ou neutraliser telle ou telle espèce de nerfs, tel ou tel phénomène de l'inervation, pour exciter ou calmer telle ou telle faculté morale.

On pourrait sans doute, sous le rapport médical, établir ainsi un certain ordre, une certaine méthode, dans le traitement des maladies par la musique, et en hygiène favoriser par ce moyen le développement régulier des facultés diverses [1].

Il y a, par exemple, des maladies mentales produites spécialement par des affections des organes qui servent l'intelligence, et par les passions exagérées de l'intelligence; d'autres par des affections des organes qui ont directement rapport à la sensibilité, et qui influent spécialement sur les sentiments et les passions exagérées qui en dépendent. On arriverait sans doute à de plus heureux résultats dans le traitement de ces maladies, par un choix intelligent des genres de musique qui agissent sur tel ou tel organe et qui influent sur telle ou telle puissance morale, que si on agissait au hasard. Je crois qu'il y a là une étude féconde pour les aliénistes, et d'ailleurs indispensable pour tout praticien qui veut faire concourir la musique à l'art de guérir.

Telle surexcitation intellectuelle, morale ou nerveuse étant donnée, la loi de l'influence de la musique étant connue, on peut directement agir sur cette surexcitation.

[1] Nous avons été admis à lire sur ce sujet un travail à l'Académie nationale de médecine le 31 octobre 1876.

Nos indications ont eu un commencement d'heureuse application, dans l'établissement des aliénés de Marsens (canton de Fribourg). Dès cette époque, il en est fait plusieurs fois mention dans les rapports officiels, entre autres dans celui de 1877, page 31, et dans celui de 1879, page 413.

IV.

Il nous semble que les propositions précédentes, qui résultent de l'analyse exacte des faits, déterminent bien les influences diverses de la musique.

Mais la loi de la propagation du mouvement expressif y projette une nouvelle lumière; non seulement elle donne comme conséquence toutes ces propositions, mais elle résoud bien d'autres problèmes, tel que celui de sa compréhension spontanée, problème qui paraît en première ligne et qu'il ne faut pas confondre avec une simple perception, et que seule la loi que nous avons formulée peut expliquer.

Par exemple, une mélodie est produite, et instantanément elle révèle à tous ceux qui l'entendent, un même genre de pensées, un même genre de sentiments: elle leur fait éprouver quelque chose de commun, un effet général analogue, un même mouvement, une même émotion, et cela naturellement, spontanément, sans aucune étude ni convention préalable.

Comment cela peut-il se faire?

Bien loin d'avoir été résolu, ce problème a toujours été regardé par les savants aussi bien que par les philosophes, comme un fait irréductible et indémontrable, de même que la compréhension spontanée du langage naturel; cependant, il est facile de voir que le principe de la transmission et de la transformation du mouvement expressif le résoud complètement.

On peut, par cette loi, parfaitement caractériser ou spécifier *à priori* les divers effets de telle ou telle mélodie, en un mot de la musique en général ; la nature des ébranlements nerveux que chaque genre doit produire, l'activité intellectuelle et morale qu'elle peut faire naître; contrôler les propositions que nous venons de formuler, et faire entrer l'action de la musique sous l'observation et l'expérimentation scientifique.

Cela est évident, puisque toutes les manifestations de l'instinct, des pensées, des sentiments, des volitions, en un mot, des opérations intellectuelles, se révèlent d'abord par un mouvement cérébral, et que ce mouvement cérébral peut se transmettre d'un cerveau à un autre sans se dénaturer; c'est-à-dire, en conservant la propriété de reproduire tous les phénomènes qui sont sous sa dépendance. Nous l'avons démontré par tout ce qui précède, et tout ce que nous disons ici, vient de nouveau à l'appui de cette démonstration [1].

Nous avons vu que lorsque les facultés instinctives et intellectuelles sont en acte, elles impriment un

[1] Voir également les nombreux Mémoires académiques que nous avons indiqués dans le chap. Ier.

mouvement au cerveau, mouvement qui rayonne à l'extérieur, et qui, par l'intermédiaire des ondes sonores et des ondes lumineuses, en un mot, du milieu ambiant, va, sans se dénaturer, se reproduire dans le cerveau des auditeurs.

On peut s'en convaincre ici d'une manière toute spéciale, en suivant ce mouvement d'étape en étape, comme nous l'avons fait précédemment.

Ce mouvement cérébral reproduira donc, ou tendra à reproduire ce qui se passe dans l'âme qui lui a donné naissance et dont ce mouvement même est l'expression ; il tendra également à reproduire tous les faits d'innervation qui sont sous sa dépendance. Cela est bien évident puisque toutes les organisations sont semblables ou analogues, et qu'il y a toujours les mêmes rapports entre telle opération de l'âme et tel mouvement cérébral, et telle innervation ; il n'y a de différence que du plus au moins. Si cela n'était pas, il n'y aurait plus de rapport entre les causes et les effets, il faudrait renoncer à toute science.

Et cela peut s'observer dans l'influence de la musique avec la plus parfaite exactitude.

Que les notes d'une marche lente et solennelle se fassent entendre : aussitôt, le mouvement cérébral de l'exécutant, se transmettant au cerveau des auditeurs, les portera à suivre, dans toutes leurs allures, ce même mouvement.

Qu'une marche accélérée succède à la marche lente et solennelle ; aussitôt ce même mouvement accéléré tendra à se produire chez tous les auditeurs.

Qu'un chant joyeux se fasse entendre : non seulement il est compris de tous, mais il devient également contagieux; il en serait de même d'un chant de tristesse et de deuil, etc.

Tous ces faits, et d'innombrables faits analogues, ont été observés dans tous les temps et dans tous les lieux, et peuvent s'observer de nouveau : ils viennent, avec un ensemble imperturbable, confirmer la loi de transmission et de transformation du mouvement expressif et reçoivent d'elle une complète explication.

On me dira peut-être ici : quelquefois, un chant ou une musique qui porte au mouvement nous plaît; d'autrefois, elle nous déplaît; elle nous agace les nerfs, suivant l'expression consacrée ; de même, quelquefois on aime les chants tristes, d'autrefois les chants gais, etc., etc.

Cela est très vrai ; mais ces observations, bien loin d'être une objection à la loi que nous avons formulée, lui apportent un argument de plus. Il est facile de s'en assurer.

Quand on a besoin de repos, tout ce qui nous porte au mouvement nous déplaît et nous fatigue. Par conséquent, l'expression musicale, qui est contagieuse comme le bâillement, comme le rire, lorsqu'elle vient dans ce cas vous porter au mouvement, vous lui résistez, même instinctivement; par conséquent elle vous fatigue et vous déplaît.

Mais au contraire, si vous avez un mouvement à exécuter, l'expression musicale vous aidera, vous entraînera dans son mouvement.

De même si vous vous plaisez dans la tristesse, la mélancolie, les musiques gaies vous fatigueront; vous serez obligé de lutter contre leur contagion pour rester dans cet état qui vous plaît. Dans le cas contraire, la même expression musicale vous aidera et vous plaira.

Ces faits, nous le répétons, sont une nouvelle confirmation de la loi qui nous occupe; elle les explique parfaitement, ainsi que tous les faits analogues.

Tous les principes que nous venons d'exposer sur la musique, et principalement l'application que nous leur avons faite de la loi de la transmission et de la transformation du mouvement expressif, ont ensuite été parfaitement confirmés par des maîtres éminents, et d'une manière bien inattendue pour nous; nous le verrons plus loin.

V.

Il est curieux de voir les analogies qui existent entre les effets de la musique sur le physique et sur le moral, et les effets que produisent certains aliments.

Comme ces faits rentrent dans notre étude, nous allons leur donner quelque développement.

Ces analogies n'ont pas échappé à plusieurs observateurs : «... Les sons violents grisent comme les vins capiteux, dit M. Ch. Bauquier, mais de ce que la musique est d'un puissant effet pour animer au combat, si l'on conclut qu'elle fait naître le courage, on devra alors reconnaître le même pouvoir à l'art du distillateur : l'eau-de-vie produit aussi, par l'excitation du système nerveux, la même agitation, le même besoin d'action, et certains soldats, on le sait, ne peuvent se battre que gorgés d'alcool [1]. »

Plus loin, le même auteur dit également : « Le peintre ou le poète, à l'audition d'une œuvre musicale, peut sentir se réveiller en lui toutes les forces créatrices de son imagination, et trouver un sujet de vers, un motif de tableau. Cette agitation générale de la sensibilité joue pour lui le rôle de café, de vin, d'un agent excitateur quelconque qui développe l'activité du système nerveux... c'est ce que l'on pourrait appeler l'action alcoolique de l'art [2]. »

Dans une œuvre importante, nous lisons également : « La musique agit sur notre organisme comme les topiques matériels; elle est hygiénique et même médicale, mais elle grise, enivre et devient dange-

[1] *Philosophie de la musique*, chap. VII.

[2] *Ibid.*, chap. VIII.

reuse autant que l'absinthe ou l'opium, quand elle est violente, passionnée, ou même tendre et voluptueuse [1]. »

Sans vouloir assimiler complètement les effets de la musique sur le physique et sur le moral à ceux des aliments modificateurs du système nerveux, et sans chercher jusqu'à quel point cette assimilation peut avoir lieu, je crois utile et curieux de rappeler ici, afin que l'on puisse facilement en faire le rapprochement, les lois que j'ai formulées jadis, concernant l'influence des aliments sur le physique et sur le moral; lois qui ont été contrôlées par les savants les plus compétents, et qui ont reçu leur plein assentiment [2].

1° Il y a des aliments qui agissent spécialement sur les nerfs du mouvement et des aliments qui

[1] MARQUISE DE BLOCQUEVILLE, *les Soirées de la villa des Jasmins*, t. III.

[2] Les nombreuses études qui ont été dirigées depuis sur ce sujet important sont dues sans doute aux paroles par trop encourageantes que M. J. Béclard a prononcées en présentant notre mémoire à l'*Académie nationale de médecine;* l'éminent secrétaire perpétuel s'est exprimé ainsi : « Si les principes sur l'alimentation formulés par M. Rambosson se confirment, ils renferment une des plus grandes découvertes physiologiques faites jusqu'à ce jour. » (*Journal des connaissances médicales*, n° 32, 38e année; la *France médicale*, n° 17, 27e année. Depuis lors mes expériences ont été répétées par des hommes de science qui ont obtenu le même résultat que moi. — J'ai également lu ou présenté à l'*Académie des sciences* plusieurs mémoires sur ce sujet. Voir les *Comptes rendus de l'Académie* du 1er semestre 1866 et du 1er semestre 1867. J'ai développé ces travaux dans les *Lois de la vie*, ouvrage couronné par l'Académie française, 2e édition.

agissent spécialement sur les nerfs de la sensibilité.

2° Les aliments qui agissent spécialement sur les nerfs du mouvement influent spécialement sur l'intelligence.

3° Les aliments qui agissent spécialement sur les nerfs de la sensibilité influent spécialement sur les sentiments.

4° Chaque aliment occupe une place intermédiaire entre ceux qui agissent le plus, soit sur les nerfs du mouvement, soit sur ceux de la sensibilité.

Des conséquences fécondes résultent de ces lois en physiologie, en hygiène, en pathologie, en thérapeutique, en psychologie, etc. Quelques personnes pourraient peut-être croire que je fais de l'activité nerveuse l'intelligence et de la sensibilité le sentiment. Il n'y a rien dans mes observations qui tende à cela; je ne fais que constater une relation, une influence du physique sur le moral, et réciproquement; personne ne conteste cette influence, qui résulte des lois établies entre le corps et l'âme, l'esprit et la matière.

J'ai également fait remarquer le parti que l'on pourrait tirer de ces principes, principalement pour les affections mentales: « Ne pourrait-on pas arriver à d'heureux résultats, dans le traitement de ces affections, disais-je, par un choix intelligent des aliments qui agissent sur tel ou tel organe, et qui influent sur telle ou telle puissance morale? Je crois qu'il y aurait là une étude féconde pour les aliénistes. »

C'est principalement par son influence sur le système nerveux, comme instrument de l'âme, que la musique et l'alimentation doivent fixer l'attention de l'hygiéniste, du médecin et du moraliste; car si l'alimentation et la musique, suivant leurs caractères spécifiques, peuvent agir sur chaque faculté de l'âme, ils agiront de même sur les organes matériels qui servent ces facultés.

Les lois auxquelles se rattachent les influences des aliments et de la musique, présentent donc un fait capital au point de vue physiologique et médical, et je dirai même philosophique, ou plutôt, surtout philosophique. Cependant, ceux mêmes qui ont le mieux traité de l'action des aliments et de la musique sur le physique et sur le moral, ont, jusqu'à ce jour, confondu leurs influences spécifiques: de prime abord, ces influences paraissent, en effet, complètement mêlées et inséparables, et, lorsque je parlais aux hommes les plus compétents d'arriver à cette spécification qui m'occupe depuis un si grand nombre d'années, ils me disaient qu'ils croyaient impossible de trouver un fil conducteur dans ce labyrinthe inextricable. Mais maintenant, rien ne paraît plus simple, plus clair, plus évident que cette spécification, comme d'ailleurs toute vérité que l'on cherche et que l'on arrive à établir.

Il est facile de voir qu'il en est de tous les beaux-arts comme de la musique; ils ne diffèrent que du plus au moins, au point de vue de leur influence spécifique : il y a une peinture, une sculpture, une architecture, etc., qui influent spécialement sur l'intelligence ou sur le sentiment, ou sur l'un et l'autre tout à la fois, de même sur les organes qui servent ces facultés.

VI.

Il est important d'observer, au point de vue de la science et pour se guider dans la pratique, que les individus sont plus ou moins sensibles à la musique; sous ce rapport, on peut les classer en quatre catégories bien tranchées :

1° Les uns sont incapables de transformer les ondes sonores en mouvement physiologique; ceux, par exemple, qui ont les nerfs acoustiques paralysés, tels que les sourds ;

2° D'autres sont susceptibles de transformer les ondes sonores en mouvement physiologique, mais bien imparfaitement; ils entendent les sons et là se borne leur faculté musicale; les mélodies les plus suaves, les plus émouvantes ne disent rien à leur âme; pour eux, elles ne sont que du bruit, des sons indifférents. J'ai connu plusieurs personnes dans ce cas qui ont attiré mon attention d'une manière toute particulière ;

3° D'autres encore transforment très bien les ondes sonores en mouvement physiologique, et ce dernier en mouvement psychique; mais ils sont incapables du mouvement de retour. Ceux-là, non seulement entendent les ondes sonores, mais ils comprennent aussi ce qu'elles expriment; ils sont à même d'apprécier les trésors de la musique, mais ils ne peuvent s'exprimer dans ce langage. Le nombre de ces personnes est grand;

4° D'autres enfin, transforment très bien le mouvement dans toute la série : le mouvement mécanique des ondes sonores en mouvement physiologique, le mouvement physiologique en mouvement psychique et réciproquement. Ce sont les vrais artistes, ils comprennent ce langage et peuvent le manifester;

5° Entre celui qui a le plus de dispositions naturelles ou de facilités acquises, pour exprimer ainsi ses pensées et ses sentiments par l'accent et la mélodie, et celui qui en a le moins, il y a une infinité de degrés où chacun trouve sa place.

Il est également à remarquer qu'il y a des personnes plus aptes à comprendre la musique, exprimant simplement le mouvement, la mesure et ne s'adressant qu'à l'intelligence, que la musique sentimentale, et réciproquement.

Il est donc bien évident que la musique aura plus ou moins d'effet, suivant la nature des individus, et il est important de tenir compte des différences, si l'on tient à apprécier avec justesse les résultats que l'on veut obtenir.

On ne doit pas perdre de vue également que les organisations peuvent changer en passant de l'état ordinaire à l'état de maladie, et que, dans ce passage, celui qui était tout à fait indifférent à la musique peut y devenir très sensible et réciproquement.

VII.

L'une des plus grandes illustrations médicales de l'Italie, le docteur César Vigna, fondateur et directeur de l'établissement des aliénés de Venise, dont nous avons parlé précédemment (voir le chap. IX), s'est appliqué d'une manière toute spéciale à faire connaître en Italie, la *loi de la transmission et de la transformation du mouvement expressif* que nous avons formulée, et ses diverses applications.

C'est vraiment pour nous une bonne fortune inattendue, de voir un savant qui ne nous était connu que par sa haute réputation de science et de dévouement, et auquel nous étions personnellement complètement étranger, venir soutenir ces principes comme si lui-même les avait formulés pour la première fois, avec une ardeur et un désintéressement que l'on ne peut avoir que pour la vérité reconnue.

L'éminent praticien a consacré une brochure de cent pages à la loi de la propagation à distance des affections et des phénomènes nerveux expressifs, et un mémoire académique à la contagion des affections mentales qui s'y rapportent [1].

Il a non seulement contrôlé les principes énoncés, mais il a apporté, à l'appui d'une démonstration complète, l'expérience et les faits recueillis dans sa longue carrière médicale, passée dans un milieu des plus favorables à l'étude de ces questions. Il a traduit, commenté et apprécié notre travail en l'approuvant de tous points; nous nous bornerons à citer ici quelques passages et quelques parties du texte de son travail qui justifient nos citations et les expliquent.

« M. Rambosson, » dit-il, « a parfaitement démontré le principe de la *transmission et de la transformation du mouvement expressif*, et après l'avoir formulé avec une grande précision et mis en pleine évidence, il en a fait comme il suit l'application à la musique » (page 3), suit la citation.

Il ajoute que : « Ces phénomènes du son ne peuvent s'expliquer que par ce principe qui est vraiment d'une fécondité incroyable; de la hauteur de ce principe, M. Rambosson démontre facilement,

[1] CÉSARE VIGNA, *Intorno alle diverse influenze della musica sul fisico e sul morale*, Milano, edizioni Ricordi.

Il Contagio morale, mémoire lu à l'Institut des sciences de Venise par le même auteur.

non seulement la nature et les effets de la musique, *mais aussi la propagation à distance des affections et des phénomènes nerveux expressifs, etc.* (p. de 3 à 7).

Il apporte ensuite à l'appui sa vaste expérience, et dit : « Ces principes constituent d'un côté les fondements rationnels de la thérapeutique musicale, et de l'autre le guide de la critique des productions musicales (p. 9). »

Il consacre les pages suivantes au développement de ces idées; il appuie ensuite les rapprochements féconds qui se trouvent dans les principes qui expriment l'influence de la musique et ceux qui expriment l'influence des aliments sur le système nerveux, principes également formulés par M. Rambosson, dit-il (p. 25 à 28).

Il continue ses appréciations, et dit en parlant de l'application de la musique à la thérapeutique : « Dans pareille matière dominait et devait nécessairement dominer un aveugle empirisme; l'influence de la musique était regardée comme un arcane mystérieux; mais avec la récente théorie de la *transmission et de la transformation du mouvement expressif,* cette action de la musique rentre dans la sphère ordinaire des influences physiologiques, et par cela même dans le domaine de la science (p. 49). »

Il ajoute : « Tout le secret de l'influence morale et physiologique de la musique sur le système nerveux, se trouve dans la transmission et la transformation du mouvement (p. 58). »

« Le mémoire de M. Rambosson, » dit-il encore, « révèle au-dessus de tout, le secret de l'influence de la musique sur le système nerveux, cette explication se trouve dans la loi de transmission et de transformation du mouvement expressif (p. 92). »

Il fait également voir combien est juste l'application de ce principe à la propagation à distance des affections et des phénomènes nerveux.

Voici quelques passages du texte qui justifient les citations précédentes et les développent :

Or bene, l'autore, M. Rambosson, lo risolve egregiamente col principio della trasmissione e della trasformazione del movimento. Dopo averlo formulato con molta precisione e messo in piena evidenza nelle antecedenti sue memorie, or ne fa, come segue, l'applicazione alla musica (p. 3).

E qui, prima di procedere alle varie determinazioni dell' influenza della musica, devo premettere che l'applicazione del principio di Rambosson consuona mirabilmente coll' indole dei fenomeni e delle leggi accertate dell' acustica fisica e fisiologica (p. 4).

Ciò posto, il suono, come fenomeno esclusivamente proprio dell' udito, non può spiegarsi altrimenti che col principio della trasmissione e trasformazione del movimento, il quale, sebbene recente, è di una fecondità incredibile, si effettua non solo nella sfera dei mezzi fisici, ma in quella eziandio dei fenomeni fisiologici, patologici e psichici, risolve un' infinità di questioni, e si presenta come una formola algebrica, con cui si può dare *a priori* la soluzione di tutti i problemi che spettano ad una stessa classe, ad una medesima categoria.

Coll' appoggio di una tale dottrina, l'autore si fece a dimostrare in altro scritto non solo la natura e gli effetti delle belle arti e del linguaggio sì naturale che convenzionale, ma a spiegare in oltre la trasmissione di una quantità di malattie, di tic, di movimenti nervosi, dal semplice sbadiglio fino all' epilessia (affezioni nervose, che possono propagarsi per la vista), l'influenza del buono e cattivo esempio, i delitti d'ogni natura, che si moltiplicano talora in modo spaventoso, la epidemia de' suicidì e di certe follie, il terrore panico degli uomini e degli animali, l'attrattiva, la comunicazione dei moti istintivi, ed anco la formazione e la modificazione dell' istinto, della predisposizione, della tendenza, e via discorrendo (p. 6).

In tale materia dominava e doveva necessariamente dominare un cieco empirismo, essendosi sempre ritenuta la potenza della musica, quanto straordinaria ed innegabile, altrettanto arcana e misteriosa. Ma colle recenta teoria della trasmissione e della trasformazione del movimento, anche questa recondita azione, rientrando nella sfera delle ordinarie influenze fisiologiche, va per ciò stesso a cadere nel dominio della' scienza (p. 49).

Tutto il segreto dell'influenza morale e fisiologica della musica sul sistema nervoso sta nel magistero dinamico della trasmissione e trasformazione del movimento.

Per comprendere, poi, come una tale influenza rettamente usata nella cura della psicopatia possa riuscire, a seconda dei casi, quando eccitante e quando sedativa, conviene fermare l'attenzione sopra quelle due grandi modalità patologiche che sono la innervazione emotiva e l'attività psichica. Esse costituiscono le condizioni fondamentali su cui si svolgono tutte le forme e varietà della pazzia (p. 58).

Analizzando la memoria del Rambosson, dissi più sopra che tutto il segreto dell' influenza della musica sul sistema nervoso sta nel magistero dinamico della trasmissione e trasformazione del movimento.

Ora soggiungo, che in questo stesso magistero è riposta la ragione essenzialissima delle mirabili relazioni tra le originali creazioni del genio e le istintive virtualità del gusto. E la cosa rendesi evidente, quando si rifletta che nella teoria dell' illustre francese il movimento psichico, il quale determina gli originarì concepimenti dell' artista, ripetesi per una serie di trasformazioni fisiche e fisiologiche affatto identico nei centri nervosi dell' uditore, colla sola differenza che, mentre il primo si genera nell' interno in virtù di un' arcana attività e quindi estrinsecamente si riproduce, il secondo parte da un eccitamento esterno, il quale, modificandosi a tenore delle vie che percorre per giungere ai centri, riesce a produrre in questi la stessa modalità psico-encefalica[1]. (p. 92.)

VII.

L'analyse que nous allons donner de l'expression musicale achèvera d'éclairer le sujet qui nous occupe.

Il y a des faits simples qu'il faut distinguer des faits complexes avec lesquels on les confond : il faut décomposer les phénomènes, en démêler les parties distinctes, si l'on veut arriver aux lois sur lesquelles ils reposent.

C'est ce que nous allons essayer de faire.

La parole peut nommer les personnes, les choses, les objets les plus simples, leurs qualités particulières, les details les plus insignifiants, en un mot elle peut analyser les idées et les sentiments dans

[1] Cesare Vigna. *Intorno alle diverse influenze della musica sul fisico e sul morale*; Milano, edizioni Ricordi.

leurs nuances les plus délicates, les plus imperceptibles.

La musique n'exprime pas ces détails; elle n'exprime, pour ainsi dire, que les familles d'idées et de sentiments.

En minéralogie, les traits caractéristiques d'une famille, d'un genre, d'une espèce de minéraux peut s'appliquer à un grand nombre de corps qu'ils déterminent tous en général, mais aucun en particulier.

De même en botanique, de même en zoologie; les traits caractéristiques des familles, des genres, des espèces, peuvent s'appliquer à des milliers d'individus sans en déterminer un seul.

Eh bien, la musique n'exprime également que les traits caractéristiques des catégories, des familles d'idées et de sentiments, en sorte que le même air peut s'appliquer à des milliers d'idées et de sentiments qui présentent tous ces mêmes caractères généraux, mais qui peuvent, sous d'autres rapports, complètement différer entre eux; de même que les espèces, les variétés, les races, les individus appartenant au même genre ou à une même famille en histoire naturelle.

C'est ce qui fait que tout le monde comprend la musique dans ce qu'elle a de général, mais que personne ne s'accorde dès qu'on veut préciser son expression et lui faire dire ce qui n'est pas en sa puissance, du moins dans son état actuel.

La parole a des effets plus précis que la musique, mais elle n'en a pas d'aussi puissants; en un clin d'œil la musique fait parcourir à l'âme toute l'échelle des sentiments. Elle peut faire passer de la joie la plus vive à une profonde tristesse; de l'abattement aux élans les plus audacieux. Comme une divine enchanteresse, elle évoque en un instant tous les sentiments, toutes les passions qui sommeillent ou reposent inaperçus en nous-mêmes.

Un des maîtres éminents qui ont approfondi le sujet s'exprime ainsi : « L'amour, le désir, la joie, la tristesse, le plaisir, la douleur, l'enthousiasme, l'ardeur guerrière, toutes ces grandes émotions sont merveilleusement rendues par le chant. Mais gardons-nous, même dans la sphère où il excelle, de demander au chant trop de précision. Une voix de femme module un chant d'amour : est-ce son ami, sa sœur, son enfant qu'elle aime? Je n'ose l'affirmer, et le chant sans paroles ne me le dit pas avec une telle clarté que nulle erreur ne soit possible. Une autre voix chante, toujours sans paroles, une plainte déchirante. Que pleure cette âme? Est-ce un père, un fils, une fille, une amie? Il est arrivé à tout le monde d'essayer de le deviner et de prêter au compositeur une intention tout autre que la sienne [1]. »

La musique ne peut donc pas être, comme plusieurs le professent, la traduction littérale de la parole, mais elle doit être d'accord avec les idées, les

[1] Ch. Lévêque, de l'Institut, *la Science du beau*, t. II, 3e part. chap. v.

sentiments généraux exprimés, suivre leurs contours et leurs nuances; elle ne doit pas leur être étrangère, elle ne doit pas en être indépendante, comme quelques-uns le pensent également; pour une composition de deuil et de tristesse, il serait malséant et même ridicule de faire une musique gaie.

On est naturellement conduit à cette question : la musique avec paroles ou la musique sans paroles, quelle est la préférable, pour la puissance des effets?

Cela dépend des dispositions de l'âme. Quand l'âme se berce naturellement de sentiments analogues à ceux que la musique exprime, elle préfère la musique sans paroles; elle a moins de distractions et se livre plus librement aux ondes mélodiques qui l'envahissent. Cette puissance de la musique est parfaitement exprimée en deux mots par une plume des plus compétentes : « Sa puissance est de raconter à chacun de nous le drame de son cœur[1]. »

Mais si l'âme est dans un état d'indifférence et de dégoût, les paroles exprimant des idées et des sentiments en harmonie avec ceux qu'exprime la musique ajouteront leur influence à celle de la musique, augmenteront son effet pour réveiller les idées et les sentiments assoupis. C'est peut-être ce qui fait que le commun des mortels est plus impressionné par la

[1] MARQUISE DE BLOCQUEVILLE, *Soirées de la villa des Jasmins*, t. III, p. 197.

musique unie aux paroles, et que la généralité préfère l'art théâtral à l'art symphonique.

Il nous est facile maintenant de voir ce qu'est la musique au point de vue de la morale.

Une musique qui marque la mesure, le rythme, qui égaie l'esprit et aide au travail, est naturellement une bonne chose, un don de Dieu, au moins au même titre qu'un aliment fortifiant, un breuvage généreux produisant des effets analogues.

Mais la musique n'agit pas seulement sur le mouvement et sur l'intelligence, elle agit également sur la sensibilité et sur les sentiments.

Elle peut transmettre et réveiller tous les sentiments et leur donner une puissance d'un entraînement souvent irrésistible.

Les airs exprimant le courage, s'appliquent à toute espèce de sentiments courageux ; or, il y a une infinité de sentiments courageux qui diffèrent pour chaque individu, et dans le même individu ces sentiments varient sans cesse et prennent une foule de nuances.

Les airs exprimant la douceur, la bienveillance, l'amour, ou une passion quelconque, s'appliquent également à toutes les nuances infiniment variées de tous ces genres d'idées ou de sentiments.

Cette propriété que possède la musique, d'exprimer les généralités, lui donne une puissance qu'elle n'aurait pas si son expression était plus précise et qui permet de déterminer son caractère moral.

La musique excite en nous le courage, mais ce courage peut également servir le bien ou le mal, suivant les dispositions de l'âme, suivant la volonté de l'individu.

Lorsqu'une musique guerrière se fait entendre, peu à peu l'émotion gagne, l'ardeur se réveille et le cœur le plus pusillanime se remplit d'un courage qui ne demande qu'à agir. Mais cette même musique guerrière qui anime de son esprit indomptable le valeureux soldat au champ d'honneur, peut également exciter le brigand et le pirate dans leurs coups de main les plus sauvages.

Suivant la disposition dans laquelle l'âme se mettra, suivant la direction qu'elle donnera à ses pensées et à ses sentiments, la musique excitera en elle aussi bien l'amour de Dieu, l'amour de la patrie, l'amour de la famille, ou l'amour désordonné de la créature. Sous l'influence d'une musique d'où s'épanchent les sentiments les plus tendres et les plus célestes, unie aux paroles des hymnes sacrées, l'âme pieuse s'exalte pleine d'une sainte ivresse pour son Dieu, elle s'abîme dans des extases ineffables. Mais que cette même musique soit appliquée à des paroles exprimant un amour profane, ou séparée par la pensée des hymnes sacrées qu'elle accompagne, et pliée par une âme passionnée aux sentiments terrestres qui l'animent, alors cette musique prêtera à la passion tous ses magiques accords et produira un entraînement irrésistible. Ainsi, une même mélodie peut porter une personne à répandre son âme débordant d'amour dans le sein de son créateur, ou à s'abandonner à l'amour de la créature, selon les dispositions avec lesquelles elle se soumet à son influence.

La musique, en un mot, excite le genre d'idées et de sentiments dans lequel l'âme peut se bercer naturellement, instinctivement, ou volontairement et par choix, ayant de l'analogie avec le motif qu'elle exprime.

Lorsqu'un chant est adapté à des paroles, et que l'on suit le sens des paroles, que l'on s'en inspire, la musique y ajoute sa puissance, son entraînement soit pour le bien, soit pour le mal; si l'on fait abstraction des paroles, la musique seule excitera, elle ajoutera aux pensées et aux sentiments dans lesquels on se bercera naturellement, s'ils sont de même nature que ceux exprimés par la musique; dans le cas contraire elle pourra les contrarier, les affaiblir, les neutraliser.

Nous lisons dans un remarquable travail : « Cet art sans égal pour le bien et pour le mal, porte au comble les passions les plus sublimes et les instincts les plus pervers, transformant l'homme au point de rendre brave un individu timide, et sanguinaires des natures douces habituellement [1]. »

Ainsi, la musique possède une puissance d'autant plus redoutable qu'elle est plus grande, car chacun

[1] Henri Baudrillart, *Séances et travaux de l'Académie des sciences morales et politiques*, 1873, 1re liv.

peut la rendre pour soi bonne ou mauvaise, suivant les dispositions auxquelles on veut faire servir son influence.

Platon, sans peut-être se rendre raison des faits, avait bien senti cette vérité : « Le rythme et l'harmonie, dit-il, ont au suprême degré la puissance de pénétrer dans l'âme, de s'en emparer, d'y introduire le beau, et de la soumettre à son empire, *mais c'est quand l'éducation a été convenable; le contraire arrive quand l'éducation a été mal faite*[1].

Ainsi, la musique est une force qui peut augmenter toutes nos puissances. C'est donc une bonne et excellente chose en elle-même, comme toute force physique, intellectuelle ou morale mise à notre disposition.

Il est vrai qu'on peut faire mauvais usage de cette force, de cette puissance, comme d'une force, d'une puissance quelconque, mais alors est-ce la faute de la musique? — Non certainement, mais bien de la volonté qui en détermine l'usage.

Cependant, on est obligé de reconnaître que l'emploi que l'on en fait généralement dans nos théâtres, dans nos salons, est profondément démoralisateur, à cause de l'impulsion que les circonstances, les paroles passionnées, ou triviales et grotesques qui souvent accompagnent la musique communiquent aux âmes; le poète a pu dire avec raison :

[1] PLATON, *République*, liv. III.

La muse, de nos temps, ne se fait plus prêtresse,
Mais bacchante, et le monde a dégradé ses dieux.
(A. DE MUSSET.)

Un éminent écrivain dit également : « Quant au plaisir, aux langueurs, aux rêveries, à l'amour, l'institution moderne du drame musical ou de l'opéra... les hommes n'inventèrent jamais une efféminatîon et une corruption plus délicieuse, mais plus dangereuse de la virilité des âmes. » Cette manière de voir de M. de Lamartine ne doit pas être prise dans toute sa généralité, mais enfin elle exprime une vérité relative.

La musique est donc, lorsqu'on se laisse aller à son impulsion, comme une deuxième âme qui nous envahit et nous impose tour à tour son calme et son ardeur, ses joies ou ses tristesses; elle se rend maîtresse du logis tout entier : la circulation du sang, les battements du cœur, les mouvements nerveux finissent même par lui obéir. Elle excite, elle calme, elle entraîne comme la poésie, comme l'éloquence, et de même que ces puissances, entre les mains de l'homme elle devient une épée à deux tranchants, suivant qu'on l'applique au bien ou au mal.

La musique, avons-nous dit, est née des émotions profondes, des pensées élevées jointes aux grands sentiments qui, débordant du cœur humain, se sont épanouis dans le chant; c'est un langage qui conserve la propriété de réveiller dans nos semblables des pensées, des sentiments analogues à ceux qui lui ont donné naissance et d'exciter aux grandes actions.

Nous devons conserver à la musique cette noble destination qui lui est naturelle; c'est aller contre l'ordre des choses et profaner une beauté céleste, que de la faire servir aux pensées vulgaires, indifférentes ou triviales, et aux sentiments, aux émotions qui les accompagnent, à l'excitation des passions mauvaises. « Chanter, c'est éclater devant l'homme ou devant Dieu. Tout chant est une explosion du cœur et de l'esprit [1]. » Cela devrait être, si cela n'est pas.

Un des savants qui ont le plus approfondi ce sujet, s'exprime ainsi : « La seule chose qui ressorte bien clairement des notions que les plus anciens philosophes nous ont transmises sur la musique, c'est qu'autrefois la musique avait un caractère auguste et sacré; qu'elle était étroitement unie aux croyances religieuses et non moins étroitement associée aux pratiques du culte, comme aux actes les plus importants de la vie publique et privée [2]. »

La musique est le langage le plus élevé et le plus entraînant; c'est l'interprète de toutes les grandes et nobles passions; elle doit traduire nos aspirations vers l'Éternel, nos sentiments pour la patrie, pour la famille, en un mot notre ardeur pour le bien.

[1] De Lamartine.

[2] G. Kastner, de l'Institut, *Parémiologie musicale*, p. 4.

Elle a le don de graver d'une manière indélébile au fond de l'âme humaine, les paroles qu'elle accompagne et les sentiments qu'elle exprime. Quel immense parti ne pourrait-on pas en tirer dans l'éducation, si dès l'enfance, on faisait répéter en chants simples et gracieux, les préceptes divins que l'homme ne doit jamais oublier, et les sentiments élevés qui doivent le guider ici-bas.

C'est l'usage principal qu'en faisait l'antiquité et que nous oublions trop. Platon envisageait les choses ainsi, lorsqu'il a donné de la musique cette admirable définition, qui exprime ce que la musique devrait être si elle n'exprime pas ce qu'elle est toujours : « C'est l'art qui, réglant la voix, passe jusqu'à l'âme, et lui inspire le goût de la vertu [1]. »

Des faits importants, qui portent avec eux un grand enseignement, viennent à l'appui de ce que nous avançons ; nous en citons avec choix un certain nombre dans notre ouvrage *les Harmonies du Son et l'Histoire des Instruments de Musique*.

Nous croyons qu'il y a bien des réformes à faire et bien des améliorations à introduire chez nous dans l'usage de la musique, et nous ne sommes pas seul à penser ainsi. Il n'est pas inutile de reproduire le passage suivant d'une lettre ministérielle écrite en 1872 à M. Ambroise Thomas, président du comité

[1] M. Fouillée, *la Philosophie de Platon*, t. Ier, p. 372.

des études musicales ; elle est encore pleine d'actualité :

« J'ai été souvent frappé de n'entendre chanter, dans les réunions d'ouvriers ou de paysans, que des airs très vulgaires. Il n'y a que cela dans la mémoire de nos compatriotes. Autrefois, l'Opéra-Comique fournissait le répertoire des rues ; à présent ce sont les cafés-concerts. La lubricité et la sottise des paroles servent de véhicule à des airs qui ne sont ni moins plats, ni moins sots. On chante ces vilenies, ou plutôt on les hurle à plein gosier, pour le seul plaisir de faire du bruit [1]... »

Il y a évidemment un service immense à rendre au pays, en adaptant à des chants simples, à la portée de tous, des paroles qui élèvent l'âme et excitent aux nobles actions.

IX.

Nous devons, à moins de laisser ce travail incomplet, parler ici d'un autre effet de la musique.

Outre une influence directe sur l'organisation, sur l'activité, la sensibilité, l'intelligence, le sentiment, la musique peut avoir sur l'homme une influence indirecte par les pensées, les sentiments qu'elle

[1] Lettre de M. Jules Simon, alors ministre de l'instruction publique.

réveille, qu'elle rappelle, sans les exprimer directement. C'est une influence que l'on peut appeler *nostalgique*.

Lorsque l'âme se laisse envahir par les pensées et les sentiments des choses du pays, que ces pensées et ces sentiments deviennent comme une idée fixe dont elle ne peut plus se distraire, alors elle est dans un état maladif, dans une espèce de monomanie que l'on appelle *nostalgie*, vulgairement *maladie du pays*, et qui peut quelquefois entraîner la mort. Ramazzini parle d'une nostalgie épidémique qui, sur cent soldats atteints, permettait à peine d'en sauver un seul.

Mais, depuis le plus fort degré de nostalgie jusqu'au souvenir le plus fugitif, jusqu'au plus faible regret de ce que l'on a quitté, et qui produit quelquefois une douce mélancolie, il y a une infinité de degrés, et ce n'est que dans l'état extrême qu'il y a maladie.

On comprend qu'il n'y ait pas un individu qui ne soit plus ou moins susceptible de nostalgie : car, sur la terre étrangère, qui ne regrette plus ou moins la patrie absente, les lieux où il reçut les premières caresses de sa mère, son ineffable sourire et ses doux baisers ; les sentiers où il aimait en respirant le parfum des fleurs, le temple saint où le chuchotement de ses prières montait avec l'encens, le champ sacré où reposent du dernier sommeil les êtres qui lui furent chers, etc., etc? tous ces souvenirs prennent alors des proportions magiques, ils font entrevoir une atmosphère d'idéal et mystérieux bonheur perdu, et que l'on sent ne plus pouvoir retrouver loin des lieux où ils ont pris naissance.

Il est facile de voir que la nostalgie est produite par la loi de l'association des sensations, des idées et des sentiments : un objet qui nous a frappé, un air que l'on a entendu dans telle ou telle circonstance, pourront, lorsque plus tard ils viendront de nouveau nous impressionner, faire revivre tout le cortège de sensations, d'idées et de sentiments qui les environnaient autrefois, et, aidés de l'imagination, produire une tristesse, une mélancolie plus ou moins profonde qui peut aller jusqu'à la maladie, et donner naissance à une vraie nostalgie.

On comprend ainsi que l'on peut éprouver de la nostalgie, ou quelque chose d'analogue, pour d'autres lieux et même d'autres objets que pour le lieu qui nous a vus naître : le marin, tranquille au sein de ses foyers, n'éprouve-t-il pas de la nostalgie au souvenir de la mer tumultueuse et de ces âcres parfums, de son vieux navire, des régions lointaines qu'il ne reverra plus et qui ont gardé une partie de son âme? Et quelle émotion que celle du vétéran au souvenir de ses anciennes campagnes : les roulements du tambour retentissant, les accents du clairon sonore le saisissent ; il voit encore le drapeau flotter au vent comme un météore enchanteur, il entend le canon, il sent la poudre, il frémit, il court, il vole au sein de la mitraille; le souffle enivrant de la gloire passe sur son front! tous ces souvenirs l'oppressent, l'accablent; il pleure et il chante en faisant revivre le passé. Qui n'a éprouvé cette espèce de nostalgie effrayante du passé que l'on voudrait faire revivre, produite par le vide de l'âme si poignant, sans fond et sans mesure, que fait un mort chéri que l'on appelle toujours et que l'on voudrait revoir, même à travers la tombe? Ah! oui, quelle nostalgie que celle-là, surtout lorsque l'on retrouve, que l'on revoit, que l'on touche les objets qui ont appartenu à cet être bien-aimé? Son ombre nous frôle alors et nous épouvante de tendresse et de terreur. Ah! enfant chéri, épouse adorée, père, mère tendrement aimés! que vous faites alors verser de larmes à travers ces cyprès de la mort qui nous séparent de l'éternité.

La musique possède au plus haut degré le pouvoir de faire naître la nostalgie; aucun langage ne réveille d'une manière aussi puissante le souvenir de ce que l'on a aimé, les sentiments par lesquels on a été envahi, que les chants qui nous ont vivement frappés, surtout les chants de la première enfance.

Lorsque tout est éteint dans l'âme, elle s'éveille encore aux airs qui ont bercé nos premiers ans, et aux sentiments qui les accompagnaient. Un poète charmant nous a traduit le cœur de tous en nous traduisant le sien dans les vers suivants :

Ah ! comme les vieux airs qu'on chantait à douze ans
Frappent droit dans le cœur aux heures de souffrance !
Comme ils dévorent tout ! comme on se sent loin d'eux !
. . . .
Ah ! comme ils voltigeaient, frais et légers oiseaux,
Sur le palais doré des amours enfantines !
Comme ils savent rouvrir les fleurs des temps passés,
Et nous ensevelir, eux qui nous ont bercés !

(ALFRED DE MUSSET, *Rolla*.)

On connaît l'influence vraiment prodigieuse du *Ranz des vaches*, chant patriotique des Suisses. Air simple et rustique, mais fameux par les effets qu'il exerçait sur les montagnards helvétiens, lorsque, loin de leur pays, ses accents venaient les frapper.

Aussitôt revivaient pour eux toutes les scènes touchantes qui avaient entouré leur berceau : leur châlet, leur vieux père, les amitiés d'enfance, les monts escarpés, les glaciers et les vertes prairies ; tout s'animait et empruntait au lointain de magiques couleurs, de mystérieux enchantements ; mille souvenirs s'emparaient d'eux et bouleversaient leur être ; d'abord, une joie immense les inondait, mais bientôt succédait une mélancolie profonde et souvent une nostalgie incurable.

Les accents rustiques et si connus de ce chant national avaient une telle puissance sur les Suisses engagés au service de l'étranger, et principalement sur les régiments à la solde de la France, que la plupart ne pouvait résister à son influence ; les uns désertaient malgré la discipline la plus rigoureuse, d'autres tombaient dans une langueur maladive et beaucoup mouraient. On fut obligé de défendre de jouer cet air sous peine de mort.

Nous devons ajouter que ce chant patriotique est loin de produire les mêmes effets que par le passé: cela se comprend par les changements que la vie moderne a introduits jusqu'au sein des montagnes les plus solitaires. Le profond attachement à la patrie s'affaiblit en même temps que le profond attachement à la famille, et l'un et l'autre diminuent à mesure que la vie devient plus errante, que les moyens de communications avec les villes et avec l'étranger deviennent plus faciles. Au sein de distractions de toutes sortes, les pensées, les sentiments, les affections de l'homme éprouvent mille échecs au point de vue moral, et d'ailleurs, en se dispersant sur un plus grand nombre d'objets, ils perdent souvent en profondeur ce qu'ils gagnent en étendue.

On a quelquefois essayé, dans des cas extrêmes, d'obtenir d'heureux effets en réveillant d'anciens souvenirs, d'anciennes émotions: la musique est un des moyens les plus propices à employer dans ce cas : d'ailleurs les effets directs de la musique peuvent s'unir à son influence nostalgique pour en augmenter la puissance.

On peut citer des faits bien curieux sous ce rapport; on a voulu ainsi tirer parti de l'influence que les mathématiques exerçaient sur l'académicien Lagny, et certains airs guerriers sur Monge, de l'Académie des sciences, lorsque la médecine désespérait de l'état de ces savants; le docteur Maynard, mourant de fatigue et d'inanition dans l'immensité d'un désert, à 3,000 lieues de la France, est sauvé par l'un des plus populaires refrains du pays : *Je vais revoir ma Normandie*, qui vint le réveiller de sa léthargie.

Tous ces faits se rapportent plus ou moins à la cause qui produit la nostalgie, c'est-à-dire à la loi de l'association des idées, des sentiments et des sensations; cette influence indirecte de la musique est importante, elle mérite d'attirer l'attention du praticien, et surtout elle ne doit pas être négligée quand on veut spécifier les divers effets de la musique.

La musique a donc une puissance bien extraordinaire et qui de prime abord paraît bien mystérieuse, car elle peut produire sur ceux qu'elle impressionne une émotion, un entraînement, en un mot des effets non seulement aussi grands que ceux qui lui ont donné naissance, mais même plus grands quelquefois; car aux sentiments qu'elle exprime peuvent s'ajouter ceux qu'elle fait naître.

X.

Nous pouvons résumer ainsi ce que nous venons de dire sur la musique :

1° De temps immémorial, on a tenté de guérir les maladies physiques et morales, surtout les affections nerveuses par l'influence de la musique ; cependant, si malgré de nombreux essais, son application à l'art de guérir n'a pas fait de progrès, cela vient, croyons-nous, de ce que ne sachant pas au juste à quoi s'en tenir sur la nature de son influence en thérapeutique, on a été obligé de procéder d'une manière tout à fait empirique.

2° La musique a une influence générale par laquelle elle révèle naturellement, spontanément ce qu'elle exprime, et produit un effet analogue sur tous ceux qui l'entendent. — Cette influence inexpliquée jusqu'à ce jour, s'explique très bien par la loi *de la transmission et de la transformation du mouvement expressif.*

3° Cette influence générale déterminée et expliquée, on peut aller plus loin. — Cette influence générale étant complexe, nous l'avons analysée et nous sommes arrivé aux résultats suivants : 1° Il y a une musique qui agit spécialement sur l'intelligence et sur les nerfs moteurs ; 2° Une musique qui agit spécialement sur les nerfs de la sensibilité et sur les sentiments; 3° Une musique qui agit tout à la fois sur les nerfs moteurs et sur les nerfs sensitifs, sur l'intelligence et sur les sentiments; c'est ce qui a lieu le plus souvent.

4° Il résulte des faits exposés, de si curieuses et de si importantes analogies entre les effets de la musique et ceux des aliments modificateurs du système nerveux, que les lois qui les régissent peuvent se formuler dans les mêmes termes. Des conséquences fécondes en découlent.

5° On peut établir un ordre, une méthode en hygiène, en médecine, en morale, pour tirer parti de ces influences spécifiques, surtout pour le traitement des maladies mentales et des affections nerveuses en général.

6° Au point de vue de la science et pour se guider dans la pratique, il est bon de distinguer les individus d'après leur activité esthétique, et sous ce rapport nous avons fait voir qu'ils se classent en quatre catégories naturelles bien tranchées.

7° Il est important de remarquer qu'outre l'*influence directe*, la musique peut avoir sur l'homme une *influence indirecte*, par les pensées, les sentiments qu'elle rappelle sans les exprimer directement, et cela d'après la loi de l'association des idées. Les faits qui se rapportent à cette puissante influence que l'on peut appeler *nostalgique*, sont nombreux.

8° La musique est une force, une puissance qui peut réveiller, entretenir et augmenter nos forces organiques, intellectuelles et morales; en un mot toutes nos énergies; elle est donc en elle-même une excellente chose, quoique cependant on puisse en faire un mauvais usage. Il en est de la musique pour l'hygiène morale comme pour l'hygiène physique : elle doit être employée avec prudence et sagesse partout où l'on a souci de l'amélioration de l'homme, alors elle devient un moyen puissant d'éducation aussi bien de l'homme fait que de l'enfant.

CHAPITRE XI.

La loi de la transmission et de la transformation du mouvement expressif appliquée au langage.

Du langage naturel et du langage conventionnel. — Caractères essentiels de l'un et de l'autre. — Du langage naturel chez l'animal. — Caractères spécifiques qui distinguent l'homme de l'animal dans le langage [1].

I.

Il est facile de voir que la *loi de la transmission et de la transformation du mouvement expressif* établit parfaitement la différence qu'il y a entre un langage naturel et un langage conventionnel, la nature et les propriétés de chacun.

On appelle langage naturel, celui qui se produit naturellement, spontanément et qui est également compris naturellement, spontanément chez tous les individus de la même espèce.

L'homme et l'animal possèdent un langage na-

[1] Nous avons fait une application spéciale de cette loi au langage dans un Mémoire lu à l'Académie des sciences morales et politiques, année 1877, et inséré dans le Recueil de ses séances. Voir également une autre mémoire inséré dans le même Recueil, année 1880-1881 : *Origine de la parole, etc.*

turel ; inutile de faire remarquer qu'il est plus étendu et plus varié chez l'homme que chez l'animal et en harmonie avec toutes ses facultés.

L'homme peut de plus, à l'aide de ses connaissances actuelles, se créer un langage *conventionnel*, c'est-à-dire, attacher à tel signe, à tel geste, à telle parole, la signification que bon lui semble et se former ainsi un langage, et même une langue complètement artificielle ou conventionnelle.

Mais il est bien évident que cette langue ne sera pas comprise naturellement, spontanément, par tous, comme le langage naturel ; elle ne sera pas une langue naturellement universelle comme lui ; il n'y aura que les personnes qui seront au courant de ce que l'on sera convenu de faire exprimer aux signes, aux gestes, aux mots, qui la comprendront.

Jouffroy, qui a étudié la question du langage avec tant de sagacité, exprime cette idée avec la clarté et l'éloquence qui lui sont propres :

« Pour tout homme qui ignore le français, dit-il, le mot *maison*, non seulement ne représente pas la chose particulière qu'il me désigne à moi qui le sais, mais il ne représente rien du tout, il n'est pas signe, c'est un vain son qui n'a aucune valeur. En est-il de même du cri qui indique la douleur ? Non : poussez ce cri parmi les Hottentots, les Chinois, les Hindous ; qu'il frappe l'oreille d'une créature humaine quelconque, il sera immédiatement interprété de la même manière, il sera uniformément et universellement compris comme le signe de la douleur [1]. »

Plus loin il ajoute : « Ces différences radicales entre les signes naturels et les signes artificiels expliquent l'universalité de ceux-là et la particularité de ceux-ci. Les premiers étant spontanément compris et employés en vertu des lois de la nature humaine, doivent être compris et employés dans le même sens par tous les hommes, si la nature humaine est *une*. Et c'est aussi ce que l'expérience nous apprend. Les seconds étant l'œuvre arbitraire des hommes et de pure convention, peuvent varier de peuple à peuple, et s'il en est ainsi, présenter pour chaque peuple, un système spécial inintelligible à tous les autres. C'est aussi ce qui existe en effet [2]. »

Il y a donc une différence essentielle entre le langage naturel et le langage conventionnel : le langage naturel naît naturellement, spontanément, et il est compris de même, au moins dans ce qu'il a de plus général; il est donc naturellement langage universel.

Le langage conventionnel ne naît pas naturellement, spontanément; il est le produit d'une convention, et il n'y a que ceux qui sont au courant de cette convention qui le comprennent.

[1] *Nouveaux mélanges philosophiques*, p. 282.

[2] *Ibid.*, p. 302.

II.

Mais, *Pourquoi le langage naturel révèle-t-il par lui-même, sans étude, sans convention préalable, la sensation, l'idée, la pensée, le sentiment?*

Ce problème n'a pas été résolu ; cependant il domine toutes les questions qui ont rapport au langage : questions d'origine, de nature, de formation des langues, et même questions de nature, d'origine et de formation des idées.

Bien loin d'avoir été résolue, cette question a toujours été regardée, même par les plus vigoureuses intelligences qui l'ont agitée, comme insoluble, comme un fait irréductible et indémontrable.

Jouffroy qui résume tout ce que la science et la philosophie ont dit de plus avancé et de plus profond sur ce sujet, s'exprime à cet égard de la manière la plus catégorique :

« Un cri est jeté par ma nourrice, dit-il, moi, enfant au berceau, je comprends ce signe. Comment? J'ai démontré que ce n'était pas par induction de la corrélation observée en moi entre ce signe et ce qu'il signifie. Comment donc le comprends-je? Évidemment, il n'y a aucune explication possible de ce fait... Ce qui revient à confesser que deux phénomènes, celui de l'invention et celui de la compréhension du signe naturel, sont deux faits irréductibles, deux lois primitives de notre nature, par lesquelles une foule de phénomènes peuvent être expliqués, mais qu'elles-mêmes ne sauraient l'être, parce qu'elles ne dérivent d'aucun autre dans lequel on puisse les faire rentrer[1]. » L'éminent penseur comprenait toute l'importance de la question, car il insiste sur cette idée :

« La conception de la chose signifiée à l'occasion du signe naturel, ajoute-t-il plus loin, a donc des analogies dans la nature humaine, mais reste un fait spécial et irréductible. Il en est de même de la production spontanée du signe à l'occasion du phénomène intérieur qu'il doit naturellement exprimer. Ce phénomène a aussi ses analogues dans notre nature, mais il reste distinct de tous les faits semblables, et demeure irréductible et primitif[2]. »

Ainsi, les propriétés essentielles du langage naturel ont été regardées jusqu'à ce jour comme des faits primitifs, irréductibles, indémontrables. Malgré cette affirmation si catégorique, si souvent répétée sous toutes les formes, par tous ceux qui ont étudié cette question, nous croyons qu'il est possible de démontrer ces propriétés, de s'en rendre compte, et que l'application du principe de la transmission et de la transformation du mouvement expressif, tel que nous l'avons formulé, résout le problème.

C'est ce que nous allons essayer de démontrer, ou plutôt nous l'avons déjà démontré par tout ce qui

[1] *Nouveaux mélanges philosophiques*, p. 291.

[2] *Ibid.*, p. 296.

précède, nous n'aurons qu'à rappeler succinctement cette démonstration.

En effet, les pensées, les sentiments, les volitions, en un mot, toutes les opérations instinctives et intellectuelles, en se manifestant, produisent d'abord un mouvement cérébral, puisque le cerveau est leur siège; cela est bien démontré, et personne ne le conteste.

Ce mouvement cérébral ne reste pas enfermé dans le cerveau ; il se communique aux nerfs et aux muscles, et vient s'épanouir à l'extérieur, et se manifeste sur la physionomie, dans les gestes, les sons de voix, etc.

Puis, ce mouvement se communique aux ondes lumineuses et aux ondes sonores, en un mot au milieu ambiant, et va, par les transformations que nous avons indiquées, et sans se dénaturer, atteindre les sens des spectateurs et se reproduire d'une manière identique ou analogue dans leur cerveau ; par conséquent révélation et compréhension spontanée des pensées, des sentiments, des volitions, etc., en un mot des opérations intellectuelles qui ont d'abord donné naissance à ce mouvement cérébral, puisqu'à un mouvement cérébral identique ou analogue correspondent des phénomènes psychiques identiques ou analogues.

Inutile, croyons-nous, d'insister davantage sur ces faits qui ont été surabondamment démontrés dans les chapitres précédents.

Au point de vue de l'expression, nos organes sont des transmetteurs et des transformateurs de mouvements.

Mais ils les transmettent et les transforment plus ou moins bien.

Le sourd ne peut transformer le mouvement sonore, ni l'aveugle le mouvement lumineux, ni le paralytique le mouvement tactile, etc.

Chez d'autres ces transformations se font plus ou moins régulièrement, il y a plus ou moins perte ou déviation de mouvement, comme dans une machine plus ou moins perfectionnée.

C'est ce qui fait que le langage naturel, bien que compris de tous dans ce qu'il a de plus général, de plus élémentaire, ne l'est pas de tous au même degré.

Dans cet enchaînement de transmission et de transformation de mouvement, le mouvement physiologique est comme l'équivalent du mouvement psychique, ou du moins le serait dans un être bien organisé, et le mouvement mécanique l'équivalent du mouvement physiologique; c'est la suite d'un même mouvement sous des formes diverses, sans que sa coordination soit dénaturée.

L'enchaînement de la transmission et de la transformation du mouvement peut se continuer indéfiniment, en révélant toujours la pensée et le sentiment.

L'expression naturelle devient ainsi un inépuisable flambeau qui luit et propage sa lumière à travers le temps et l'espace.

On n'arrive donc à l'âme que par le mouvement, et elle ne se manifeste à l'extérieur que par le mouvement; dans toutes ses manifestations il n'y a que mouvement et transformations de mouvement.

Mais il est évident qu'elle-même n'est ni un mouvement, ni une transformation de mouvement. Ainsi un langage naturel, quel qu'il soit, est la manifestation à distance de l'impulsion des âmes, impulsion qui donne lieu à un mouvement expressif qui se transmet sans se dénaturer.

Si les âmes pouvaient se toucher, elles se communiqueraient elles-mêmes directement leur propre impulsion, et par suite leurs pensées, leurs sentiments, leurs volitions, et par suite encore leurs plaisirs et leurs douleurs; mais ne pouvant se toucher, elles ne communiquent à distance que par le mouvement qu'elles déterminent dans des milieux intermédiaires.

Les propriétés particulières du langage naturel et celle du langage conventionnel ressortent parfaitement ici :

Dans le langage naturel, c'est l'impulsion, c'est l'action psychique elle-même qui détermine le phénomène, le signe qui est son expression propre; ce phénomène, ce signe n'est qu'une continuation et une transformation du mouvement psychique passant par des milieux divers, en atteignant les âmes et influant sur elles, il leur révèle la sensation, l'idée, la pensée, le sentiment qui lui ont donné naissance.

Dans le langage conventionnel, l'impulsion, l'action psychique n'est plus un mouvement immédiat produit par la pensée et le sentiment, c'est un mouvement neutre, si je puis m'exprimer ainsi, qui ne dit rien par lui-même, mais qui, à cause de cela même, peut indiquer ce que l'on veut par convention.

Le langage conventionnel ne peut, par conséquent, faire naître par lui-même nécessairement, fatalement, la sensation, l'idée, la pensée, le sentiment qu'il exprime, parce qu'il ne transmet pas le mouvement propre de ces manifestations de l'âme. Mais il peut les faire naître en les rappelant à ceux qui sont au courant de la convention qui donne de la signification à ce langage. Le langage conventionnel est donc fondé non plus sur la transmission directe du mouvement psychique, mais sur la loi de l'association des idées; il dépend de cette loi.

Ainsi, le langage naturel est un mouvement psychique naturellement, directement transmis et transformé, révélant par lui-même la sensation, l'idée, la pensée, le sentiment qui lui ont donné naissance; le langage conventionnel est un mouvement psychique arbitraire ou conventionnel, dont les propriétés reposent sur la loi de l'association des idées, et qui demande une étude préalable pour être compris.

M. le professeur Pascal Fornari, de Milan, secrétaire général du Congrès international pour les sourds-muets, directeur du journal l'*Educatore italiano*, l'un des savants les plus compétents au point de vue de la théorie du langage, a fait l'application de notre *loi de la transmission et de la transformation du mouvement expressif*, à la parole et au langage en général, et a résumé ce que nous avons dit sur ce sujet en l'approuvant de tous points :

« M. Rambosson, dit-il, à notre avis, a rendu évidente la relation qui existe entre l'instrument naturel de la parole et celui de la pensée, de manière que l'action sympathique des deux instruments est montrée telle qu'ils ne peuvent se séparer l'un de l'autre. » Plus loin «... *Cette loi de la transmission et de la transformation du mouvement expressif*, si bien formulée par M. Rambosson, lequel a ainsi le grand mérite d'avoir su, dans une question aussi ardue, trouver une loi en harmonie avec cette dynamique de transformation du mouvement, etc. » (*L'Educatore italiano*, année 1882, p. 335,336 [1].)

En parlant du mémoire que nous avons lu à l'Aca-

[1] «... *Il Rambosson, a mio vedere, piu que tanti filosofi e scienziati, pose il dito sul punto vero, facendo rilevare la relazione che l'istrumento naturale della parola ha con quello del pensiero, si che l'azione simpatica dei due strumenti è tale da non potersi scindere l'une d'ell'altro.* »

«... *Della legge di trasmissione e di trasformazione del movimento espressivo cosi ben formulata dal Rambosson, il quale ha cosi il merito grande di aver saputo in questione tanto ardua, trovare une legge consona a quella dinamica infisica, del movimento transformandosi, etc.* » (*L'Educatore italiano*, année 1882, p. 335-336.)

démie des sciences morales et politiques (Institut de France), sur l'*Origine de la parole et du langage parlé* [1]. Le savant professeur est non moins explicite et fait voir avec une habile sagacité et une vaste science, la vive lumière que la loi de la transmission et de la transformation du mouvement expressif, projette sur les questions les plus ardues qui ont rapport aux origines du langage et à ses causes génératrices.

La fécondité de cette loi est facilement saisie par ceux qui ont profondément étudié la question du langage. En parlant des rapports du langage d'action et de la parole, un maître éminent dans l'art de parler et décrire s'exprime ainsi : «... A ce moment-là, se passe un phénomène analysé d'une façon bien remarquable et bien neuve dans les études récentes de M. Rambosson. C'est ce que ce penseur éminent appelle le phénomène de la transmission dans le langage. Il faut voir, dans son beau travail, comment la parole, mise en mouvement par le premier interlocuteur, continue ce mouvement dans l'âme de celui qui écoute et se métamorphose, par une double transformation, d'abord de pensée en langage, et, réciproquement, de langage en pensée.

« Cette remarquable théorie se vérifie de tous points dans l'analyse du fait qui nous occupe [2]. »

[1] *Mémoire inséré dans le Recueil des séances et travaux de l'Académie*, livraison de décembre 1881, et de janvier 1882.

[2] *L'Art de parler*, page 40. Cet ouvrage avec l'*Art d'écrire*, dont

J'espère que l'on voudra bien nous pardonner les citations littérales que nous donnons à l'appui de nos études, et dont notre modestie souffre quelque peu ; les résultats que nous apportons sont nouveaux et, malgré la clarté que nous nous efforçons de mettre dans leur exposition, ils ne sauraient se passer du suffrage des hommes compétents.

III.

Il est bon, croyons-nous, d'étudier ce qui se passe chez l'animal, sous le rapport du langage, en même temps que ce qui se passe chez l'homme ; car, ce que l'on observe chez l'un peut jusqu'à un certain point éclairer ce qui se passe chez l'autre et le mieux faire ressortir ; les différences mises en regard sont d'ailleurs plus frappantes.

J'appelle âme le principe qui anime l'animal comme celui qui anime l'homme, tout en tenant compte des différences.

Lorsqu'une chose quelconque impressionne l'âme de l'animal, un mouvement de retour se produit aussitôt.

M. Rondelet, professeur honoraire de philosophie, vient de doter le monde des lettres, est l'œuvre de toute une vie d'étude sagace et profonde. Ceux qui ont eu l'avantage d'entendre l'éminent auteur, savent qu'il n'a eu qu'à suivre l'inspiration de sa pratique de tous les jours, pour faire ces deux ouvrages vraiment classiques dans leur genre.

L'âme communique d'abord ce mouvement au cerveau, et par suite aux nerfs, aux muscles et à toute l'organisation.

De là l'air, l'attitude, la démarche de l'animal, et quelquefois des cris, des sons inarticulés et des actes.

Tout cela constitue un langage naturel spontané, dans lequel il n'entre aucune convention, et qui est compris au moins de tous les animaux de la même espèce.

Un coup violent, par exemple, atteint un animal.

Que se passe-t-il chez-lui ?

Il y a impression des organes extérieurs, cette impression est conduite au cerveau par l'intermédiaire des nerfs, et par suite de l'impression du cerveau, l'âme de l'animal perçoit le résultat de l'impression et sent la douleur.

Mais là ne s'arrête pas les phénomènes naturels pour une même impression.

L'âme de l'animal, par suite de cette perception et de cette sensation, réagit naturellement et fatalement à son tour, sur le cerveau d'abord, et par suite sur les nerfs, sur les muscles et sur tout son être; de là, son air, son attitude, sa démarche, ses cris, etc.; en un mot, l'expression générale de la perception et de la sensation douloureuse qu'il éprouve.

Que la perception et la sensation soient différentes, l'expression est modifiée, mais l'enchaînement des phénomènes est le même.

Pénétrons plus intimement dans l'essence de ces phénomènes, et voyons ce qu'ils sont dans l'ensemble et l'enchaînement *des mouvements transmis et transformés*.

Le coup qui atteint l'animal est un mouvement physique.

Ce mouvement physique se transforme en mouvement physiologique dans les organes de l'animal, dans les nerfs et dans le cerveau. C'est le mouvement physiologique du cerveau qui atteint l'âme, lui révèle ce qui vient de se passer, et lui fait éprouver la sensation.

Cette transformation du mouvement mécanique en mouvement physiologique et en mouvement psychique, est facile à suivre.

Mais la série des transmissions et des transformations de mouvement ne s'arrête pas là.

Le mouvement physiologique de l'animal qui forme son expression naturelle est vu et entendu, et par suite il révèle ce qui se passe chez l'animal.

Mais comment cela peut-il se faire? Comment l'air, l'attitude, le cri de l'animal peut-il révéler naturellement, spontanément ce qui se passe en lui, sans enseignement, sans étude préalable?

Nous l'avons vu précédemment, car le langage naturel chez l'animal est produit par la même loi de la transmission et de la transformation du mouvement qui préside au langage naturel chez l'homme.

Dans toute cette série de transmissions et de transformations de mouvement, c'est toujours le même et unique mouvement psychique qui se manifeste, mais avec des phénomènes particuliers, suivant le milieu dans lequel il passe; repassant dans un même milieu, il reproduira toujours les mêmes phénomènes, et dans des milieux semblables des phénomènes semblables. Le mouvement psychique, expression d'une âme, atteignant par suite de ces transmissions et de ces transformations, une âme semblable, y produira nécessairement des phénomènes semblables; de là, la révélation de la chose exprimée.

Or, tous les animaux de la même espèce ont des organes et des âmes semblables : un même mouvement s'y transforme donc nécessairement de la même manière et produit chez eux un même effet; il est par conséquent également compris.

Chez les animaux qui diffèrent complètement d'organisation, le mouvement pourra ne pas être transmis et transformé, par conséquent ne pas être compris; dans ceux qui ont une organisation douée d'appareils à peu près semblables, le mouvement sera plus ou moins transmis et transformé, par conséquent plus ou moins compris.

L'observation et l'expérience se trouvent d'accord avec cette démonstration.

IV.

Nous avons vu ce qu'il y a de commun pour l'homme et pour l'animal, dans ces modes et dans ces lois de transmission et de transformation de mouvement.

Mais, pour l'homme, dans le langage naturel, il y a un point de la plus haute importance qui le distingue spécialement de l'animal, et que nous devons signaler tout particulièrement.

Toutes ces transmissions et ces transformations de mouvement, chez l'animal, se font nécessairement et fatalement; par conséquent, point important à remarquer, il ne peut avoir de langage conventionnel.

Lorsque l'homme agit instinctivement, tout se passe chez lui comme chez l'animal.

Mais l'homme peut ce que ne peut pas l'animal : il peut agir librement, et ici nous pouvons voir sa liberté en pleine évidence.

En faisant effort, en se faisant violence on peut retenir le mouvement du cerveau et par suite celui des nerfs, des muscles et des organes divers, et empêcher ainsi l'expression même naturelle d'avoir lieu.

D'abord on ne peut, en général, qu'imparfaitement retenir le mouvement de retour, le mouvement réflexe qui se produit naturellement, comme chez l'animal, mais avec le temps et à force de lutte, on pourra parvenir à dominer parfaitement les organes, à ce point que les plus grands orages de notre âme ne s'exprimeront plus, seront muets à l'extérieur.

Non seulement l'âme peut empêcher les organes de l'exprimer, mais elle peut leur faire exprimer des pensées et des sentiments qu'elle n'a pas, ou même opposés aux siens, en imprimant au cerveau les mouvements que ces pensées et ces sentiments lui communiqueraient si elle les avait réellement. Ainsi, elle peut exprimer la bienveillance sur la physionomie et dans les gestes, lors même qu'elle éprouve les transports de la colère. Elle sent instinctivement ce qu'elle doit faire pour cela.

Dans ce cas, si elle produit avec justesse l'expression, on l'admire, on peut même être ému par des choses que l'on sait être des fictions en se prêtant à l'illusion. Les grands orateurs, les grands artistes possèdent à un haut degré ce talent de reproduire les pensées et les sentiments d'autrui ou étrangers à leur âme.

Mais si quelqu'un imite des expressions dans l'intention de tromper, on se sent révolté par le mensonge et l'hypocrisie.

De même que l'âme, par la puissance de sa volonté, peut plus ou moins arrêter son expression, c'est-à-dire la transmission de son propre mouvement et l'empêcher de se manifester à l'extérieur, elle peut plus ou moins empêcher une expression étrangère, c'est-à-dire le mouvement d'une autre âme de venir jusqu'à elle et de l'envahir. Ce pouvoir va très loin, et lors même que les sens ont été impressionnés, elle peut encore, jusqu'à un certain point, empêcher ce mouvement de l'atteindre, de parvenir jusque dans son sanctuaire. C'est ainsi que l'on peut plus ou moins résister à la fatigue, à la peur, à la pitié, au plaisir, à la douleur, etc., etc., et par la lutte augmenter cette puissance de résistance.

Tous ces faits, bien loin d'être contraires aux lois que nous avons formulées, d'être des exceptions, en sont des conséquences et une nouvelle confirmation, et en même temps ils démontrent physiologiquement la liberté morale de l'homme, et la faculté qu'il possède d'établir des langues artificielles, conventionnelles, selon son bon plaisir.

L'âme agissant sur le cerveau n'est sans doute pas toute-puissante, mais elle est comme le pilote sur le navire ou le mécanicien sur la locomotive qui ont la direction des forces et des mouvements, et par conséquent la responsabilité.

On voit donc ici avec évidence, que l'âme humaine n'est pas un simple mouvement transmis et transformé, mais une force substantielle, initiale et plus ou moins libre, capable de diriger le mouvement par elle-même, et de modifier celui qui lui vient du dehors.

L'homme peut, de plus, perfectionner son langage

naturel, le subdiviser, le réduire en art, comme nous allons le voir.

Nous ne faisons que toucher ici à ces splendides questions, et on voit cependant quel rayon de lumière vient les éclairer à l'aspect de cette loi si féconde de la transmission et de la transformation du mouvement expressif. Il faudrait un volume spécial pour exposer toutes les questions qui en découlent au point de vue du langage et des beaux-arts.

CHAPITRE XII.

La loi de la transmission et de la transformation du mouvement expressif dans la genèse des beaux-arts.

Perfectibilité du langage naturel; importance que pourrait avoir ce langage; faits curieux. — Les beaux-arts ne sont que le développement des diverses parties du langage naturel. — Musique, gestes, danse, dessin, etc. — L'univers comme langage naturel. — Le langage parlé est-il un langage naturel? — Cycle idéal du perfectionnement du langage et des beaux-arts.

I.

Tout langage naturel est produit naturellement, spontanément, par l'influence des facultés instinctives et intellectuelles sur l'organisation.

Cette influence produit d'abord un mouvement du cerveau; ce mouvement se communique aux nerfs, aux muscles, en un mot, à toute l'organisation et vient s'épanouir à l'extérieur.

De là, l'air, l'attitude, les gestes, les cris, etc., qui révèlent naturellement et spontanément, les idées, les pensées, les sentiments qui leur ont donné naissance.

Ainsi, le langage naturel est produit naturellement et spontanément, sans étude, sans convention préalables, par la simple influence des facultés instinctives et intellectuelles sur l'organisation ; et il est compris de même, naturellement, spontanément, par la simple influence du mouvement expressif sur l'intelligence.

Le langage conventionnel repose bien également sur un mouvement transmis et transformé ; mais ce mouvement n'est pas produit par l'influence directe, immédiate, nécessaire de la pensée et du sentiment sur les organes ; c'est un mouvement auquel on fait exprimer ce que l'on veut par convention ; il ne révèle pas par lui-même la pensée, le sentiment : on est obligé d'être au courant de la convention qui lui a donné naissance pour le comprendre.

Il est facile de voir que les expressions naturelles qui concourent chez l'homme à exprimer ses pensées et ses sentiments peuvent se ranger sous diverses espèces : les sons inarticulés, les cris, les exclamations, le chant, le geste, la danse, le dessin, la sculpture, en un mot tous les beaux-arts.

Tous les beaux-arts ont leur origine dans l'essence même de l'homme ; ils ne sont qu'un prolongement, qu'un *développement régulier du langage naturel*. Il est facile de s'en convaincre.

Notre but ici n'est pas d'entrer dans le détail des

lois particulières à chaque art, ni même d'étudier jusqu'à quel point tel art est plus propre que tel autre à exprimer la sensation, l'idée, la pensée, le sentiment, mais seulement d'indiquer leur source, leur origine commune, et la loi générale qui les régit tous au point de vue de la transmission et de la transformation du mouvement.

On explique parfaitement par ce principe, tel que nous l'avons exposé, la nature, le mode d'action et les effets de tous les genres d'expressions, et en particulier de tous les beaux-arts.

Nous venons de le voir pour la musique et pour le langage naturel en général.

Si l'on examine les divers genres d'expression, et chaque art en particulier, on verra que tout s'y passe comme dans la musique.

Qu'une pensée forte, qu'un sentiment puissant possède l'homme : le mouvement psychique qui se manifeste dans le cerveau, se communique aux nerfs, aux muscles et se manifeste à l'extérieur dans les traits, dans l'air, l'attitude, les gestes de l'individu, les sons inarticulés. Voilà le langage mimique naturel dans toute sa généralité.

Même série de transmissions et de transformations de mouvement que pour la musique ; seulement au lieu de se transformer uniquement en mouvement physique sonore, le mouvement physiologique se transforme également en mouvement physique lumineux.

Ainsi : 1° Action de l'âme sur le cerveau et production du mouvement psychique ;

2° Transmission de ce mouvement par le cerveau aux nerfs, aux muscles et transformation en mouvement physiologique ;

3° Transmission de ce mouvement physiologique aux ondes lumineuses et aux ondes sonores et transformation en mouvement purement physique ;

4° Transmission du mouvement physique lumineux ou sonore à l'appareil visuel ou auditif des spectateurs, et transformation en mouvement physiologique ;

5° Transmission de ce dernier mouvement au cerveau, transformation en mouvement psychique et compréhension.

Dans les chapitres précédents, principalement dans les chapitres VIII et IX, nous avons suivi ces mouvements d'étape en étape, et fait voir qu'ils ne se dénaturent pas dans leur transmission et leur transformation. Inutile, croyons-nous, d'insister de nouveau sur ce point.

De même pour la danse qui n'est qu'une face ou une extension du langage des gestes, elle est au langage mimique proprement dit ce que le chant est à la parole.

II.

Ce qui se passe pour les expressions les plus fortes,

les plus accentuées, se passe également pour les plus faibles, les plus fugitives. C'est le même mode de transmission et de transformation de mouvement, la même loi y préside, quel que soit le degré de l'intensité expressive.

Cependant, bien que le langage mimique naturel soit compris de tous dans ce qu'il a de plus général, de plus élémentaire, il ne l'est pas de tous au même degré. C'est ici comme pour la musique.

Lorsqu'un artiste, ou une personne quelconque ne veut pas s'en tenir à ce que le langage des gestes a de plus simple et de plus élémentaire, mais qu'il veut se perfectionner dans ce langage, qu'il veut préciser les expressions ou en faire naître de nouvelles, que fait-il?

Il se pénètre de l'idée, du sentiment qu'il veut exprimer, mais en général il ne sent d'abord que vaguement l'impulsion qu'il faut donner au cerveau, pour produire et accentuer le mouvement naturel qui est son expression et qui doit traduire son idéal. Il hésite, il tâtonne, il se reprend, et ce n'est que peu à peu et par de longs exercices qu'il parvient à donner l'impulsion, qui convient, et à rendre les nerfs, les muscles et toute l'organisation souple et obéissante, c'est-à-dire bon conducteur du mouvement imprimé au cerveau.

On conçoit que les mimes les plus éminents puissent laisser encore beaucoup à désirer sous ce rapport.

Il est bien évident que l'expression idéale dans ce genre, ne serait parfaitement comprise que des personnes dont les organes auraient assez de perfection, pour transformer le mouvement qui constitue l'expression, dans toute son intégrité.

Les autres ne la comprendraient que plus ou moins suivant qu'elles approcheraient plus ou moins de cet état; puisque leur nature imparfaite ne pourrait transmettre et transformer qu'imparfaitement les délicatesses du mouvement qui constituent l'idéal de l'expression.

Voici quelques faits propres à faire comprendre l'importance que pourrait acquérir ce langage.

L'histoire des voyages nous fait voir à chaque instant que le langage des signes naturels est celui auquel on a naturellement, instinctivement recours. lorsque l'on est en présence de personnes dont on ne connaît pas la langue, et de plus, qu'en général, les intelligences les moins perfectibles et les peuples les plus arriérés dans la civilisation, tels que les sauvages, ont une grande aptitude pour les signes; souvent ils s'expriment plus par signes que par la parole.

On a même fait sous ce rapport, un travail curieux et précieux pour le philosophe, on a comparé les signes mimiques naturels des sauvages à ceux des sourds-muets. Pour bien des choses ces signes sont identiques. M. Degérando s'est occupé de ce sujet avec une profonde science : il a également apprécié le beau travail de M. Akerly sur la comparaison des signes [1].

L'histoire nous présente également de nombreux faits où la nature humaine est prise, sous ce rapport, dans une manifestation tout à fait spontanée.

Dans la retraite des dix-mille, Xénophon nous dit que quelques jours après avoir traversé l'Euphrate, ils furent obligés de parler par signes, comme à des sourds, aux habitants de quelques villages qu'ils traversèrent et dont ils ne connaissaient pas la langue.

Ovide également, ne connaissant pas la langue que l'on parlait au lieu de son triste exil, demandait au langage naturel ce que la parole lui refusait : « Ils ont entre eux un jargon qui leur est commun, dit-il, moi, j'ai recours aux signes pour me faire comprendre. »

Lucien, dans son traité sur la danse, raconte qu'un roi dont les États bordaient le Pont-Euxin, étant venu à Rome sous le règne de Néron, et ayant assisté au spectacle donné par un fameux pantomime, fut tout surpris de comprendre parfaitement son langage muet. En partant il pria l'empereur de lui faire présent de cet artiste. « Mais à quel usage le destinez-vous? lui demanda Néron. — Cet homme, par ces gestes, lui répondit le prince étranger, me servira d'interprète auprès des peuples mes voisins, barbares que personne ne comprend, et avec lesquels

[1] *De l'Éducation des sourds-muets*, t. II, chap. XVI et note K.

on ne peut être en relation à cause de leur diversité de langage. »

On peut s'initier au langage naturel des gestes avec la plus grande facilité. Il suffit d'être obligé de s'exprimer exclusivement dans ce langage pendant quelques jours, pour être à même de le comprendre et de le parler, et même de comprendre les personnes étrangères qui s'exprimeraient par des signes différents, pourvu que ces signes ne s'éloignent pas du naturel.

Tous les jours on voit en effet des personnes qui ont appris le langage mimique, ou des sourds-muets de différentes institutions s'entendre parfaitement lors même que leurs signes ne sont pas identiques, ce qu'il y a de naturel dans ce langage, suffit pour révéler l'idée. Un objet peut avoir plusieurs signes naturels, suivant le côté par lequel on l'observe; par conséquent, les signes naturels peuvent offrir une grande variété, et différer pour le même objet sur plusieurs points; mais malgré cela, ils sont compris par tous ceux qui sont initiés à ce langage.

Sous ce rapport, M. Degérando nous rapporte un fait intéressant : « Lorsqu'en 1815, dit-il, le sourd-muet Clerc, accompagnant l'abbé Sicard, parut au milieu de l'Institution des sourds-muets à Londres, quelques gestes qu'il adressa à ses compagnons d'infirmité, subitement compris par tous, produisirent sur eux un effet électrique. Cependant, combien de différence dans les mœurs, les situations, les conditions locales ! et si les manières de voir varient, les peintures doivent varier comme elles. »

M. Pécoult, capitaine au long cours, l'ingénieux inventeur d'un loch-sondeur, m'écrivait à l'occasion d'un travail que j'ai publié sur ce sujet en 1853 [1] :

« ... Quant à moi, je puis vous dire sciemment que les signes m'ont été souvent très utiles, soit à Famagoust (île de Chypre), avec les Arabes, soit à Binao (côte occidentale d'Afrique), avec les noirs; soit enfin dans les divers pays de l'Amérique. J'ai parfaitement compris que la pratique de cette loi naturelle, donne une grande facilité pour exprimer la pensée, etc. »

Je pourrais citer d'autres faits semblables, et si j'osais rappeler ici quelques souvenirs personnels, je dirais combien ce langage a été précieux pour moi dans mes excursions lointaines : non seulement dans mes voyages d'outre-mer, dans les îles de l'océan Atlantique et de la mer des Indes, mais aussi en Italie, en Angleterre, en Écosse, en Allemagne, en Danemark, en Suède, en Finlande, en Russie, en Pologne, etc. Grâce au langage naturel, je n'ai jamais été sérieusement embarrassé pour me faire comprendre; et, chose singulière, je l'ai été moins que les étrangers qui passaient pour connaître assez bien la

[1] *Étude philosophique et pratique du langage mimique comme langage universel*, librairie Hachette, 1853; et le journal *la Science*, année 1855.

langue du pays où je me trouvais; ce qui m'est arrivé entre autres circonstances dans certaines contrées de la Suède, de la Finlande et du Danemark : lorsque mes compagnons de voyage désespéraient de pouvoir se faire comprendre, je prenais l'initiative en langage naturel mimique, et la lumière se faisait comme par enchantement.

III.

L'artiste veut-il exprimer son idéal sur la toile ou dans le marbre? Il forcera l'un et l'autre de transformer en ondes lumineuses le mouvement psychique, expression de cet idéal, et la toile et le marbre deviendront ainsi son expression permanente qu'ils communiqueront d'une manière continue à travers le temps et l'espace.

Il est facile de voir qu'il y a même série, même enchaînement de mouvement que dans les cas précédents, et même loi de perfectionnement, bien que l'impulsion expressive de l'âme soit transmise à l'éther par la matière pondérable.

Le mouvement psychique se transmet par le cerveau aux nerfs, aux muscles et à ma main, en se transformant en mouvement physiologique; par ma main ce mouvement se transmet au crayon, au burin ou au ciseau qui l'expriment sur la toile, dans l'airain ou dans le marbre; la toile, l'airain ou le marbre communiquent le mouvement qui est l'expression de ma pensée et de mes sentiments à l'éther dans lequel il se transforme en ondes lumineuses; puis, il va se transformer en mouvement physiologique dans l'appareil de la vision, puis en mouvement psychique en atteignant l'âme par le cerveau.

Ce mouvement psychique est analogue à celui produit par l'âme qui a d'abord envoyé son expression, par conséquent il fait naître et comprendre en même temps cette expression.

Prenons un exemple connu de tous : l'âme a une juste idée d'un cercle parfait; elle en voit l'idéal qui est des plus simples, c'est-à-dire une ligne circulaire dont tous les points sont également éloignés d'un point central.

Elle veut exprimer ce cercle par le dessin.

Que va-t-il se passer au point de vue psychologique et physiologique, si je débute dans cet art?

Mon âme imprime un mouvement au cerveau, par suite aux nerfs, aux muscles, par suite encore à ma main qui conduit l'instrument à tracer et qui obéit plus ou moins à ce mouvement.

Mais la courbe tracée est bien loin d'abord du cercle idéal qu'a voulu exprimer l'âme.

Les organes n'ont pas obéi complètement à l'âme. Elle n'a pas été assez puissante sur eux pour leur faire réaliser son idéal, ou, en d'autres termes, ils ont été mauvais conducteurs du mouvement expressif, ils l'ont laissé perdre en partie ou dévier.

L'âme recommence, et recommence encore, comme un artiste malhabile, et à force de volonté et d'efforts, sa puissance augmente sur le cerveau, sur les nerfs, sur les muscles, sur les organes qui doivent diriger l'instrument; elle finit par les réduire, par les soumettre, par s'en faire obéir beaucoup mieux, et par leur faire tracer un cercle qui se rapproche beaucoup plus de l'idéal, sans cependant ne jamais l'atteindre; car on sait que les figures les plus parfaites, tracées même à l'aide de nos instruments de précision les plus achevés, sont loin de répondre à l'idéal.

L'âme est donc l'artiste, et l'organisme l'instrument perfectible par la volonté et par l'effort, c'est-à-dire rendu meilleur conducteur et transformateur du mouvement expressif.

Ce qui se passe pour le cercle se passe pour une figure quelconque.

Une étude semblable nous ferait voir que tout se passe d'une manière analogue pour la sculpture, pour l'architecture, ou pour un art quelconque. Il est facile à chacun de suivre ces idées et de se rendre ainsi compte des choses.

Comme pour la musique, comme pour le langage mimique, tous comprennent ce qu'il y a de plus élémentaire, de plus général, dans les arts du dessin, de la sculpture, de l'architecture, etc., mais tous ne le comprennent pas également, parce que tous n'ont pas des organes et des âmes parfaitement semblables, et que, par conséquent, tous ne transforment pas et ne transmettent pas dans la même mesure, le mouvement physique en mouvement physiologique et le mouvement physiologique en mouvement psychique ; cependant, comme il y a toujours quelque chose de commun dans toutes les organisations et dans toutes les âmes, il y a toujours aussi un fond également compris.

On le voit, la loi de perfectionnement agit donc ici de même que dans les cas précédents : à mesure que l'artiste se perfectionne, son organisation devient meilleure conductrice et transformatrice du mouvement expressif, et on conçoit que s'il pouvait atteindre la perfection absolue, idéale de sa nature, il s'exprimerait dans ses genres spontanément et parfaitement, et serait compris de même par tous ceux qui auraient une perfection semblable.

IV.

Ainsi, dans son ensemble, le langage naturel qui comprend par son développement tous les beaux-arts, est le résultat d'un mouvement produit par l'action des pensées et des sentiments qui se transmet et se transforme suivant les milieux, et qui va de cette manière révéler les pensées et les sentiments qui lui ont donné naissance, aux âmes sœurs qu'il atteint.

A ce point de vue, le langage qui nous est le plus familier, le plus ordinaire, celui dont les hommes font habituellement usage, le langage parlé, n'est pas naturel, mais conventionnel.

Il est de la plus haute importance de bien préciser ces distinctions, autrement, presque tout devient obscur dans ces questions qui se rattachent à un si grand nombre d'autres.

Évidemment, la parole est naturelle à l'homme, puisqu'il a tous les organes nécessaires pour la produire, et qu'il la produit comme il veut, et quand il veut, sans aucun secours étranger.

Mais ce n'est pas ce que l'on est convenu d'appeler un *langage naturel*, qui, par lui-même révèle sa propre signification, sans étude, sans convention préalable, comme la musique, comme le langage de la physionomie, comme le dessin, etc. Il faut être au courant de la convention qui lui a donné sa signification pour le comprendre. Ainsi, on peut dire que *la parole est naturelle*, mais le *langage parlé*, non ; *il est conventionnel.*

Cependant, si l'on veut jeter sur ces questions le jour qui leur est propre, on doit se demander si le *langage parlé*, n'a pu être, ou ne pourrait être dans des circonstances données, un *langage naturel.*

Pour que le langage parlé devînt naturel, que faudrait-il ?

D'après ce que nous venons de voir, c'est bien simple, il faudrait pour cela, qu'il fût produit comme tout langage naturel, que la pensée et le sentiment fussent assez influents sur le système vocal pour faire sentir, pour faire naître, pour déterminer eux-mêmes la parole qui serait leur propre et incommunicable expression, comme ils font naître quand ils sont assez puissants, dans les natures artistes, la mélodie qui est une de leurs manifestations et qui les révèle naturellement, spontanément dans ce qu'ils ont de plus général; comme ils font naître et déterminent sur la physionomie l'expression mimique qui les révèle également; comme ils donnent naissance aux sons inarticulés, aux cris, qui portent avec eux la joie et l'allégresse, l'effroi et la terreur. Alors, le nom serait la splendeur immédiate de l'idée; il la rendrait sensible, intelligible.

Essayons de voir si un état semblable pourrait être propre à l'homme.

La loi de perfectionnement au point de vue du langage et des beaux-arts que nous venons de formuler, pourra nous aider dans cette étude.

Lorsque l'homme veut s'exprimer par la parole, il se sert d'abord des termes, des phrases, des expressions qu'il a appris. Mais s'il fait effort pour se perfectionner dans ce langage, s'il l'étudie sérieusement, il s'apercevra bientôt qu'il y a une certaine analogie entre les sons, les articulations, et les pensées et les sentiments. Que tel son, que telle articulation, que tel accent conviennent mieux à telle pensée, à tel sentiment qu'à tels autres ; comme il sent que tel son inarticulé, que tel cri expriment la joie ou la douleur.

Le simple littérateur sent très bien cela ; son oreille se forme comme celle du musicien ; il y a déjà une immense différence sous ce rapport entre lui et un homme sans culture.

Mais si c'est une nature d'élite, une nature de poète qui étudie ainsi le langage parlé, il va bien plus loin.

A mesure qu'il se développe et se perfectionne, un besoin invincible et jamais satisfait d'identifier la pensée avec son expression se fait sentir ; les expressions ordinaires ne suffisent plus, il voudrait en créer de nouvelles ; il sent vaguement cette expression essentielle, inconnue et mystérieuse, identique avec la pensée et le sentiment, et qui est tout à la fois son idéal et son désespoir, son charme et son tourment, et qui n'appartient à aucune langue connue. Il l'entrevoit pour ainsi dire, mais il ne peut l'atteindre ; cependant, il sent également qu'une influence un peu plus accentuée des facultés de l'âme sur l'appareil vocal pourrait la déterminer avec précision, d'une manière rigoureuse et mathématique; car déjà, quand son âme est bien disposée, dans les moments que l'on appelle d'inspiration, l'influence de la pensée et du sentiment sur l'organisation est si puissante, qu'elle détermine la mesure, le mouvement rythmé, l'accent, le son plus ou moins mélodieux qui lui conviennent.

Évidemment, si l'appareil physiologique destiné à l'expression de la parole était meilleur conducteur du mouvement imprimé au cerveau par l'action psychique, la parole naturelle, qui serait l'expression essentielle, vraie, et incommunicable des choses, naîtrait naturellement et spontanément.

Les natures éminemment poétiques ou simplement douées d'une grande sensibilité physique et morale, se rapprochent de ce point, mais sans pouvoir l'atteindre. Leur langage émeut par lui-même, sans cependant révéler tout ce qu'il exprime; il devient ainsi langage mixte : langage qui se perfectionne en se rapprochant des propriétés du langage naturel, ou dégénère en s'en éloignant; suivant que l'homme se perfectionne ou dégénère lui-même dans ce genre d'expression.

La progression est rigoureuse; à mesure que l'homme se perfectionne dans le langage parlé, il sent de plus en plus l'influence de la pensée et du sentiment sur le système vocal; donc, s'il pouvait atteindre la perfection idéale, il sentirait parfaitement cette influence qui déterminerait la parole essentielle, qui serait alors vraiment langage naturel.

Cela est évident, car autrement il serait au-dessous de la perfection dont nous parlons et que cette progression nous révèle et nous fait entrevoir; il n'aurait pas la perfection de sa nature sous ce rapport.

Il nous semble donc que si l'homme atteignait la perfection absolue de sa nature, les choses se passeraient ainsi, et que le *langage parlé* serait naturel comme la mélodie, comme l'expression de la physionomie, comme les gestes naturels, en un mot, comme toute expression naturelle et en aurait les propriétés; c'est-à-dire qu'il révèlerait par lui-même sa propre signification.

Comme tout langage naturel, il serait plus ou moins compris, suivant que les personnes approcheraient plus ou moins de la perfection de leur nature; c'est-à-dire qu'elles seraient plus ou moins capables de transmettre et de transformer le mouvement expressif.

Cela résulte de la progression dans la transmission et la transformation du mouvement expressif étudiée dans les différents genres d'expression.

Par conséquent, dans une société d'hommes qui auraient la perfection absolue de leur nature, le langage parlé serait langage naturel; c'est-à-dire qu'il serait déterminé naturellement, spontanément par l'action des facultés de l'âme sur le système vocal, et qu'il serait compris de même, naturellement et spontanément par tous.

Mais l'homme est bien loin d'avoir la perfection absolue dont sa nature nous paraît susceptible : les facultés de son âme sont loin d'être assez influentes sur ses organes pour déterminer la parole qui serait leur expression essentielle propre et incommunicable. On est donc obligé d'avoir recours à l'expression parlée conventionnelle; c'est-à-dire qui ne représente les idées que par convention, et qui n'est comprise également que de ceux qui sont au courant de cette convention de laquelle il tient sa valeur [1].

V.

Comme langage naturel, il nous reste à parler de l'univers.

L'univers est un langage naturel, il en a toutes les propriétés; pour nous, c'est le premier de tous et le plus fécond; il révèle l'idée, fait naître le sentiment mieux que tout autre langage. C'est le langage type, si je puis m'exprimer ainsi, celui qui donne naissance à tous les autres, il est facile de s'en convaincre.

L'univers tout entier n'est qu'un langage naturel

[1] Voir notre travail : *Origine de la parole et du langage parlé*, lu à l'Académie des sciences morales et politiques (Institut de France), et inséré dans le Recueil des travaux et séances de cette Académie, année 1880-1881.

qui parle à tout homme venant en ce monde, et qui est compris sans convention préalable. C'est lui qui réveille et éclaire d'abord notre intelligence en lui révélant les idées divines.

Ainsi, la simple vue générale des minéraux, des végétaux, des animaux, des astres, etc., est déjà pour moi une révélation ; à leur aspect l'idée naît dans mon esprit : puis, mon esprit distingue, compare, généralise, tire des conséquences tout naturellement, par le simple exercice des lois qui lui sont propres ; de même que je vois par l'organe de la vision, que j'entends par l'organe de l'audition, suivant les lois propres à ces organes.

Tous les hommes connaissent, comparent, généralisent, tirent des conséquences de la même manière, sans l'avoir jamais appris, en suivant naturellement, spontanément les lois qui leur sont propres. Il n'y a de différence que du plus au moins.

Il faut de l'attention, de l'étude, il est vrai, si l'on veut saisir profondément les idées et les lois que l'univers exprime et qui lui sont comme incorporées : mais il en faut également, si l'on veut comprendre, saisir les nuances d'un langage naturel quelconque tant soit peu développé : langage des gestes, musique, dessin, etc.

Ainsi, si je veux connaître l'univers plus en détail, je dirige mon attention sur les objets de mes connaissances, je les étudie individuellement ; je remarque leurs caractères, leurs propriétés, je compare, j'établis les différences et les analogies, je généralise et je classe où je m'élève aux lois.

Mais dans tout cela, je le répète, mon intelligence ne fait que suivre ses lois naturelles, cependant plus ou moins facilement et plus ou moins complètement.

Celui qui débute dans cette étude a d'abord de la peine à diriger son attention, à saisir les caractères, les propriétés des choses, à distinguer, à comparer, à généraliser, etc. Mais à mesure qu'il se perfectionne dans ces exercices, toutes ces opérations sont exécutées plus facilement et plus fidèlement.

Les intelligences d'élite peuvent arriver à un degré de perfection où un simple coup d'œil, une simple observation leur permettent de saisir ce qu'il y a de particulier et de caractéristique dans un minéral, dans une plante, dans un animal, dans un mouvement astronomique, dans un rapport mathématique, en un mot, dans un objet quelconque de ses connaissances, et de généraliser, de classer immédiatement.

Les spécialistes éminents sont quelquefois remarquables sous ce rapport, quoique cependant ils soient bien loin encore d'atteindre ce que nous concevons devoir être la perfection idéale, absolue des facultés et des organes de l'homme.

Le célèbre Liébig, par exemple, possédait à un

merveilleux degré le don d'observation, c'est-à-dire cette aptitude qui consiste à saisir les phénomènes dans ce qu'ils ont d'essentiel. Chez lui, la conception était si vive et si pénétrante, qu'il lui suffisait d'un coup d'œil pour déterminer les traits caractéristiques d'un objet, ce qui faisait dire à ses élèves : « *Lui, et tous les corps, sont intimes à se tutoyer.* » On racon-
« tait maintes anecdotes à ce sujet : comment le maî-
« tre, d'un regard lancé comme au vol, reconnais-
« sait une substance dont le disciple s'était efforcé
« longtemps, mais en vain de déterminer la na-
« ture...[1]. »

Cuvier, en nous dévoilant les diverses faces des révolutions du globe qui ont précédé les races humaines, a fait preuve de facultés non moins perspicaces et non moins promptes : « Un fragment osseux était-il placé sous ses yeux, sa pensée rétablissait sur-le-champ le membre dont il avait fait partie, rattachait celui-ci au squelette auquel il avait appartenu, et son crayon sûr, traçait les contours de quelque animal fantastique qui semblait renaître sous sa main puissante, après des milliers de siècles d'oubli dans son enveloppe de pierre[2]. »

En un instant, Cuvier entrevit toute la série de ses belles découvertes : « Cette idée (que les éléphants fossiles avaient été différents des éléphants des Indes), que j'annonçais à l'Institut dès le mois

[1] *Moniteur scientifique*, année 1873, juin.
[2] DUMAS, *Éloges de Brongniard*, p. 14.

de janvier 1796, dit-il, m'ouvrit des vues toutes nouvelles sur la théorie de la terre; un coup d'œil rapide, jeté sur d'autres fossiles, me fit présumer tout ce que j'ai découvert depuis, et me détermina à me consacrer aux longues recherches et aux travaux assidus qui m'ont occupé depuis vingt ans. »

Adolphe Brongniart déterminait le caractère des plantes fossiles avec une sûreté et une promptitude de coup d'œil incomparables : « Le moindre débris lui suffisait pour en reconnaître la classe, la famille, le genre, et pour en reconstituer l'espèce. Ces arbres géants de la Californie, les *Sequoias*, qui font l'admiration du voyageur, et dont quelques-uns datent de quatre ou cinq mille années, n'avaient pas encore été découverts, lorsque Adolphe Brongniart en précisait les caractères, d'après un échantillon recueilli près de Narbonne, dans une formation tertiaire d'eau douce. Il créait alors, sans hésiter, le genre fossile auquel l'espèce vivante est venue se rattacher [1]. »

On pourrait citer une foule d'exemples analogues qui démontrent parfaitement qu'un homme doué d'une intelligence d'élite, quoique bien loin d'atteindre à la perfection de ses facultés et de ses organes, peut arriver à découvrir d'un seul coup d'œil le caractère distinctif des objets et s'élever sans peine aux classifications et aux lois, et que plus il

[1] DUMAS, *Éloges de Brongniart*, p. 35.

se perfectionne dans ce genre d'exercice, plus il arrive à l'exécuter avec facilité et fidélité. Ce qui nous conduit rigoureusement à admettre que l'homme doué de la perfection idéale que nous concevons qu'il pourrait avoir, n'aurait qu'à diriger son attention pour connaître les caractères essentiels et distinctifs des êtres, et s'élever aux classifications naturelles et aux lois. La loi de progression est ici aussi exacte et aussi rigoureuse que pour un langage naturel quelconque et que pour les beaux-arts.

L'univers est donc bien un langage naturel : il nous parle comme la musique, comme la peinture, comme la sculpture, comme l'architecture, en un mot, comme tout langage naturel, et mieux que tous, mais d'une manière analogue, par les minéraux, les végétaux, les animaux, par tous les êtres qu'il contient, par les phénomènes divers et l'aspect général qu'il nous présente.

Comme les beaux-arts, il est l'expression naturelle d'une intelligence, expression qui révèle sa propre signification aux intelligences qu'elle va atteindre, par la transmission et la transformation du mouvement dans des milieux divers.

Le mouvement qui nous met en relation avec lui, qu'il soit lumineux ou sonore, ou tactile, en un mot quel qu'il soit, est d'abord physique ; ce mouvement physique vient se transformer dans nos organes en mouvement physiologique, puis, par le cerveau en attèignant l'âme, en mouvement psychique qui révèle l'idée spontanément et fait naître le sentiment [1].

Comme tous les hommes ont des organisations et des âmes semblables, l'univers produit chez eux des effets semblables, mais non pas égaux.

C'est comme pour les autres genres d'expressions naturelles, depuis celui qui le comprend le mieux jusqu'à celui qui le comprend le moins, il y a une infinité de degrés où chacun trouve sa place.

On peut avoir plus ou moins de dispositions naturelles pour la compréhension de ce langage, et on peut par l'exercice, l'étude et le travail, en acquérir ou perfectionner celles que l'on a ; c'est-à-dire rendre nos organes physiologiques et psychiques meilleurs conducteurs du mouvement qu'il nous transmet.

Le mode de perfectionnement dans ce genre d'expression peut se résumer ainsi :

Celui qui débute dans l'étude de la nature a d'abord plus ou moins de peine à diriger son attention, à saisir les caractères, les propriétés des choses; à distinguer, à comparer, à généraliser; la peine et les difficultés diminuent à mesure qu'il se perfectionne ; donc s'il pouvait atteindre la perfection, il pourrait sans peine diriger son attention sur les objets de la nature et saisir spontanément les caractères

[1] On voit de suite que l'idée ne peut être une sensation transformée; elle n'est pas même un mouvement transformé quoiqu'elle ait d'abord pour cause un mouvement transmis et transformé.

des choses, comparer, généraliser, etc.; c'est-à-dire que la transmission et la transformation du mouvement se ferait intégralement et dans toute sa perfection.

L'univers est donc le premier langage naturel, le langage naturel générateur de tous les autres, et dans ses manifestations il suit les mêmes lois. *Fécondé par les lois générales de notre âme*, il fait naître spontanément en nous la sensation, l'idée, la pensée, le sentiment, que l'on peut ensuite développer par l'étude et le travail. C'est vraiment une parole naturelle de Dieu qui éclaire tout homme venant en ce monde.

VI.

On voit, par ce qui précède :

1° Que la loi du perfectionnement de l'homme au point de vue du langage et des beaux-arts que nous avons formulée en commençant, est parfaitement justifiée; c'est-à-dire qu'*à mesure que l'homme se perfectionne pour un genre d'expression quelconque ou pour un art, son organisation devient par cela même, et proportionnellement, meilleure conductrice et transformatrice du mouvement propre à ce genre d'expression ou à cet art, et s'il pouvait atteindre la perfection absolue, idéale de sa nature, cette trans-*

mission et cette transformation s'opéreraient intégralement et parfaitement;

2° L'étude et l'effort ont donc pour but, dans un art quelconque, de rendre la pensée plus claire, le sentiment plus énergique, et l'organisation meilleure conductrice et transformatrice des mouvements expressifs;

3° En définitive, l'organisation dans sa fonction la plus générale, dans ses relations avec l'âme et ses facultés instinctives et intellectuelles, *n'est qu'un transmetteur et un transformateur de mouvements.* Chaque organe peut avoir une fonction spéciale, mais l'organisation tout entière, considérée sous le rapport de ses relations intimes avec le jeu, l'action des facultés instinctives et intellectuelles, n'est qu'un transmetteur et un transformateur de mouvements. Cette observation est importante et fait tomber bien des objections que la physiologie, surtout la physiologie matérialiste, adresse souvent à la philosophie; elle peut également être très utile à la physiologie;

4° L'âme, en agissant sur les organes psychiques, peut, par sa propre et libre initiative, déterminer le mouvement expressif, et développer, féconder ou neutraliser plus ou moins celui qui lui vient du dehors;

5° La loi de la transmission et de la transformation du mouvement dans des milieux divers, préside donc à toutes les manifestations expressives et à l'acquisition de nos connaissances;

6° On voit également que l'homme qui possèderait

la perfection absolue de sa nature, serait poète ou artiste parfait en tous genres : langage parlé, musique, dessin, mimique, etc.;

7° L'homme qui aurait cette perfection comprendrait parfaitement le langage de l'univers comme tout autre langage naturel; c'est-à-dire qu'il n'aurait qu'à diriger son attention sur les objets qu'il lui présente pour en découvrir spontanément l'idée, le caractère propre;

8° D'un autre côté, dans ce degré de perfection absolue, idéale, nous avons vu que la sensation, l'idée, la pensée, le sentiment, auraient assez d'influence sur le système vocal pour déterminer la parole qui serait leur expression essentielle et caractéristique;

9° Ce langage parlé serait par conséquent naturel, et par cela même compris spontanément de tous ceux qui auraient le même degré de perfection, sans étude, sans convention préalable. On conçoit que dans une société d'êtres ainsi organisés le langage conventionnel deviendrait inutile, si ce n'est pour cacher la pensée;

10° Ce langage serait parfait, exprimant toutes les nuances de la pensée et du sentiment; s'élevant, s'abaissant, variant simultanément avec eux, puisqu'il serait leur manifestation essentielle et qu'il ne ferait pour ainsi dire qu'un avec eux.

Cette perfection du langage et des beaux-arts pourrait-elle exister chez l'homme?

Nous ne le pensons pas; mais il est toujours utile et curieux de voir le cycle qu'elle pourrait parcourir si son évolution se faisait complètement. D'ailleurs ce point de vue éclaire bon nombre de questions secondaires.

ANALYSE ET CONCLUSION.

L'analyse que nous donnons ici, est peut-être trop étendue, nous sommes le premier à le reconnaître.

Mais dans une question qui est neuve, qui est importante et qui se rattache à tant d'autres, nous avons préféré pécher par excès de développements propres à éclairer le sujet, plutôt que par défaut, et donner dans un cadre assez vaste, un tableau de tout l'ouvrage malgré les répétitions que ce travail peut nécessiter.

I.

Dans cet ouvrage, nous avons d'abord établi qu'il y a deux catégories bien tranchées de contagions :

1° Celle qui a pour cause les microbes, les animalcules, les miasmes d'espèce quelconque. — Un grand nombre de savants ont étudié avec un succès inespéré ce genre de contagion ; en tête de ces savants se trouve M. Pasteur, dont les ingénieux travaux lui ont fait une place tout exceptionnelle.

2° La contagion des phénomènes nerveux, intellectuels et moraux, tels que le baillement, le rire, les tics divers, les phénomènes épileptiformes, les affections mentales, la terreur panique, les passions, l'entraînement au suicide, aux crimes de toutes sortes, etc.

Cette deuxième catégorie de contagion, on le voit, n'est pas moins vaste ni moins redoutable que la première, loin de là. — Elle a été étudiée par des savants éminents; leurs recherches consciencieuses et sagaces éclairent parfaitement les faits; mais son mode de propagation était resté jusqu'à ce jour un profond mystère.

Nous avons fait voir que cette catégorie de contagion a pour cause une *transmission de mouvement*.

Pour cela, nous avons considéré dans toutes ses allures le mouvement cérébral sous la dépendance duquel se trouvent ces phénomènes, et nous avons constaté qu'il *peut se transmettre d'un cerveau à un autre sans se dénaturer*. — C'est-à-dire, en conservant la propriété de reproduire tous les phénomènes qui sont sous sa dépendance, dans le cerveau où il a d'abord pris naissance.

La loi de cette transmission, démontre avec une évidence parfaite, la contagion qui nous occupe; c'est-à-dire, celle des phénomènes nerveux, intellectuels et moraux, et donne en même temps la solution d'un grand nombre de problèmes qui, jusqu'à ce jour étaient regardés comme insolubles, tels par exemple, la compréhension spontanée du langage naturel, de la musique, et en général de tous les beaux-arts; la raison de leur influence sur le physique et sur le moral, etc., etc.

Pour mettre cette loi et ses conséquences en pleine évidence, nous avons d'abord consacré un chapitre à la *transformation du mouvement* en général.

Nous avons résumé succinctement les principales expériences qui ont conduit à la solution de ce magnifique et grandiose problème, l'un des plus beaux et des plus vastes qui puissent occuper l'esprit humain.

De prime abord, on est naturellement porté à attribuer une force indépendante à chaque phénomène, et à multiplier ainsi les forces à l'infini. Ce n'est qu'après avoir scruté la nature des mouvements divers, que l'on a soupçonné qu'ils pourraient bien avoir une origine commune, posséder la propriété de se transformer les uns dans les autres, et de mouvements visibles, devenir mouvements invisibles et réciproquement.

Nous avons vu en effet, que l'analyse sagace, persévérante et comparée des diverses énergies qui produisent les phénomènes si variés qui se manifestent dans la nature, a conduit les savants à les regarder comme une seule et même force, se manifestant diversement suivant les circonstances.

A l'heure qu'il est, la science arrive à démontrer que les différences encore récemment admises comme essentielles entre les diverses forces de la nature, n'existent pas; que ces forces peuvent s'engendrer l'une l'autre; que chaque force mécanique de la nature peut se transformer en toutes les autres; par conséquent, qu'elles ne sont pas précisément des forces initiales, mais des mouvements qui se transmettent et se transforment.

D'après les savants de premier ordre qui ont approfondi cette question, la force unique de laquelle dérivent toutes les autres, réside dans le mouvement primitivement imprimé à l'éther, et que cette substance conserve et communique en vertu de la loi d'inertie.

L'éther est un fluide répandu dans toute l'étendue de l'univers que la science a pu sonder et soumettre à ses calculs. Tous les savants ne s'accordent pas sur la nature de l'éther, mais tous s'accordent sur son existence. Ce n'est donc pas un fluide hypothétique, bien que l'on fasse des hypothèses sur sa nature.

Ce magnifique problème de la transformation du mouvement, n'a été étudié jusqu'ici, qu'au point de vue purement mécanique.

Nos études nous ont conduit à le considérer au point de vue de sa *coordination ;* dans ce cas, il nous donne des résultats non moins féconds, et nous conduit à des solutions tout à fait inespérées.

Il y a donc dans le mouvement coordonné, quelque chose d'essentiel qui le distingue du mouvement considéré au point de vue purement mécanique. Ce quelque chose, c'est le *nombre*, la *mesure*, le *mode*, l'*ordre* dans le mouvement.

Il y a la même différence entre le mouvement considéré au point de vue purement mécanique, ou au point de vue coordonné, qu'il s'en trouve entre des matériaux sans ordre, considérés en masse, ou distribués, coordonnés, en édifice, en monument, en construction quelconque.

Chaque phénomène produit un mouvement coordonné propre, qui ne convient qu'à lui seul. C'est ce mouvement qui est son expression naturelle; c'est par ce mouvement qui se transmet et se transforme sans se dénaturer, qu'il est naturellement compréhensible à tous, sans étude, sans convention préalables, et qu'il devient contagieux pour tous, quand il est susceptible de produire la contagion.

Ces notions ont été méconnues en ce qu'elles ont d'essentiel; on n'a pas tiré d'elles les conséquences qu'elles comportent. Elles sont cependant de la plus haute importance, car sans elles, il est impossible d'établir scientifiquement le caractère spécifique du langage naturel, d'expliquer sa compréhension spontanée, ainsi que celle des beaux-arts, et leur influence sur le physique et sur le moral, etc., etc. Elles présentent un chapitre complètement neuf, et d'une fécondité imprévue; elles concourent à la solution de nombreux problèmes et forment un élément essentiel de *la loi de la transmission et de la transformation du mouvement expressif*, qui seule peut expliquer la contagion des phénomènes nerveux, intellectuels et moraux.

II.

Comme la transformation du mouvement expressif s'opère en partie dans le système nerveux, nous avons dû exposer l'état de nos connaissances actuelles sur ces organes et sur les mouvements qui leur sont propres.

Nous avons vu que la physiologie est parvenue à nous démontrer avec exactitude, et en ne laissant plus de place à l'hypothèse, que le principe de vie, ou l'âme, cette force qui connaît, qui aime, qui veut, et qui a conscience d'elle-même, a son siège principal, son centre d'action, dans le *cerveau proprement dit*, ou *les hémisphères cérébraux*.

Les physiologistes et les philosophes ne s'accordent pas sur la nature de l'âme, mais tous s'accordent sur ce point scientifique. C'est dans le cerveau que l'âme reçoit les communications des sens, c'est là qu'elle les interprète, qu'elle les juge, qu'elle délibère, qu'elle fait son choix et donne ses réponses, en agissant d'abord sur le cerveau, et par le cerveau sur les nerfs, et par les nerfs sur les muscles et sur toute l'organisation.

D'un autre côté, la physiologie nous démontre également, qu'il suffit d'interrompre la communication d'un sens avec le cerveau, pour que ce sens soit annihilé, pour que ses communications ne parviennent plus à l'âme, et pour que l'âme à son tour ne puisse plus communiquer avec lui.

Cette doctrine affirmant que le cerveau est le siège des facultés intellectuelles, n'est pourtant pas neuve; elle existait dans la science de temps immémorial, elle était professée même par Hippocrate, mais elle n'était pas répandue d'une manière universelle et complète; ce n'est que dans ces derniers temps que la science nous l'a démontrée expérimentalement.

Cependant, il est de toute justice de rappeler que cette doctrine a été parfaitement affirmée par nos grands philosophes, avant même qu'elle ait été démontrée par l'expérimentation. L'observation philosophique avait suffi pour leur révéler le résultat général des principes établis aujourd'hui par la science, bien que la physiologie les contestât alors. Descartes et Bossuet entre autres, les professèrent avec une précision surprenante.

Mais, quoiqu'il en soit, c'est un grand point que le siège principal de l'intelligence ait été déterminé expérimentalement; cette détermination rigoureuse a coupé court aux discussions interminables auxquelles cette question donnait lieu.

Nous avons ensuite fidèlement consigné les résultats obtenus par les investigations que la science dirige maintenant avec ardeur sur les localisations cérébrales.

L'activité spéciale du système nerveux nous a également occupé. Nous avons constaté que les muscles et les nerfs vivants sont le siège de courants électriques qui leur appartiennent en propre; ces courants sont développés par les réactions chimiques, mais la plupart des phénomènes déterminés par la force nerveuse ne sauraient être expliqués par l'action de ces courants.

On s'accorde sur l'existence de ces courants, mais non sur leur nature. Nous avons vu que les mouvements nerveux peuvent varier de mode, suivant les impressions qui les mettent en jeu. Il est probable que les modes de mouvement qu'ils présentent, sont analogues à ceux des agents de la nature : lumière, chaleur, magnétisme, électricité. On sait d'ailleurs que les nerfs sensoriels ne sont excitables que par certains mouvements déterminés, spéciaux, et qu'ils restent indifférents aux autres stimulants.

Pour aller de la périphérie au centre nerveux, il faut qu'un mouvement se produise au point de l'impression, et soit conduit au cerveau par des fibres nerveuses. — Jusqu'à quel point du cerveau ce mouvement est-il conduit, à quel point du cerveau produit-il la sensation et la perception, c'est-à-dire se révèle-t-il au moi?

La science n'a pu encore déterminer ce point, appelé *sensorium commune*. Si ce point était nettement déterminé, la science serait plus satisfaite, il est vrai, mais cela n'apporterait pas de lumière importante sur la sensation, la perception, etc., ainsi que sur la loi par laquelle s'opèrent ces phénomènes, et que l'on peut, croyons-nous, établir dès maintenant d'une manière rigoureuse.

Lorsque la sensation et la perception ont lieu, un mouvement de retour se produit qui va du cerveau à l'extérieur et se manifeste sur notre physionomie, dans nos regards, dans nos gestes, dans notre attitude, etc.

Ainsi, deux courants principaux dans le système nerveux ont spécialement attiré notre attention : 1° le courant nerveux qui va de la périphérie, de la partie impressionnée au cerveau ; c'est le *courant centripète;* 2° le courant qui va du cerveau à l'extérieur, à la périphérie ; c'est le *courant centrifuge*. — Les fibres nerveuses qui conduisent le mouvement centripète, correspondent au cerveau avec des cellules qui ont la propriété de faire changer ce mouvement de direction, et de centripète le rendre centrifuge, et même de le renforcer. — Ces cellules sont appelées *excito-motrices*. Le mouvement centrifuge est donc déterminé ici d'une manière automatique; il se produit naturellement aussi bien chez les animaux que chez l'homme. — Cependant, l'homme peut, *par sa volonté*, arrêter, ou renforcer, ou neutraliser plus ou moins ce mouvement centrifuge, et l'empêcher ainsi, au moins en partie, de parcourir sa route jusqu'à la périphérie, et, par conséquent, empêcher plus ou moins ce que l'on appelle *l'expression* de paraître sur sa physionomie, dans ses gestes, son attitude, sa voix, etc.

On voit que, dans le système nerveux, il peut se manifester des forces et des mouvements divers, dont il importe de se rendre compte.

Nous avons constaté que le siège exclusif des mouvements volontaires se trouve dans le cerveau; que cet organe est également le siège d'un grand nombre du mouvements automatiques, mais pas de tous; que la volonté peut, par le cerveau, disposer des forces que lui fournit l'organisation, les mettre en jeu, les diriger, mais elle n'en crée aucune.

En un mot, nous avons fait voir que notre volonté est une cause première d'action, et non un phénomène automatique, non une conséquence nécessaire d'une impulsion nerveuse venant de l'extérieur, qu'elle n'est pas un mouvement réflexe. — Nous avons cité à l'appui des faits constants et l'autorité des physiologistes les plus éminents.

D'ailleurs, il y a souvent lutte évidente et terrible entre le mouvement réflexe et la volonté; on peut à chaque instant constater des luttes de ce genre où la volonté a tantôt le dessus, tantôt le dessous. — Cependant des actes volontaires peuvent devenir automatiques, mais cela n'enlève rien à ce que nous venons d'exposer.

Nous avons également fait connaître les résultats les plus récents obtenus par la science, sur la vitesse avec laquelle se propagent les excitations dans les nerfs; ainsi que le temps qu'il faut pour qu'une impression soit sentie ou perçue.

Nous avons été naturellement conduit ensuite, à nous demander ce que sont les *agents impressionnels*. — Nous appelons ainsi les agents qui, en affectant le système nerveux, produisent un mouvement centripète à la suite duquel a lieu la sensation et la perception.

Les principaux et les plus importants de ces agents sont *les ondes lumineuses* et *les ondes sonores*. Nous avons fait connaître les dernières investigations auxquelles elles ont donné lieu; bien que les autres agents impressionnels jouent un rôle moindre, nous avons également fait remarquer le mode de coordination qui les distingue.

Nous avons signalé les fécondes analogies qui se trouvent entre le son et la lumière, et combien les théories physiques influent sur les théories physiologiques. Nous avons fait ressortir les dernières découvertes concernant ces agents impressionnels, et constaté qu'elles s'accordent parfaitement avec *la loi de la transmission et de la transformation du mouvement expressif*, et même que cette loi n'aurait pu être formulée dans toute son étendue sans elles.

Ensuite, nous sommes passé à l'étude des sens en activité; nous sommes même entré dans des détails peu connus sur les altérations que peuvent subir les organes des sens, sans cesser de fonctionner.

Nous avons tiré de cette étude d'importantes conclusions.

En étudiant le fonctionnement des organes des sens, il nous a été facile de voir que l'impression d'un sens quelconque se réduit, en dernière analyse, à une communication de mouvement aux nerfs; mouvement que les nerfs conduisent ensuite au cerveau; et que c'est par l'influence du mouvement cérébral sur l'âme ou principe de vie, que la sensation et la perception ont lieu.

Ce mouvement impressionnel n'est pas purement occasionnel, comme l'ont professé nombre de savants et de philosophes, mais c'est un mouvement spécial, caractéristique pour chaque phénomène, et qui rentre dans l'exercice d'une loi proprement dite.

Ce n'est donc pas précisément ce qu'il y a de mécanique dans les vibrations, qui explique tel phénomène, telle idée, etc., mais c'est *le nombre*, *la me-*

sure, *le mode*, en un mot, *la coordination des vibrations;* c'est cette coordination qui fait qu'elles expriment telle chose plutôt que telle autre.

Nous avons vu ensuite que l'état plus ou moins normal des nerfs destinés à conduire les impressions au cerveau, et l'état du cerveau lui-même, jouent un grand rôle dans la sensation et dans la perception. Il est évident que le *mouvement coordonné* devant parcourir ces divers organes avant d'arriver *au sensorium commune*, leur état plus ou moins normal influera sur la conductibilité plus ou moins comcomplète de ces mouvements, et par conséquent sur la sensation et sur la perception.

Après avoir constaté que la perception extérieure s'opère par une suite de transmissions et de transformations de *mouvements coordonnés*, qui en dernière analyse aboutissent au cerveau où ils se transforment en un mouvement cérébral qui, par le *sensorium commune*, agit sur le moi et fait ainsi naître la sensation et la perception, nous nous sommes demandé pourquoi l'influence de ce *mouvement coordonné* sur l'âme, sur le principe de vie, donnait ainsi lieu à ces phénomènes.

Nous avons vu qu'il n'y a ici qu'une seule raison possible : c'est parce que l'âme ou le principe de vie a la faculté de sentir et de percevoir. On ne saurait aller plus loin, quelle que soit la théorie que l'on professe sur la nature de l'âme, puisque son essence ne peut tomber sous notre observation, bien que cependant l'on puisse constater par suite de son union avec l'organisation, les phénomènes qu'elle manifeste lorsqu'elle est affectée, ou lorsqu'elle agit ou réagit.

Nous avons vu également que la perception est naturellement, spontanément fécondée par les lois de l'intelligence; à cette occasion, naissent les idées que l'on nomme nécessaires, générales; les sentiments, les volitions, etc.

Ensuite, nous avons constaté un fait capital qui joue un rôle important dans cette étude : c'est que la perception et les phénomènes intellectuels, auxquels elle donne lieu, se manifestent à l'extérieur par des *mouvements expressifs coordonnés*, de même que les objets de la nature, et par des lois analogues. Cela nous a été facile à démontrer.

De même que le moi perçoit, comprend spontanément, par une faculté naturelle, *les mouvements coordonnés* si variés que lui envoient les objets qui composent l'univers, et dont ils sont l'expression. il a également la faculté de produire naturellement, spontanément, sans même s'en rendre compte, *des mouvements coordonnés*, non moins variés, qui sont l'expression de ses opérations et leur langage naturel, qui révèle à l'extérieur ce qui se passe en lui.

On ne peut pas plus se rendre compte de cette dernière faculté que de la première : mais nous avons pu nous rendre compte des procédés qui donnent lieu à la compréhension spontanée de ces mouvements naturels si variés, par ceux qu'ils atteignent à distance, grâce à *la loi de la transmission et de la transformation du mouvement expressif*, que nous avons établi dans toute son étendue.

Nous avons pu nous convaincre que la sensation et la perception ne sont pas des mouvements, mais qu'elles sont produites par certains mouvements impressionnels, atteignant le *sensorium* et influant ainsi sur l'âme ou principe de vie. — Que les opérations de l'âme ne sont pas des mouvements, mais qu'en agissant sur le *sensorium*, elles produisent un mouvement cérébral qui rayonne à l'extérieur et les révèle. — Et la plus simple observation permet de constater que la volonté peut, par son initiative, agir plus ou moins sur ces mouvements, et en général sur les mouvements réflexes qui ont leur point de départ dans le cerveau, soit pour les développer plus ou moins, soit pour les neutraliser. — La liberté morale apparaît ici en pleine évidence.

Ces notions, que nous avons établies scientifiquement, sont non seulement en parfaite harmonie avec les investigations les plus récentes de nos grands maîtres en physiologie, mais elles en découlent nécessairement.

III.

Nous avons ensuite considéré comment un mouvement expressif se propage d'un cerveau à un autre, et la loi de sa transmission.

Nous avons donc mis en pleine évidence que le cerveau est, par rapport aux opérations de l'âme, *tantôt cause, tantôt effet.*

Il est cause quand un mouvement venant de l'extérieur lui est communiqué. — Ce n'est que lorsque le mouvement a franchi les nerfs pour devenir cérébral, que l'âme sent et perçoit.

Il est effet, lorsque l'âme agit ou réagit; lorsqu'elle pense, qu'elle aime, qu'elle veut, en un mot, qu'elle agit d'une manière quelconque. — Alors elle produit un mouvement cérébral qui rayonne à l'extérieur et qui révèle ce qui se passe en elle, en se manifestant soit sur la physionomie, soit dans l'air, l'attitude, le geste, la voix, etc.

Il est important de constater que ces mouvements expressifs sont en relation constante avec le mouvement cérébral, c'est-à-dire que si le mouvement cérébral est modifié ou interrompu, ces mouvements expressifs sont également modifiés ou interrompus, puisqu'ils dépendent de lui, qu'ils n'en sont que la continuation.

Mais ces mouvements expressifs ne s'éteignent pas dans les organes et sur la physionomie, ils se continuent en se communiquant aux ondes lumineuses et aux ondes sonores, en un mot au milieu ambiant, et se propagent ainsi, *sans se dénaturer*, jusqu'aux nerfs optiques et acoustiques des spectateurs et des auditeurs.

Si le mouvement cérébral change, se modifie, le mouvement des organes change, se modifie également et simultanément, et de même celui des ondes lumineuses et des ondes sonores auxquelles il se communique. Il n'y a là, en effet, qu'un seul et même mouvement, qui part du cerveau et qui se communique à des milieux divers sans se dénaturer.

Ce mouvement expressif cesse-t-il en arrivant aux nerfs optiques et acoustiques des personnes qu'il atteint? — Non, pas le moins du monde : il se transmet à ces nerfs, et par eux aux cerveaux de ces personnes, et cela *sans se dénaturer*. — Nous en avons une preuve évidente, car, remarquons-le, lorsqu'il atteint le cerveau des spectateurs et des auditeurs, non seulement il révèle à tous les pensées, les sentiments, les volitions de la personne dans le cerveau de laquelle il a pris naissance, mais il tend chez tous à faire reproduire les mêmes actes. — C'est donc bien un mouvement cérébral identique, puisqu'à un même mouvement cérébral ne peut correspondre qu'un phénomène semblable.

Il n'y a donc là qu'un seul et même mouvement expressif, qui s'est élancé d'un cerveau et qui, par l'intermédiaire des milieux ambiants, s'est communiqué à tous les cerveaux qu'il a pu atteindre, et cela sans se dénaturer. — Il produit des phénomènes divers dans des milieux divers, et en repassant dans un même milieu ou dans un milieu analogue, il tend à reproduire les mêmes phénomènes ou des phénomènes analogues.

Nous avons vu que si l'on ne reconnaissait pas là l'identité d'un même mouvement aux allures diverses, suivant la diversité des milieux auxquels il se transmet, il faudrait renoncer à connaître les relations constantes qui existent, et que tous admettent entre les causes et les effets et réciproquement entre les effets et les causes. C'est-à-dire que tout raisonnement et toute science deviendraient désormais impossibles. Aucune loi ne peut être démontrée d'une manière plus décisive que celle qui nous occupe : il n'y a pas un fait qui la contredise et elle explique tous les faits qui sont sous sa dépendance.

Pour constater qu'un mouvement cérébral ne se dénature pas en allant d'un cerveau à un autre, nous l'avons suivi d'étape en étape, et nous avons fait concourir à cette constatation les découvertes les plus avancées des sciences, soit physiques, soit physiologiques; nous avons comparé ces données, elles se sont éclairées et fécondées réciproquement.

Bien plus, il y a un point qui nous préoccupait vivement, et sur lequel nous tenions à ne laisser aucune ombre, c'est le rapport qui se trouve entre les ondes lumineuses et les ondes sonores, comme expression d'un même phénomène.

Les phénomènes que nous étudions peuvent se propager *par la vue* et *par l'ouïe, agissant simultanément*, ou *par la vue seulement*, et *par l'ouïe seulement*. — Nous l'avions démontré par une observation directe des faits, en suivant les mouvements lumineux et sonores dans toutes leurs allures.

Mais, malgré cela, nous avons voulu en avoir une preuve d'un autre genre et aussi décisive. Pour cela, nous avons fait une enquête des plus minutieuses sur les sourds-muets et sur les aveugles; les résultats auxquels nous sommes arrivés ont complètement confirmé ceux que nous avions obtenus par la première méthode.

Il y a des phénomènes, parmi ceux qui nous occupent, qui se manifestent tout à la fois à la vue et à l'ouïe; par exemple le rire, le bâillement, etc., lorsqu'ils se font avec bruit.

Et bien, chez l'aveugle, le bruit naturel, expression spontanée de ces phénomènes, suffit pour les faire naître, les rendre contagieux; et chez le sourd-muet, qui ne peut entendre ce bruit, l'expression naturelle de la physionomie sur laquelle ces phénomènes se manifestent, suffit également à les rendre contagieux.

Nous avons donc une double preuve qui nous démontre que les ondes lumineuses et les ondes sonores, produites par un même mouvement cérébral, sont synonymes, et qu'elles concourent à un même résultat.

Nous nous sommes ainsi mis en possession d'une grande loi, tout à la fois physiologique et psychologique, qui nous fait voir *comment un mouvement cérébral, avec tous les phénomènes qui sont sous sa dépendance, peut se propager d'un cerveau à un autre, sans se dénaturer*, par les intermédiaires indiqués ou le milieu ambiant.

Dès lors, le principe de la contagion nerveuse, intellectuelle et morale, c'est-à-dire de tous les faits qui ont un mouvement cérébral pour cause et pour point de départ, s'est révélé à nous, nous a été connu.

Nous avons résumé très scrupuleusement les divers travaux exécutés sur ce sujet, les diverses opinions émises; puis nous avons fait l'application de cette loi aux faits les plus importants, et tous, sans aucune exception, sont venus se ranger imperturbablement sous cette loi.

Ainsi s'est expliquée la contagion des phénomènes nerveux, intellectuels et moraux, depuis les plus simples jusqu'aux plus compliqués : du rire, du bâillement, de l'épilepsie, des tics divers, de la danse de Saint-Guy, de l'aboiement, de la contracture, des syncopes convulsives, de la suggestion, des monomanies religieuses, incendiaires, homicides, suicides, etc., de la fascination, de la terreur panique, des affections mentales depuis le simple égarement du sens commun jusqu'à la folie la plus caractérisée ; la communication des mouvements instinctifs, les modifications de l'instinct et des penchants, les airs de famille, l'influence de la mère sur l'enfant; l'influence de l'exemple bon ou mauvais, et tous les faits d'entraînement et d'imitation instinctive aussi bien chez l'homme que chez l'animal.

Nous avons vu également que des savants, spécialistes de premier ordre, ont apporté l'expérience de toute une vie d'étude et d'observation à la confirmation de cette loi, dès que nous l'avons eu formulée.

IV.

Au point de vue du langage et des beaux-arts, cette loi n'est pas moins féconde. C'est elle qui explique leur nature, leur genèse, leur compréhension, leur influence sur le physique et sur le moral, etc., etc.

Ces questions sont de la plus haute importance;

elles se rattachent à ce qu'il y a de plus élevé et de plus général dans l'esprit humain; elles forment la base de la philosophie; cependant, jusqu'à ce jour, elles ne reposaient que sur des hypothèses; car, seule, la loi qui nous occupe les explique et les soumet aux règles de la science.

Comment se fait-il que le cri de douleur qui s'échappe de ma poitrine, ou l'expression poignante de ma figure, fassent connaître spontanément, à tous ceux qui voient ma physionomie ou qui entendent ce cri, ce qui se passe dans mon âme et imposent son influence?

Voilà la question que je me posais, il y a plus de trente ans, alors que la philosophie des langages divers faisait déjà l'objet de mes études spéciales, que je comparais le langage mimique au langage parlé, et le langage naturel au langage conventionnel.

A cette époque, il aurait été difficile, sinon impossible, de donner une solution complète de la question, et de formuler la loi qui la résoud : les sciences n'étaient pas assez avancées, la physiologie n'avait pas encore résolu bien des questions préalables, et la physique était loin d'avoir sur les agents impressionnels les connaissances que nous possédons; on professait encore généralement pour la lumière, la théorie de l'émission, et l'on n'était pas préparé à formuler toutes les lois que nous connaissons sur les ondes sonores.

On n'aurait pas eu les éléments nécessaires pour

suivre le mouvement expressif, d'étape en étape, de son point d'origine à son point d'arrivée.

Dès ces années lointaines, résumant fidèlement, par la nature de nos travaux, toutes les découvertes successives de la science, nous les avons fait concourir à l'avancement de nos études spéciales; et enfin, quand les questions ont été assez mûries, nous avons formulé la loi dont nous faisons connaître les applications.

Comment ce cri, ou l'aspect de ma physionomie révèlent-ils ce qui se passe en moi ?

Nous l'avons vu, pour résoudre ce problème, il n'y a qu'à suivre les phénomènes qui se déroulent successivement. — Mon âme, sous l'influence de la joie ou de la douleur, imprime naturellement un mouvement au cerveau; ce mouvement se communique aux organes divers, s'épanouit sur ma physionomie et met l'appareil vocal en vibrations. — Ce mouvement cérébral, expression de ma joie ou de ma douleur, en un mot de l'état de mon âme et qui s'épanouit sur ma physionomie, qui met les organes de la voix en vibrations, se communique ainsi aux ondes lumineuses et aux ondes sonores, et par ces ondes aux nerfs optiques et acoustiques des personnes qu'elles atteignent, et par ces nerfs au cerveau, *sans que ce mouvement se soit dénaturé dans toutes ces transmissions et ces transformations*. Nous avons vu comment on peut s'en assurer.

Par conséquent, compréhension et influence de ce qui se passe dans l'âme qui a produit ce mouvement, puisque à un même mouvement cérébral correspond une même opération intellectuelle, un même état de l'âme.

De là, on voit pourquoi le langage naturel fait subir son influence à tous les hommes, de quelque nationalité qu'ils soient; pourquoi il est nécessairement compris de tous; pourquoi le langage mixte l'est moins; pourquoi le langage conventionnel n'est compris que de ceux qui sont au courant de la convention qui lui a donné naissance, et le grand nombre de conséquences fécondes qui découlent de ces données.

Il est clair que la compréhension spontanée du langage chez les animaux, s'explique également par la propagation des mouvements qui se transmettent sans se dénaturer, et qui vont ainsi affecter des centres nerveux analogues suivant les espèces, et, par suite, produire chez chacun des effets semblables.

Nous n'avons pas eu de peine ensuite à constater que les beaux-arts ne sont que le développement du langage naturel sous ses faces diverses; ce qu'ils expriment est naturellement, spontanément compris de tous, comme le cri de la joie ou de la douleur, l'expression de la physionomie, etc.

L'étude de leur influence sur le physique et sur

le moral est venue confirmer d'une manière éclatante la loi qui nous occupe.

Car nous sommes arrivé par des procédés différents au même résultat.

Jusqu'à ce jour, par exemple, les effets de la musique sur le physique et sur le moral, et même sa compréhension spontanée par tous, non seulement n'a pas été expliquée, mais on regardait ces faits comme irréductibles, et complètement inexplicables.

Il est facile de voir que la loi qui nous occupe résoud la question sans rien laisser d'obscur.

Lorsqu'un artiste ou une personne quelconque veut exprimer dans le chant, telle pensée, tel sentiment, que fait-elle? — Son âme, pour s'exprimer, imprime nécessairement à son cerveau un mouvement qui est l'expression de ces pensées et de ces sentiments. — C'est ce mouvement cérébral qui se communique au système vocal, et par lui au milieu ambiant, où il se transforme en ondes sonores sans se dénaturer, et les ondes sonores aux nerfs des auditeurs qui, à leur tour, le transmettent fidèlement au cerveau. — Ainsi, le cerveau de milliers d'auditeurs peut instantanément éprouver le même mouvement que celui de l'artiste, et par suite participer à l'état de son âme, à son émotion, à son innervation, en un mot, à son état physique et moral.

Nous avons expliqué pourquoi la musique peut

être plus ou moins puissante suivant la nature des personnes qui reçoivent son influence, et pourquoi, également, une expression musicale s'applique à des catégories de faits qui paraissent opposés les uns aux autres ; nous avons également démontré que ces anomalies apparentes rentrent dans la loi qui nous occupe et sont expliquées par elle.

Bien plus, avant d'avoir formulé cette loi, nous avions étudié directement l'influence de chaque motif musical sur le physique et sur le moral, et nous étions arrivé à établir les lois de cette influence, et fait voir qu'il y a une musique qui agit spécialement sur les nerfs moteurs et sur l'intelligence, et une musique qui agit spécialement sur les nerfs sensitifs et sur les sentiments, ainsi que les féconds résultats que l'on pouvait en tirer pour les affections mentales, et en général en hygiène et en thérapeutique. Nous en avions fait l'objet de plusieurs mémoires académiques.

Eh bien, toutes ces lois, toutes ces conséquences nous ont été données ensuite d'une manière plus nette, plus claire et de première source, par la loi si féconde de la transmission du mouvement expressif ; elles en découlent nécessairement. On peut donc donner *a priori*, comme conséquences d'une loi plus vaste, des lois secondaires auxquelles on était arrivé par l'observation directe des faits.

Ainsi, nous sommes arrivé au même résultat par deux voies complètement différentes, et qui se complètent l'une l'autre.

Nous avons examiné tous les beaux-arts, et constaté que tous sont régis par cette loi. — Les arts du dessin et de la sculpture eux-mêmes s'y rangent parfaitement, bien que l'artiste force la matière pondérable à servir d'intermédiaire, pour communiquer aux ondes lumineuses le mouvement expressif qui part de son cerveau. — De même que dans la musique, on peut comme intermédiaire se servir d'instruments qui ne dénaturent pas la coordination des ondes sonores.

Cette loi nous a également indiqué le cycle du perfectionnement de l'homme au point de vue du langage et des beaux-arts, et montré, sous ce rapport, quel serait l'état de l'homme qui posséderait la perfection de sa nature.

V.

Plusieurs faits qui paraissent contradictoires, mais qui jettent un grand jour sur notre sujet, ont ensuite été examinés.

Les mêmes faits n'ont pas toujours sur nous la même influence : on veut, par exemple, se laisser aller à la tristesse, on se plaît dans cet état. — Alors les physionomies riantes, les chants joyeux tout ce qui est gai, en un mot, nous contrariera, parce que cela nous obligera à lutter pour rester dans l'état où nous nous plaisons; tandis que tout ce qui porte à la tristesse nous plaira, parce que cela favorisera l'état dans lequel nous voulons rester. — Les impressions gaies, dans ce cas, deviennent difficilement contagieuses.

Au contraire, veut-on lutter contre la tristesse? — Alors les physionomies riantes, les chants joyeux, etc., nous aideront à sortir de cet état, et par suite nous plairont et deviendront facilement contagieux.

Cependant, bien que de prime abord on éprouve quelquefois une répulsion invincible à se laisser envahir par le mouvement expressif contre lequel on lutte, nous avons vu que sous l'influence d'une répétition fréquente, la répulsion diminue, souvent elle disparaît, et l'on finit par se laisser aller.

Là se confirme, d'une manière bien frappante, un fait d'un haut intérêt et fécond en conséquences : deux mouvements luttant en sens contraire, celui qui vient de l'extérieur, qui tend à envahir le cerveau, et par suite à s'imposer au principe de vie, et le mouvement produit par la force intérieure, par la volonté qui résiste.

Il nous a été facile de généraliser ces notions importantes, et de nous rendre compte des phénomènes analogues, qui jettent ainsi une grande lumière sur tous les faits physiologiques et psychologiques.

Nous avons également répondu aux principales

objections qui nous avaient été faites; objections qui sont venues confirmer la loi.

Ainsi, nous avons vu que bien, que tous les hommes aient un système nerveux semblable, tous ne l'ont pas au même degré doué des mêmes propriétés : les uns ont le système nerveux plus impressionnable, plus actif, plus susceptible de diverses affections que d'autres. Les enfants et les femmes, en général, l'ont d'une extrême mobilité et des plus impressionnables. Ces natures et celles qui leur ressemblent subissent sans grande résistance l'influence du mouvement expressif, et par conséquent de la contagion nerveuse, intellectuelle et morale.

Cela nous explique pourquoi il y a des personnes qui sont beaucoup plus sensibles que d'autres à l'influence de tel tic nerveux, de tel mouvement épileptiforme; de même qu'il y en a qui sont beaucoup plus sensibles que d'autres à la vue des souffrances et des joies qui les entourent; il y en a même qui sont insensibles à la musique ou à certain genre de musique, tandis que d'autres subissent les influences des impressions musicales les plus fugaces. Il se passe quelque chose de semblable pour tous les arts.

Ce sont des anomalies analogues à celles que l'on observe dans la perception : tous ne voient pas, n'entendent pas, n'odorent pas de la même manière et au même degré, mais les lois qui président à ces phénomènes n'en sont pas atteintes pour cela. Nous avons vu que toutes ces différences s'expliquent parfaitement par l'état du système nerveux; le système nerveux est plus ou moins bon conducteur du mouvement expressif, voilà tout.

L'hérédité physiologique et l'éducation sont pour beaucoup dans cet état du système nerveux; on le constate à chaque instant; les facultés, en s'exerçant, modifient les organes qui leur servent d'instrument, les rendent plus souples, plus obéissants aux différents genres d'expressions.

Tous les phénomènes nerveux, intellectuels et moraux des personnes au milieu desquelles nous vivons, sont donc contagieux; on comprend qu'ils le sont plus ou moins, suivant la nature et l'éducation de chacun, les précautions dont on s'entoure, et la lutte que l'on exerce; mais, à la longue, ils font infailliblement leur œuvre en bien ou en mal.

Les relations des âmes sont donc établies par des mouvements invisibles et coordonnés qu'elles impriment au milieu ambiant. — Ce n'est pas ce qu'il y a de purement mécanique, remarquons-le, qui atteint l'intelligence; c'est le nombre, la mesure, l'ordre, en un mot ce qu'il y a d'intellectuel exprimé dans le phénomène.

Ces mouvements invisibles et coordonnés dont nous constatons la nature et l'existence par divers procédés, sont bien autrement redoutables que les chocs les plus formidables que la science a pu concevoir, et qui ne peuvent atteindre notre personnalité morale.

Ce sont ces mouvements invisibles qui soumettent les âmes ou les émancipent; c'est par leur influence que les âmes s'atteignent, qu'elles s'élèvent ou qu'elles s'abaissent; qu'elles se communiquent leur force ou leur faiblesse, leur énergie ou leur défaillance.

Nous sommes loin d'avoir épuisé les conséquences et les applications de *la loi de la transmission et de la transformation du mouvement expressif;* cette loi se présente à nous comme la plus vaste et la plus féconde des lois physiologiques et psychologiques, si on la juge par les lois secondaires qui en découlent, par les faits qui sont sous sa dépendance, et par la lumière inespérée qu'elle jette sur des questions regardées comme irréductibles et insolubles. Mais nous avons eu hâte, par ce rapide exposé, de mettre les intelligences que la science captive, à même de la suivre et de la développer dans des sentiers nouveaux.

FIN.

TABLE DES FIGURES.

Pages.

Figure 1. — Le système nerveux. 37
— 2. — Cerveau humain. 39
— 3. — Coupe théorique du cerveau, montrant le développement de la masse encéphalique. 41
— 4. — Bulbe rachidien. 45
— 5. — Coupe transversale de la moelle. 55
— 6. — Organisation musculaire. 66
— 7. — Appareil de l'audition. 124
— 8. — Appareil de l'audition, rampe du limaçon, isolée, etc. 126
— 9. — Limaçon de l'oreille de l'homme grandeur naturelle, etc. 130
— 10. — Globe de l'œil coupé verticalement. 135

FIN DE LA TABLE DES FIGURES.

TABLE DES PRINCIPAUX NOMS CITÉS.

Akerly, 345.
Allard (E.), 100, 102.
Aristote, 118.
Auzoux, 61, 62, 147.

Balfour Stewart, 19.
Baudrillard (de l'Institut), 304.
Bauquier (Ch.), 287.
Beaunis, 93.
Béclard, 29, 288.
Beethoven, 279.
Bell (Ch.), 56.
Bernard (Cl.), 47, 190, 246.
Bert (P.), 94, 95.
Berthier (F.), 215.
Biot, 73, 112.
Blocqueville (marquise de), 288, 301.
Bocous, 272.
Bois Reymond (du), 71.
Bouchut, 196, 200, 202, 251, 252.
Bouillaud, 43, 44, 48, 49, 50.
Bouillier (de l'Institut), 151.
Bouley (de l'Institut), 222.
Bossuet, 31, 32.
Bourdelot, 272.
Brewster, 73, 112.
Broca, 50.
Brongniard, 360, 361.
Buccola, 93.

Caïus, 269.
Celse, 157.
Charcot, 52, 224.
Charpentier (Aug.), 89, 140.
Chauveau, 85, 86.
Chiron, 264, 265.
Chladni, 98.
Claude (de Lorraine), 157.
Clausius, 17.
Clerc, 346.
Colomba (de l'Isère), 241.
Comte (le), 35.
Corti (marquis de), 127.
Cuvier, 360.

Dalton, 140, 142.
David (le roi), 264.
Davy (Humphry), 14.
Dax, 50.
Degérando, 146, 158, 344, 346.
Descartes, 32, 33, 111, 118.
Despine (Prosper), 199, 200, 202, 203. 204, 226, 249, 252, 254.
Didot (Firmin), 110.
Dugald (Steward), 145.
Dumas, 360, 361.
Dryden, 226.

Ebrard (Dr), 198, 236, 254.
Esquirol, 203, 226.

Farinelli, 271, 272.
Fétis, 267, 268, 271.
Flourens, 30, 33, 40, 42, 44, 47, 51, 52, 60, 138, 139, 152, 232.
Fodéré, 197.
Fornari (Pascal), 327, 328, 329.
Foucault, 191.
Fouillée (A.), 308.
Franck (de l'Institut), 256.
Fresnel (Augustin), 112.
Fritsch, 50, 51.

Gall, 30.

Garibasius, 150.
Gazan (le général), 152.
Gérarhdt, 33.
Girard (de Cailleux), 5.
Gosselin (de l'Institut), 149.
Goubert (E.), 141, 143.
Grove, 18.

Haydn, 279.
Helmholtz 16, 85, 87.
Helmont (Van), 35.
Hippocrate, 35, 36.
Hitzig, 50, 51.
Hunter, 52.
Horace, 220, 257.

Jouffroy, 320, 321, 322, 323.
Jolly (Dr), 79, 197.
Joule, 15, 17.

Kastener (G. de l'Institut), 272, 307.

Labatt (Léonard), 157.
Laffite (Pierre), 110.
Lafontaine, 249.
Laguy, 315.
Lalanne, 91.
Lamartine (de), 266, 306, 307.
Landolt, 90.
Laplace, 73, 112.
Larrey (le baron, père), 153, 154.
Larrey (le baron, fils), 79, 152, 153, 155, 156.
Latour (Dr), 149.
Lecat, 51.
Ledieu, 21.
Legrand-du-Saule (Dr), 257, 259
Leibnitz, 33, 118.
Lenoir, 215.
Leuret, 231.
Lévêque (de l'Institut), 300
Liébig, 359.
Lissajous, 91.
Longet, 51, 65, 82, 151
Lorry, 42, 51.
Lucien, 345.
Lucrèce, 35

Luys, 52, 65.

Mach, 93.
Magendie, 52.
Malphigi, 65.
Malus, 72, 112.
Marey (de l'Institut), 71, 87, 88.
Martin (Ch.), 91.
Maudsley, 233, 234.
Mazer, 16.
Mayer (Alfred), 129.
Maynard, 315.
Menage, 157, 158.
Mendelson, 133.
Mercy (de), 35.
Milne Edwards (H.), 47, 52, 65, 67, 70, 72, 74, 77, 78, 79, 80, 82, 84, 93.
Mitchell (James), 145, 146.
Moigno (l'abbé), 17.
Monge, 315.
Montaigne, 221.
Montandon (Dr), 63.
Moreau (de Tours, fils), 199.
Mozart, 279.
Murray, 145.
Musset (A. de), 306, 315.

Ovide, 226, 345.

Pasteur (de l'Institut), 2, 199.
Peroult, 347.
Périer (J.), 44.
Philippe V (roi d'Espagne), 271.
Pileur (Aug. le), 91.
Pindare, 268.
Piras, 212.
Platon, 305, 308.
Plutarque, 148, 249, 268, 269, 270.

Quintilien, 247, 270, 271

Ramazzini, 310.
Rameau, 109, 110
Rankine, 17.
Résal (de l'Institut), 110.
Richer (Dr P.), 222, 223.
Rondelet (Ant.), 329, 330.

Rumford, 14.

Sabatier, 237.
Saigey (Émile), 114.
Saint-Simon (duc de), 218.
Samuel, 264.
Saül, 264.
Saunderson, 150.
Savart, 154.
Secchi, 11, 15, 21.
Séguin, 15.
Selden, 134.
Sicard (l'abbé), 346.
Siemens, 20.
Simon (Jules), 238, 309.
Sommer (Dr), 142.
Suidas, 266.
Suremain-Missery, 100.
Swiéten, 240.

Terpandre, 268.
Thomas (Ambroise), 308.
Thomson, 17.
Timon (le Misanthrope), 249.
Timothée (de Thèbes), 266.
Tyndall (John), 17, 102, 103, 107, 110, 112, 127, 142.

Vaïsse, 216.
Varoli, 46.
Vasillier (l'abbé), 216.
Velpeau, 149.
Vigna (César), 5, 225, 227, 228, 229, 293, 295, 296, 297, 298.
Villoteau, 267.
Vio Bonato, 225.
Virgile, 171, 243.
Vulpian, 50, 51, 89, 95, 139.

Walter Scott, 266.
Wheatstone, 104.
Wollaston, 130.

Xénophantus, 269.
Xénophon, 345.

Young (Thomas), 112, 113.

TABLE DES MATIÈRES.

Pages.

Un mot au lecteur IV

CHAPITRE I.

Exposé du sujet de cet ouvrage.

Loi de la transmission et de la transformation du mouvement expressif; domaine qu'elle embrasse. — De la contagion en général. — Travaux faits dans ce courant d'idées. — Programme de cet ouvrage et raisons qui l'expliquent 1

CHAPITRE II.

De la transformation du mouvement.

Mouvement visible et mouvement invisible; leur transformation; les agents de la nature. — Principaux résultats obtenus. — Coup d'œil historique. — Mouvement purement mécanique et mouvement coordonné. — Importance de cette distinction. 9

CHAPITRE III.

Le cerveau et le système nerveux.

Le cerveau comme siège principal de l'âme ou principe de vie. — Le cerveau comme centre du système nerveux. — Le système nerveux en général. — Localisations cérébrales. — Moelle épinière. — Diverses espèces de nerfs; leur classification. — Le grand sympathique ou système nerveux ganglionnaire. — Éléments nerveux. . 29

CHAPITRE IV.

Activité propre du système nerveux.

Névrilité; sensibilité; motricité; innervation; nature du mouvement nerveux. — Influence des idées régnantes de la physique sur

Pages.

la physiologie. — Comment s'exécutent les mouvements nerveux ; mouvement centripète et centrifuge ; cellules excito-motrices. — Conditions pour que les impressions soient perçues par le moi ; nature de la volonté. — Mouvement réflexe, automatique, volontaire, conscient, inconscient. — Siège des mouvements volontaires et des mouvements automatiques. — Vitesse des courants nerveux. — Transmission des excitations dans les nerfs de la sensibilité 69

CHAPITRE V.

Les agents impressionnels en général.

Le son ; sa nature ; les vibrations sonores. — Principales qualités du son. — L'intensité du son. — Le ton. — Le timbre. — La lumière ; hypothèse de l'émission ; hypothèse des ondulations ; nature de la lumière. — Analogies frappantes entre le son et la lumière. — Principales lois de la lumière . . . . [illegible]

CHAPITRE VI.

Les sens en activité.

Appareil de l'audition ; ses principales parties ; oreille externe ; oreille interne ; oreille moyenne ; le clavier nerveux ; battements ; pureté d'un intervalle ; durée relative des diverses impressions sonores ; limite de la perception des sons ; éducation de l'oreille. — *Appareil de la vision ;* ses diverses parties ; nerfs optiques ; rétine, iris ; cristallin, etc. ; myopie ; presbytisme ; daltonisme ; diverses sensibilités visuelles ; éducation de l'œil. — Les *organes du sens de l'odorat ;* leurs fonctions ; perspicacité que peuvent acquérir les sens. — Les *organes du sens du goût ;* leurs fonctions ; modifications qui peuvent s'opérer dans ce sens par l'âge et les maladies. — Les *organes du sens du toucher ;* leurs fonctions ; différences étonnantes que peut présenter ce sens chez les personnes malades ou en santé. — Le *sens vital ou sens interne ;* ses organes et leurs fonctions. — *Altérations que peuvent subir les organes des sens,* sans cesser de fonctionner. 121

CHAPITRE VII.

Le mouvement coordonné et son rôle.

En quoi se réduit en dernière analyse l'impression d'un sens quelconque ; conditions de la perception et de la sensation ; chaque

Pages.

idée a pour expression naturelle un mouvement propre, spécial. — Rôle des nerfs et du cerveau dans la sensation et dans la perception. — La sensation, la perception et les opérations intellectuelles auxquelles elles donnent lieu, se révèlent par des mouvements coordonnés, de même que les phénomènes de l'Univers. — Origine et caractère du langage naturel. 159

CHAPITRE VIII.

Loi de la transmission et de la transformation du mouvement expressif.

Mouvement nerveux; mouvement cérébral. — Le mouvement cérébral est tantôt cause des opérations intellectuelles, tantôt effet. — Action, impulsion, influence psychique; mouvement psychique. — Un mouvement cérébral peut aller d'un cerveau à un autre sans se dénaturer. — Transmission et transformation que peut subir un mouvement psychique. — Réponses à quelques objections. . . . 173

CHAPITRE IX.

De la contagion nerveuse intellectuelle et morale.

En quoi consiste cette contagion; analyse des principaux travaux publiés sur ce sujet. — Son explication par la loi de la transmission et de la transformation du mouvement expressif. — Enquête sur les aveugles et sur les sourds-muets relative à cette contagion. — Influence de la répétition; faits nombreux. — Explication des faits de suggestion. — Contagion de la folie et en général des dispositions mentales; important travail fait à l'étranger sur ce point. — Propagation de la terreur panique; faits curieux. — Influence de la contagion nerveuse, intellectuelle et morale sur les personnes faibles et sensibles, sur les enfants en particulier, etc. — Contagion de l'exemple et principalement des actes criminels; précautions à prendre. 195

CHAPITRE X.

Loi de la transmission et de la transformation du mouvement expressif appliquée à la musique.

Application au langage, aux beaux-arts et à la musique en particulier. — Faits historiques démontrant la puissante influence de la musique sur le physique et sur le moral. — Influence de la musique sur l'intelligence et sur le mouvement; sur le sentiment et

Pages.

sur la sensibilité; principes généraux auxquels nous conduit l'observation des faits. — Ces mêmes principes comme conséquence de la loi qui nous occupe; objections et réponses. — Curieuses analogies qui existent entre les effets de la musique et les effets que produisent certains aliments; classification des organisations relativement à la sensibilité pour la musique. — Nature de l'expression musicale. — Influence nostalgique de la musique. — Travaux de quelques grands maîtres sur la loi de la transmission et de la transformation du mouvement expressif et ses applications. 261

CHAPITRE XI.

La loi de la transmission et de la transformation du mouvement expressif appliquée au langage.

Du langage naturel et du langage conventionnel. — Caractères essentiels de l'un et de l'autre. — Du langage naturel chez l'animal. — Caractères spécifiques qui distinguent l'homme de l'animal dans le langage. 319

CHAPITRE XII.

La loi de la transmission et de la transformation du mouvement expressif dans la genèse des beaux-arts.

Perfectibilité du langage naturel; importance que pourrait avoir ce langage; faits curieux. — Les beaux-arts ne sont que le développement des diverses parties du langage naturel. — Musique, gestes, danse, dessins, etc. — L'univers comme langage naturel. — Le langage parlé est-il un langage naturel. — Cycle idéal du perfectionnement du langage et des beaux-arts 339

ANALYSE ET CONCLUSION. 369

TABLE DES FIGURES 401

TABLE DES NOMS CITÉS 403

FIN DE LA TABLE DES MATIÈRES

PRINCIPAUX OUVRAGES DE M. RAMBOSSON,

LAURÉAT DE L'INSTITUT DE FRANCE,

MEMBRE HONORAIRE DE L'ACADÉMIE ROYALE DE MÉDECINE DE ROME,

OFFICIER DE L'INSTRUCTION PUBLIQUE.

Les Lois de la vie et l'Art de prolonger ses jours; ouvrage couronné par l'*Académie française*. 1 vol. in-8°, 2e édition. Prix : 6 francs. — Paris, librairie Didot.

Principales divisions de cet ouvrage : De la vie et de ses principales lois : du spiritualisme et du matérialisme ; de la durée de la vie humaine ; des moyens de prolonger ses jours ; des aliments, de leur influence sur le physique et sur le moral ; des lois qui régissent l'alimentation ; de l'influence du sol et des causes météorologiques sur l'homme ; de l'hérédité chez les plantes, chez les animaux et chez l'homme ; des alliances consanguines, des premiers débuts de la vie, de la mortalité des nouveau-nés ; de la vieillesse et de la mort au point de vue hygiénique et philosophique ; des inhumations précipitées et des moyens de les prévenir, etc., etc.

L'homme, soit au physique, soit au moral, est l'objet de l'étude favorite et spéciale de toute la vie de l'auteur ; il expose dans cet ouvrage des points de vue nouveaux et donne sur chaque sujet, outre ses observations personnelles, les plus récentes découvertes de la science.

L'Éducation maternelle d'après les indications de la nature; ouvrage couronné par la *Société d'encouragement au bien*, et par la *Société de l'Instruction et de l'Éducation populaire*. Brochure gr. in-8° raisin, 2e édition. Prix : 2 fr. 50.

M. Rambosson a visité l'Europe et divers pays d'outre-mer et a comparé les méthodes en usage dans les différentes contrées ; avec l'expérience ainsi acquise, unie à l'étude des lois physiologiques et psychologiques de l'homme, il a rédigé ce travail qui mérite, à tous les points de vue, une sérieuse attention. Cet ouvrage comble une déplorable lacune : il indique l'éducation passive dont l'enfant est d'abord susceptible, puis il met à même de pratiquer l'éducation méthodique aussitôt que les lèvres de l'enfant commencent à bégayer et ses regards à se fixer. — Il a été ainsi apprécié par une plume des plus compétentes : « Nulle part l'éducation de la première enfance n'a été mieux comprise que par M. Rambosson : son système « d'enseignement méthodique, fondé sur des bases d'autant plus solides qu'elles « sont celles de la nature, est une grande et belle nouveauté qui mérite de devenir « populaire. » (M. l'abbé Moigno, *les Mondes scientifiques*, janvier 1872.)

La Loi absolue du devoir et la destinée humaine au point de vue de la science comparée; ouvrage couronné par l'*Académie* *nationale* au nom de la *Société française de statistique universelle* (médaille d'honneur). 1 vol. grand in-8°. Prix : 6 francs.

Les questions que renferme cet ouvrage sont les plus importantes que l'on puisse se poser : Loi absolue du devoir, c'est-à-dire celle de laquelle découlent toutes les autres ; état moral naturel de l'homme ; liberté morale ; formation des prédispositions et des tendances morales, etc. L'auteur fait concourir toutes les sciences à la solution de ces problèmes, et démontre que les grands principes de la morale du christianisme ne sont pas arbitraires, mais qu'ils ont leurs racines dans la nature même de l'homme, et sont des lois de l'âme au même titre que toutes les autres lois de la nature. La science comparée jette sur ces questions des lumières tout à fait inattendues, elle les présente sous un jour des plus nouveaux, sous un point de vue des plus complets et des plus saisissants. — M. Lévêque, de l'Institut, en présentant cet ouvrage à l'Académie des sciences morales et politiques, en a fait un rapport des plus favorables : il a mis en relief la partie neuve des principes de l'auteur et fait remarquer la justesse avec laquelle sont exposés les divers systèmes de morale ; le parti qu'a su tirer M. Rambosson de ses voyages sur une grande partie du globe avec une science variée et exacte pour éclairer le sujet qu'il traite, principalement les questions d'éducation, d'hérédité, d'alimentation et du régime par rapport au bon gouvernement de nos facultés intellectuelles : « Ces questions sont aussi intéressantes que curieuses, dit M. Lévêque ; plusieurs fragments en ont été lus devant l'Académie. L'auteur les reproduit dans son livre, qui est bon, utile, et qui s'ajoute à propos à ses autres publications morales. »

Les Harmonies du son et l'Histoire des Instruments de musique, ouvrage couronné par l'Institut de France. 1 vol. gr. in-8°, 200 gravures, 5 chromolithographies. Prix : 10 fr., librairie Didot.

Cet ouvrage, couronné par l'Académie française, s'adresse à tous, aussi bien à la jeune fille qu'à l'homme du monde et même au savant ; il se divise en quatre parties : la première est consacrée à l'*Histoire de la Musique*, à son influence sur le physique et sur le moral, et à la musique au point de vue de l'hygiène, de la médecine, de la nostalgie, de l'éducation, etc. ; la deuxième est consacrée à l'*acoustique*, aux phénomènes si curieux qui ont rapport à la production et à la propagation du son, à tout ce que la science française et la science étrangère présentent de plus récent et de plus généralement utile à connaître : la troisième traite de l'*Histoire des Instruments de musique*, ainsi que des légendes, des faits d'un si grand intérêt qui s'y rapportent : la quatrième est consacrée à la *voix* et à l'*oreille*, principalement au point de vue artistique et hygiénique. Cet ouvrage traite du *son* sous les aspects les plus divers : il renferme à lui seul ce qu'on ne trouve que dans une foule de traités séparés. Rien de ce qui peut le rendre intéressant et surtout utile, de ce qui peut élever l'âme en éclairant l'intelligence, n'est oublié. Il renferme, en outre, une richesse d'illustrations tout à fait exceptionnelle.

Histoire des Astres ou Astronomie pour tous. 2e édition, grand in-8° raisin, illustrée de 3 cartes célestes, de 10 planches en couleur et de 63 gravures noires. Prix : 10 fr.

Cet ouvrage est adopté par la *Commission officielle* près le ministère de l'Instruction publique, pour les *Bibliothèques des écoles normales* et pour les *Bibliothèques scolaires* des grandes localités.

En le présentant à l'Académie des sciences, un savant éminent, M. Élie de Beaumont, s'est exprimé ainsi : « *Histoire des Astres*, a-t-il dit, *Astronomie pour tous*, cela ne veut pas dire notions élémentaires, car l'auteur a su condenser ce que la science a de plus avancé et exposer l'astronomie dans son état actuel ; les découvertes les plus récentes sont enregistrées dans cet ouvrage avec clarté et précision, de sorte que, tout en étant écrit pour tout le monde, il n'en sera pas moins utile aux savants. J'ai remarqué spécialement le chapitre consacré à la terre : la partie géologique est, selon moi, difficile à exposer; cependant l'auteur a su en faire un chapitre des plus attrayants. Les faits rapportés dans cet ouvrage sont de la plus scrupuleuse exactitude ; la manière de l'auteur rappelle celle d'Arago, son exposition est agréable, simple, claire et nette. De remarquables illustrations aident encore à l'intelligence du texte; de nombreuses planches chromolithographiques représentent les principaux phénomènes astronomiques. Ce livre est d'ailleurs conçu dans un esprit élevé et empreint d'une saine philosophie. » (*Les Mondes, revue hebdomadaire des sciences*, 5 février 1874, (Académie des sciences.) Cette nouvelle édition est mise au niveau de tout ce que la science a de plus récent.

Histoire des Météores et des grands phénomènes de la nature. 4e édition. 1 vol. gr. in-8° raisin, illustré de 90 gravures et de 2 planches chromolithographiques. Broché, 6 fr.; cartonné tranche dorée, 8 fr.; relié tr. dorée, 10 fr. — Paris, librairie Didot.

L'*Histoire des Météores* présente au lecteur les connaissances les plus variées et les plus généralement utiles. « C'est un beau et bon livre, dit M. Babinet (de l'Institut), qui sera utile non seulement aux gens du monde, mais même aux savants. » — « C'est un magnifique volume, a dit M. Delaunay (de l'Institut), imprimé avec luxe, orné de superbes gravures, très bien rédigé. En outre des données les plus récentes de la science, l'auteur a mis à profit les observations personnelles qu'il a faites en parcourant une grande partie de la surface du globe. » Cette nouvelle édition est mise au niveau de tout ce que la science a de plus récent.

Les Pierres précieuses et les principaux ornements. 1 vol. grand in-8° raisin, illustré de 43 gravures et d'une planche chromolithographique. Broché, 6 fr.; cart. tr. dorée, 8 fr.; relié tranche dorée, 10 fr. — Paris, librairie Didot.

Cet ouvrage contient les notions les plus curieuses et les plus variées sur la formation des pierres précieuses : le *diamant*, le *rubis*, l'*émeraude*, le *saphir*, la *topaze*, l'*opale*, la *turquoise*, l'*améthiste*, la *tourmaline*, le *grenat*, le *lapis-lazuli*, l'*agate*, etc. Il initie au secret des trésors que nous offre le sein des mers : la *nacre*, la *perle*, le *corail*; il expose les notions les plus intéressantes et les plus utiles à connaître sur l'*ambre*, le *jais*, l'*ivoire*, l'*or*, l'*argent*, le *platine*, l'*aluminium*, et se termine par l'histoire succincte des principaux ornements. Rien de ce qui peut plaire en instruisant n'a été oublié : faits scientifiques, curieux, anecdotiques, etc.

Histoire et légendes des Plantes utiles et curieuses ; ouvrage couronné par l'Association française contre l'abus du tabac et des boissons alcooliques. 4e édition. 1 vol. gr. in-8° raisin, illustré de

120 gravures. Broché, 6 fr.; cart. tr. dorée, 8 fr.; relié tr. dorée, 10 fr. — Paris, librairie Didot.

Ce volume illustré, qui présente à chaque page l'utile et l'agréable, a sa place marquée dans toutes les bibliothèques de famille. « Ce magnifique volume, écrit M. Franck, de l'Institut, charme à la fois les yeux et l'intelligence, et unit la science à la poésie. » — « C'est un ouvrage que l'on peut louer sans réserve, » dit M. Babinet.

Les Colonies françaises. Géographie, histoire, productions, administration et commerce. 1 vol. in-8° de 652 pages, avec une carte générale et sept cartes particulières. Broché, 7 fr. 50; relié en demi-chagrin, 9 fr. 25.

Cet ouvrage a obtenu une mention honorable de l'Institut (Académie des sciences). M. Bienaymé, de l'Institut, a dit dans son rapport sur ce livre : « Il y avait quelque courage à faire toutes les recherches nécessaires pour offrir un tableau exact de nos colonies, si peu connues, même du public instruit. Géographie, histoire succincte, administration, documents financiers, commerciaux surtout; culture et productions spéciales, mouvements et importance de la navigation, des pêches, etc., etc., M. Rambosson n'a oublié aucune des faces de son sujet... Il y a pour le lecteur un intérêt réel à parcourir ce Manuel colonial. C'est au reste le premier de ce genre... » (Académie des sciences. Concours de l'année 1868.) « Ce livre est un ouvrage capital, qui ne laisse rien à désirer sur un sujet qui peut lui-même être aussi appelé capital... Nous étions dans l'impossibilité d'être convenablement renseignés sur nos colonies avant la publication de ce livre. (*Les Mondes scientifiques*, 12 mars 1868, M. l'abbé Moigno.)

Cet ouvrage est adopté par la Commission officielle près le ministère de l'instruction publique pour toutes les bibliothèques scolaires.

Le Langage mimique comme langage universel. (1853. *Épuisé.*)

Ouvrage couronné par la Société des arts, sciences et belles-lettres et par la Société des sciences industrielles de Paris.

Cours de mathématiques, accompagné de *tableaux synoptiques*. (1855. *Épuisé.*)

Le plan général de cet ouvrage, susceptible de s'appliquer à tous les traités de science, a été couronné par la Société des arts, sciences et belles-lettres de Paris.

La Science populaire, ou Revue du progrès des connaissances et de leurs applications. 7 volumes, ensemble 17 fr.

Ouvrage adopté par la Commission officielle près le ministère de l'Instruction publique pour toutes les bibliothèques scolaires.

Typographie Firmin-Didot. — Mesnil (Eure).

AUTRES OUVRAGES DU MÊME AUTEUR.

L'Éducation maternelle, d'après les indications de la nature. Brochure in-8°. . . . . 2 fr. 50

Harmonies du son et Histoire des instruments de musique. 1 vol. grand in-8° raisin, illustré de 180 gravures et de 5 chromolithographies.

Cart. percaline, ornements dorés. . . . . 12 fr. 50

Relié dos chagrin, tranches dorées. . . . . 14 fr. »

Histoire des Astres, astronomie pour tous. 2e édition. 1 vol. grand in-8° raisin, illustré de 60 gravures et de 13 chromolithographies.

Broché. . . . . 10 fr. »

Cart. percaline, ornements dorés. . . . . 12 fr. 50

Relié dos chagrin, tr. dorées. . . . . 14 fr. »

Histoire et légendes des Plantes utiles et curieuses. 1 vol. grand in-8° raisin, illustré de 120 gravures. Broché. . . . . . . 6 fr. »

Cartonné percaline, tr. dorées. . . . . 8 fr. »

Relié dos chagrin, tr. dorées. . . . . 10 fr. »

Histoire des Météores et des grands phénomènes de la nature (3e édition). 1 vol. gr. in-8° raisin, 90 gravures et 2 planches chromo. Cart. percaline, ornements dorés. . . . . 8 fr. 50

Relié dos chagrin, plats toile, tr. dorées. . . . . 10 fr. »

La Loi absolue du devoir et de la destinée humaine au point de vue de la science comparée. 1 vol. in-8°. . . . . 6 fr. »

Les Lois de la vie et l'art de prolonger ses jours. 2e édit. 1 vol. in-8°. . . . . 6 fr. »

Les Pierres précieuses et les principaux ornements. 1 vol. gr. in-8° raisin, 43 gravures et 1 planche chromo. Broché. . . 6 fr. »

Cart. percaline, tranches dorées. . . . . 8 fr. 50

Relié dos en chagrin, tr. dorées. . . . . 10 fr. »

Les ouvrages publiés par M. Rambosson présentent les connaissances les plus variées et les plus généralement utiles aux gens du monde.

TYPOGRAPHIE FIRMIN-DIDOT. — MESNIL (EURE).

www.ingramcontent.com/pod-product-compliance
Ingram Content Group UK Ltd.
Pitfield, Milton Keynes, MK11 3LW, UK
UKHW012147240726
13966UKWH00001B/182

9 782011 774071